Historische Fälle aus der Medizin

Hansjosef Böhles

Historische Fälle aus der Medizin

Erstbeschreibungen von der Ahornsiruperkrankung bis zum Pfeifferschen Drüsenfieber

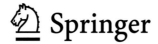

Prof. Dr. med. Dr. h. c. Hansjosef Böhles
Professor emeritus der Kinder- und
Jugendmedizin, Zentrum der Kinder- und
Jugendmedizin, Goethe-Universität
Frankfurt am Main
Frankfurt am Main, Deutschland

ISBN 978-3-662-59832-0   ISBN 978-3-662-59833-7   (eBook)
https://doi.org/10.1007/978-3-662-59833-7

Die Deutsche Nationalbibliothek verzeichnet diese Publikation in der Deutschen Nationalbibliografie; detaillierte bibliografische Daten sind im Internet über http://dnb.d-nb.de abrufbar.

Fotonachweis Umschlag: © „Bellevue Hospital, New York City: children in a ward with nurses and a doctor. Photograph. Credit: Wellcome Collection. CC BY"

Springer ist ein Imprint der eingetragenen Gesellschaft Springer-Verlag GmbH, DE und ist ein Teil von Springer Nature.
Die Anschrift der Gesellschaft ist: Heidelberger Platz 3, 14197 Berlin, Germany

Vorwort

Im Jahr 2019 legte der Kunsthistoriker Simon Morley das Buch „Seven Keys to Modern Art" vor [1]. Er präsentiert darin ein neues Konzept der Betrachtung eines modernen Kunstwerkes durch sieben verschiedene gedankliche Zugänge: den historischen, den biografischen, den ästhetischen, den experimentellen, den theoretischen, den skeptischen und den ökonomischen Zugang.

Diese Form der Betrachtung ist problemlos auf die prägenden wissenschaftlichen und klinischen Beschreibungen der Medizin übertragbar, und ich habe für die Darstellung der vorliegenden historischen Fälle einen im Prinzip ähnlichen Zugang gewählt:

- zunächst der historische Zugang in Form der wesentlichen Teile der Originalkrankengeschichte und die Einordnung in das medizinische und kulturelle Umfeld der Publikationszeit,
- dann der biografische Zugang über die Darstellung von wesentlichen Elementen aus dem Leben und persönlichen Umfeld des Autors,
- den experimentellen Zugang über die Darstellung der Entwicklung des physiopathologischen Verständnisses und
- abschließend den theoretischen Zugang durch Einordnung der Erkrankung in eine moderne Betrachtungsweise.

Die Arbeiten sind Fenster, durch die wir in eine lange vergangene Zeit schauen. Der direkte Vergleich von Diktion und Form einer Fallvorstellung mit Kasuistiken unserer Tage beeindruckt, ja verblüfft uns vor allem durch die Emotionalität und durch die spürbare Langsamkeit mit dem Verweilen bei unwesentlichen Details des persönlichen Umfeldes, die bis hin zu Straßennamen und Hausnummern der Patientenwohnung reichen. Aber geradezu erschreckt sind wir heute von der Direktheit des sprachlichen Ausdrucks, der in keiner Weise den Geboten einer politisch korrekten Sprache folgt.

Hinsichtlich der Bezeichnung und Namengebung der Erkrankungen wird die Medizin zunehmend von einer nüchternen und funktionsorientierten, meist angelsächsischen Betrachtung dominiert. Erkrankungsbezeichnungen durch den Namen der frühen Beschreiber werden bewusst verlassen. Es besteht damit die Gefahr, dass wesentliche Schritte medizinischer Erkenntnisse vergessen und nie mehr aus den Bibliotheksarchiven geholt werden. Es ist der Sinn des vorliegenden Buches, dem Liebhaber der Medizin einen schnellen Zugriff zu durch Namen geprägten Erkrankungsbegriffen zu ermöglichen, die ihn sicherlich durch das gesamte Berufsleben hindurch begleitet haben, und zu zeigen, wie die weitere gedankliche Entwicklung erfolgte und wo wir uns heute befinden.

Ich danke dem Springer Verlag, meine Gedanken aufgenommen zu haben und meinem Publikationsantrag gefolgt zu sein und damit dieses Buch ermöglicht zu haben.

Frankfurt am Main   Prof. (emer). Dr. med. Dr. h.c. Hansjosef Böhles

Literatur

1. Morley S (2019) Seven keys to modern art. Thames & Hudson Ltd., London

Inhaltsverzeichnis

1

Hyperthyreose Morbus Graves und Morbus Basedow, 1835

Inhaltsverzeichnis

Im frühen 19. Jahrhundert ergeben sich die ersten Hinweise auf die Zusammenhänge zwischen der Schilddrüse und anderen Organsystemen:

1820

- Jean-Francois Coindet (1774–1834) führt in Genf Jod zur Kropfbehandlung ein.

1825

- Caleb Hilliel Parry (1755–1822) beschreibt die Kombination aus Herzinsuffizienz und Schilddrüsenschwellung. Bei einem der fünf Patienten erwähnt er auch einen Exophthalmus.

(Die Rechtschreibung der Erstbeschreibung wurde aus dem Originaltext übernommen).

© Springer-Verlag GmbH Deutschland, ein Teil von Springer Nature 2020
H. Böhles, *Historische Fälle aus der Medizin*,
https://doi.org/10.1007/978-3-662-59833-7_1

1829

- Jean Guillaume Lugol (1786–1851) berichtet über die erfolgreiche Kropf-behandlung mit einer Kaliumjodidlösung, die er korrekterweise „Coin-dets-Lösung" und nicht „Lugolsche-Lösung" nennt.

Erste Hälfte des 19. Jahrhunderts:

- Patienten mit einer Ophthalmopathie bei Hyperthyreose werden wegen der hervorstehenden Augen zu den „Irren" gezählt.

1.1 Erstbeschreibung von Graves 1835 in Dublin [1]

» *„Newly observed affection of the thyroid gland in females"*

„I have lately seen three cases of violent and long continued palpitations in fema-les, in each of which, the same pecularity presented itself, viz. enlargement of the thyroid gland; the size of this gland, at all times considerably greater than natu-ral, was subject to remarkable variations in every one of these patients. When the palpitations were violent the gland used notably to swell and become distended, having all the appearance of being increased in size in consequence of an intersti-tial and sudden effusion of fluid into its substance. The swelling immediately began to subside as the violence of the paroxysm of palpitation decreased, and during the intervals the size of the gland remainded stationary. Its increase of size and the variations to which it was liable had attracted forcibly the attention both of the patients and of their friends. There was not the slightest evidence of anything like inflammation of the gland. One of these ladies residing in the neighbourhood of Black Rock, was seen by Dr. Harvey and Dr. William Stokes, another of them, the wife of a clergyman in the county of Wicklow, was seen by the Marsh, and the third lives in Graftonstreet. The palpitations have in all lasted considerably more than a year, and with such violence as to be at times exceedingly distressing, and yet there seems no certain grounds for concluding that organic disease of the heart exists. In one the beating of the heart could be heard during the paroxysm at some distance from the bed, a phenomenon I had never before witnessed, and which strongly excited my attention and curiosity. She herself, her friends, and Dr. Harvey all testified the frequency of this occurrence, and said that the sound was at times much louder than when I examined the patient, and yet I could distinctly hear the heart beating when my ear was distant at least four feet from the chest! It was the

first or dull sound which was thus audible. This fact is well worthy of notice, and when duly considered appears to favour the explanation lately given by Magendie of the causes of the sounds produced during the heart's action, for none of those previously proposed seem to me capable of accounting for a sound so loud and so distinct. But to return to our subject. The sudden manner in which the thyroid in the above three females used to increase and again diminish in size, and the connexion of this with the state of the heart's action, are circumstances which may be considered as indicating that the thyroid is slightly analogous in structure to the tissues properly called erectile. It was well known that no part of the body is so subject to increase in size as the thyroid gland, and not unfrequently this increase has been observed to be remarkably rapid, constituting the different varieties of bronchocele or goitre. The enlargement of the thyroid, of which I am now speaking, seems to be essentially different from goitre in not attaining a size at all equal to that observed in the latter disease. Indeed, this enlargement deserves rather the name of hypertrophy, and is at once distinguishable from bronchocele by its becoming stationary, just at that period of its development when the growth of the latter begins to be accelerated [...]."

Der Autor berichtet im Fortgang des Textes von einer weiteren jungen Frau:

„A lady, aged twenty, became affected with some symptoms which were supposed to be hysterical. This occurred more than two years ago; her health previously had been good. After she had been in this nervous state about three months, it was observed that her puls had become singularly rapid [...].

She next complained of weakness and began to look pale and thin. This she continued for a year, but during this time she manifestly lost ground on the whole, the rapidity of the heart's having never ceased. It was now observed that the eyes assumed a singular appearance, for the eyeballs were apparently enlarged, so that when she slept or tried to shut her eyes, the lids were incapable of closing. When the eyes were open, the white sclerotic could be seen."

1.2 Der Autor Robert James Graves (1796–1853)

Graves war Ire. Er wurde 1796 als das achte Kind eines Geistlichen, des Dean of Ardagh, und seiner Ehefrau Elizabeth in Dublin geboren. Er war immer ein sehr guter Schüler gewesen. Ab 1811 wurde er in das Trinity College, Dublin, aufgenommen. Sein Medizinstudium an der Universität Dublin schloss er 1818 erfolgreich ab. Zunächst bildete er sich in London unter der Führung von Sir William Blizard in Chirurgie fort. Danach reiste er drei Jahre durch Europa, um in Edinburgh, Berlin, Wien, Göttingen, Hamburg, Kopenhagen sowie in Frankreich und Italien ein Gefühl für die medizinische Arbeit seiner Zeit zu bekommen. In Berlin studierte er unter Anleitung von Christoph W. Hufeland (1762–1836) vor allem die Probleme der Infektionskrankheiten. Graves war außerordentlich sprachbegabt und sprach sehr gut deutsch. Das führte sogar dazu, dass er in Österreich, wo er zu Fuß, und ohne Pass unterwegs war, für zehn Tage ins Gefängnis musste, da man ihn für einen preußischen Spion hielt. Man konnte es nicht glauben, dass ein Ire so gut deutsch sprechen würde. Auf seiner weiteren Reise lernte er in den Schweizer Alpen den englischen Maler William Turner (1775–1851) kennen, mit dem er einige Monate zusammen bis nach Rom reiste und zeichnete.

Im Jahr 1821 kehrte er nach Dublin zurück, gerade als dort eine Typhusepidemie ausgebrochen war. Er wurde Chefarzt am Meath Hospital. Dort unterrichtete er auch klinische Medizin und versuchte die medizinische Ausbildung zu reformieren, indem er Konzepte umsetzte, die er auf seiner Studienreise erfahren hatte. Seine große Begabung waren seine klinischen Vorlesungen am Sir Patrick Dun – Krankenhaus; sie waren „the talk of the town" (das Tagesgespräch). Eine wesentliche Neuerung war der Unterricht am Krankenbett, den er einführte. Studenten in höheren Semestern übertrug er Verantwortung bei der Diagnostik und Behandlung stationärer Patienten. Einer seiner Studenten war William Stokes (1804–1878), der bald darauf sein Mitarbeiter wurde. Die Unterrichtssprache, die bis dahin Latein gewesen war, stellte er auf Englisch um. Er nannte das übliche Gebrauchs-Latein „Dog Latin".

Klinische Neuerungen, die er einführte, waren, die Auskultation mit dem Stethoskop, die Pulsmessung mit einer Uhr, und er ließ fiebernde Patienten nicht hungern und dursten, sondern gab ihnen Flüssigkeit und Nahrung. Gleichzeitig legte Graves großen Wert auf Forschung. Er sagte: „learn the duty as well as taste the pleasure of original work".

In Anerkennung seiner Leistungen als akademischer Lehrer wurde er am medizinischen Institut des Trinity College zum Regius Professor ernannt.

Außer der Hyperthyreose beschrieb Graves auch das angioneurotische Ödem, das Skleroderm, die Erythromelalgie und die stark verengten Pupillen bei einer pontinen Blutung.

Auch im Ausland erfuhr er für seine akademische Lehre große Verehrung, insbesondere von Armand Trousseau (1801–1867), der auch die Bezeichnung „Graves Disease" für die Hyperthyreose vorschlug.

In der Zeit von 1832 bis 1842 war Graves, zusammen mit William Stokes (1804–1878), Herausgeber des *Dublin Journal of Medical and Chemical Science*.

Im Jahr 1821 hatte Graves seine Cousine geheiratet. Sie verstarb nach der Geburt einer Tochter im Kindbett; die Tochter verstarb ebenfalls sehr jung. Im Jahr 1826 heiratete er seine zweite Frau, die jedoch ebenfalls zusammen mit ihrer Tochter bei der Geburt verstarb. Im Jahr 1830 heiratete er ein drittes Mal. Mit seiner Frau Anna hatte er sechs Kinder.

Graves wohnte in Dublin am Merrion Square, aber er verstarb im März 1853, nachdem er im Herbst 1852 an einem abdominellen Tumor erkrankt war. Er starb auf seinem Landsitz Cloghan Casle eine Woche vor seinem 57. Geburtstag und ist am Mount Jerome Cemetery in Dublin begraben.

1.3 Das medizinische und kulturelle Umfeld des Publikationsjahres 1835

- Die asiatische Seuche Cholera sucht Europa heim (1830–1835).
- In Sankt Petersburg wird von Geheimrat Johann Georg von Ruehl (1769–1846), dem Leibarzt der Zarin und Hauptarzt am Kaiserlichen Findelhaus, die erste „Wärmewanne" („Ruehlsche Wiege") zur Versorgung gefährdeter Neugeborener eingesetzt.
- Der italienische Chemiker Ambrosiani aus Mailand weist im Venenblut eines Diabetikers Zucker nach.
- Tod von Franz I., der bis 1806 der letzte Kaiser des Heiligen Römischen Reiches Deutscher Nation war.
- Tod von Wilhelm von Humboldt.
- Städtereform in England mit dem Prinzip der Selbstverwaltung.
- Verbot der liberalen Bücher des „Jungen Deutschland" (Börne, Gutzkow, Heine, Laube u. a.).
- Hans Christian Andersen veröffentlicht „Märchen und Geschichten" und Bettina von Arnim „Goethes Briefwechsel mit einem Kinde".
- Erste deutsche Eisenbahn zwischen Nürnberg und Fürth.
- Wirtschaftsblüte in England.

1.4 Die weitere Entwicklung zum Krankheitsverständnis

1834

- Graves war der erste Arzt, der das Auftreten eines Kropfes zusammen mit einem Exophthalmus beschrieb. Wir bezeichnen die Erkrankung als Graves Disease bzw. als Morbus Basedow. Im Jahr 1834 hielt Graves einen Vortrag, der dann 1835 publiziert wurde (s. oben). Graves gibt bei seiner Beschreibung dem Puls und den Herztönen eine große Bedeutung. Er betrachtete die Schilddrüsenvergrößerung als eine Folge der gesteigerten Herzaktionen. Er führte aus: *„It is obvious, gentlemen, that if palpitations in functional heart disease can cause swelling of the thyreoidea, we can also expect to see a swelling of this gland as palpitations originate from organic heart disease."*
- Graves beschrieb nicht den auftretenden Tremor. Dieser wurde jedoch mit Nachdruck von Jean Martin Charcot (1825–1893) hervorgehoben, der den ersten Fall eines „toxischen Kropfes" in Frankreich publizierte. Charcot wird 1878 die Hypothyreose beschreiben.

1840

- Unabhängig von Graves beschreibt Carl A. von Basedow (1799–1854) aus Merseburg das gemeinsame Auftreten von Tachykardie, Struma und Exophthalmus, die wir als „Merseburger Trias" bezeichnen [2]. Er erklärt die retrobulbären Gewebeveränderungen mit einer „Dyskrasie des Blutes".

Er gab die folgende Beschreibung eines Falles [2]:
    „Exophthalmos durch Hypertrophie des Zellgewebes in der Augenhöhle."

„Madame F. fühlte sich bald sehr matt, verfiel in hartnäckige Diarrhoe, hatte Nachtschweisse, magerte auffallend ab, wobei die Augäpfel aus der Orbita hervorzutreten anfingen. Die Kranke klagte dabei über Mangel an Athem, Brustbeängstigung, konnte jedoch tief einatmen, sie hatte einen sehr frequenten kleinen Puls […], einen Klingenden Herzschlag, konnte die Hände nicht ruhig halten, sprach auffallend hastig, setzte sich, weil sie sich immer sehr brennend heiß fühlte, gern mit blosser Brust und Amen der kalten Zugluft aus, zeigte eine unnatürliche Heiterkeit und Sorglosigkeit über ihren Zustand, ging und fuhr aus, ohne durch das Auffallende ihrer Erscheinung in Gesellschaften geirrt zu sein, sie befriedigte ohne Rücksichten ihre sehr starken Appetit, schlief gut, jedoch mit offenen Augen."

1886

- Der Leipziger Augenarzt Paul Julius Moebius (1853–1907) publiziert den Gedanken, dass eine Übersekretion der Schilddrüse auch die Ursache des Exophthalmus sei.

1893

- Der Internist Friedrich von Müller (1858–1941) weist nach, dass der Gewebeschwund bei Graves' Disease von einem ausgeprägten Stickstoffkatabolismus begleitet wird. Er schließt daraus, dass bei dieser Erkrankung der oxidative Grundumsatz so stark gesteigert ist, dass er durch die Nahrungszufuhr nicht kompensiert wird [3].

1913

- Henry Stanley Plummer (1874–1936) grenzt das autonome Adenom als Sonderform der Hyperthyreose ab.

1919

- Edward Calvin Kendall (1886–1972) isoliert erstmals Thyroxin aus getrockneten Schilddrüsenpräparaten [4].

1923

- Beschreibung der Jodgabe zur Operationsvorbereitung bei Hyperthyreose durch Henry Stanley Plummer (1874–1936) („Plummerung").

1926

- Charles Robert Harington (1897–1972) charakterisierte und synthetisierte erstmals Thyroxin [5].
- Georg Friedrich Henning (1863–1945) bringt Thyroxin unter dem Namen „Thyroxin Henning" auf den Markt.

1929

- Entdeckung des TSH durch Max Aron (1892–1974) und Leo Loeb (1869–1959).

1952/1954

- Entdeckung des Trijodthyronins durch James J. Gross und Rosalind Pitt-Rivers (1907–1990).

1972

- Durch R. Volpé wird die Autoimmungenese des Morbus Basedow und der endokrinen Orbitopathie nachgewiesen.

1.5   Der moderne Blick auf die Erkrankung [6]

Graves Disease oder Morbus Basedow ist eine Immunthyreopathie [5]. Sie wird durch eine abnorme T-Zell-Funktion ausgelöst. Es kommt zur Expression von zirkulierenden Antikörpern, die an den TSH-Rezeptor binden (TRAK) und die Thyreozyten via cAMP und Phospholipase A2 zur vermehrten Hormonproduktion stimulieren. Durch den Wachstumsreiz von TSH kommt es zur Hypertrophie und Hyperplasie der Schilddrüse, also zur Strumabildung. Es handelt sich somit um keine primäre Schilddrüsenerkrankung. Erkrankt sind die AK-bildenden Lymphozyten, die Schilddrüse ist lediglich das hormonproduzierende Erfolgsorgan. TRAK sind plazentagängig und rufen damit bei einer Schwangeren mit Morbus Basedow eine Hyperthyreose des Kindes hervor.

Patienten mit sehr hohen Konzentrationen des TSH-Rezeptor-Antikörpers (TRAK) entwickeln häufig eine endokrine Orbitopathie, prätibiale Myxödeme und eine Akropachie (Periostproliferation mit Knochenverdickung und Weichteilschwellung an Finger- und Zehenendgliedern; Trommelschlegelfinger). Die endokrine Orbitopathie kann vor, während oder auch ohne Schilddrüsenerkrankung auftreten. Ihre Einteilung erfolgt über einen Punkte-Score. Die pathophysiologische Grundlage ist eine überschießende Produktion von Glykosaminoglykanen aus orbitalen Fibroblasten.

Die Therapie der Hyperthyreose erfolgt mit Thyreostatika vom Thiamazol-Typ oder durch Thyreoidektomie oder die Strahlenablation mit Jod[131]. Die Behandlung der Orbitopathie ist sehr schwierig. Ein immunsuppressiver Therapiebeginn erfolgt mit Glukokortikoiden, Ciclosporin und auch Methotrexat. Eine Therapie mit hoch dosierten Immunglobulinen ist wirksam, aber sehr teuer. Der Thrombozytenaggregationshemmer Ticlopidin scheint so erfolgreich wie Glukokortikoide zu sein [7]. Die Bestrahlung des hinteren Augenhöhlenabschnitts wirkt antiinflammatorisch. Ein protrahiertes Bestrahlungsschema (1 Gy/Woche) ist effektiv und gut verträglich [8].

Literatur

1. Graves RJ (1835) Newly observed affection of the thyroid gland in females. London Med Surg J. 7:516–517
2. von Basedow CA (1840) Exophthalmos durch Hypertrophie des Zellgewebes in der Augenhöhle. Wochenschr ges Heilk Berlin 6:197–220
3. von Müller F (1893) Beiträge zur Kenntnis der Basedow'schen Krankheit. Dtsch Arch Klin Med 51:335–412
4. Kendall EC (1919) Isolation of the iodine compound which occurs in the thyroid. J Biol Chem 39:125–147
5. Harington CR (1926) Chemistry of thyroxine. II. Constitution and synthesis of desiodo-thyroxine. Biochem J 20:300–313
6. Ponto KA, Kahaly GJ (2008) Endokrine Orbitopathie – aktuelle Diagnostik und Therapie. Med Klin 103:717–730
7. Kahaly GJ. (2007) Management of moderately severe Graves' orbitopathy. In: A multidisciplinary approach. Wiersinga WM, Kahaly GJ (Hrsg.) S. 120–152. Basel, Karger Verlag
8. Pfannenstiel P, Hotze L-A, Saller B. (1997) Schilddrüsen-Krankheiten. Immunhyperthyreose. 185–220. 3. Aufl. Berliner Medizinische Verlagsanstalt GmbH Berlin

2

Purpura Schönlein, 1837

Inhaltsverzeichnis

Schönlein bezeichnete die von ihm beobachteten Hautblutungen als „Peliosis". Die griechische Wortwurzel „pelios" bezeichnet eine farbliche Veränderung durch ausgetretenes Blut. Schönlein beschreibt *„Peliosis"* als *„Purpura, Petechia sine febre, fieberlose Petechien, Blutfleckenkrankheit. C h a r a c t e r. Blaue Flecken auf der Haut, die vom Blute herrühren, das sich im malpighischen Netze unter der Epidermis ergiesst. Die Flecken sind permanent, verschwinden nicht unter dem Drucke des Fingers [...]"*. Er unterteilt die Peliosis in drei Formen. Peliosis Werlhofii, Peliosis rheumatica und die Peliosis senilis. Letztere sind *„Todtenflecken"*. [...] *„Sie sind die ersten Andeutungen des Aufhörens der Gefässthätigkeit. Sie sind kein Gegenstand der Behandlung."*

(Die Rechtschreibung der Erstbeschreibung wurde aus dem Originaltext übernommen).

© Springer-Verlag GmbH Deutschland, ein Teil von Springer Nature 2020
H. Böhles, *Historische Fälle aus der Medizin*,
https://doi.org/10.1007/978-3-662-59833-7_2

Bis Schönlein war hauptsächlich nur die von Paul Gottlieb Werlhof (1699–1767) 1735 in Hannover beschriebene „Purpura haemorrhagica" bekannt.

Schönlein publizierte selbst nur eine einzige Arbeit, nämlich seine Dissertationsarbeit „Von der Hirnmetamorphose"; seine Vorlesungen und Lehrmeinungen wurden von seinen Schülern niedergeschrieben und unter seinem Namen veröffentlicht.

Die Beschreibung durch den Pädiater Henoch (1820–1910) 1874 (s. unten) erfolgte 37 Jahre später und fügte der Beschreibung von Schönlein die Beschreibung abdomineller Beschwerden hinzu. Im klinischen Alltag sprechen wir heute von der Purpura Schönlein-Henoch.

2.1   Erstbeschreibung durch Johann Lucas Schönlein. Die Niederschrift und Herausgabe erfolgte durch „einige seiner Zuhörer" 1834 in Zürich [1]

» *„Peliosis rheumatica (Pel. Circumsc.)"*

„Die Flecken fliessen nie zusammen, wie häufig bei Werlhof's Krankheit.
E r s c h e i n u n g e n. Die Kranken haben entweder früher schon an Rheumatismus gelitten, oder es treten gleichzeitig rheumatische Erscheinungen auf, leise periodisch stechende Schmerzen in den Gelenken (in den Knöcheln und im Knie, selten im Hand- und Achselgelenke), die ödematös angeschwollen und bei Berührung schmerzhaft sind; die eigenthümlichen Flecken der Krankheit erscheinen in der Mehrzahl der Fälle zuerst an den Extremitäten und zwar vorzüglich an den untern (selten oben), und hier nur bis an die Knie. Die Flecken sind klein, von der Größe einer Linse, eines Hirsekorns, hellroth, nicht über die Haut erhaben, beim Drucke des Fingers verschwindend; sie werden allmälig schmutzig-braun, gelblich, die Haut über dieselben schilfert sich etwas kleieförmig ab, die Eruption folgt stossweise, oft durch einige Wochen. Jede noch so geringe Temperaturveränderung, z. B. das Umhergehen in dem nur um einige Grade kühleren Zimmer, kann neue Eruption veranlassen. Die Krankheit tritt meistens mit Fieber auf; das Fieber hat den remittirenden Typus. Gegen Abend sind die Erscheinungen am heftigsten; am Morgen folgt Nachlass der Erscheinungen. Nicht selten Ausscheidungen im Harne.

D i a g n o s e. Diese Krankheit ist mit Morb. Macul. Werlhofii verwechselt worden; der Mangel der sogenannten purpitäten Erscheinungen im Munde, wo sich gar keine Veränderungen zeigen, der Mangel aller Blutungen, die Beschaffenheit des Exanthems (es ist bloss auf die Extremität beschränkt, oder tritt hier zuerst auf, erreicht nie jene Grösse, fliesst nie zusammen, ist hellroth, nie blau, livid); die Gelenkaffection, die dort fehlt, und der Mangel der nervösen Erscheinungen, die grosse Abgeschlagenheit des Gefühls, die Entkräftung sichern übrigens die Diagnose.

A e t i o l o g i e. Die Krankheit findet sich bei Individuen mit zarter, vulnerabler Haut, die entweder schon früher an Rheuma gelitten, oder bei denen in Folge von Verkältung gleichzeitig neben den Erscheinungen der Peliose, die der Rheumarthritis auftreten.

A u s g ä n g e.
1. I n G e n e s u n g. Das Fieber entscheidet sich durch Haut- und Harncrisen, aber das Exanthem steht gewöhnlich noch nach der Crise, so dass die Abschilferung als die Crise des Exanthems betrachtet werden muss. Es treten äusserst leichte Recidive ein, oft auf die geringste Erkältung.
2. I n e i n e a n d e r e K r a n k h e i t. Wird das Exanthem von der Haut vertrieben, so befällt es innere Gebilde, das Hertz und grössere Gefässstämme. Es bildet sich unter solchen Verhältnissen chronische Entzündung in diesen Organen aus (Affinität mit impetiginösen Formen).
3. I n d e n T o d. Nur in Folge dieses Ursprungs.

P r o g n o s e. Ist sehr günstig.

T h e r a p e u t i k. Waschungen sind verderblich; desshalb ist denn auch die Diagnose von der Werlhof'schen Krankheit so nöthig. Hauptsache ist hier auch Regulirung der Diät. Die Kranken müssen sich in einer gleichmässig warmen Temperatur aufhalten, und dürfen, so lange die Affection besteht, das Bett nicht verlassen. Als Nahrung bloss Wasserschleim, gekochtes Obst, und als Getränke lauwarme einfache Limonade (die zugleich auf Haut und Darm wirkt), Weinsteinwasser. Kommt keine Crise durch die Haut, Essigammoniak mit gleichen Theilen Fliederthees, Dower's Pulver. Zögert die Darmsecretion: gelinde darmausleerende Mittel, Löwenzahnextract mit Rheum und Tart. tartaris., so dass täglich 2–3 breiige Stuhlausleerungen erfolgen. Auch wenn das Exanthem verschwunden ist, müssen die Kranken sich noch längere Zeit in einer gleichmässigen Temperatur aufhalten, und innerlich gibt man leichte aromatische, tonische Mittel, einen Aufguss von Calmus mit Zusatz etwas bernsteinsauern Ammoniaks und einen leichten bitteren Thee mit Card. Bened. oder Wermuth."

2.2   Der Autor Johann Lucas Schönlein (1793–1864)

J. L. Schönlein wurde im mittelfränkischen Bamberg als Sohn eines Seilermeisters geboren. Von 1811 bis 1816 studiert er in Landshut und Würzburg Medizin. In Würzburg wurde er, erst 23-jährig, 1816 mit der Arbeit „Von der Hirnmetamorphose", die sich mit vergleichender embryonaler Gehirnentwicklung bei Säugetieren und Menschen befasste, promoviert. Im Jahr 1817 habilitierte er sich an der Universität Würzburg, und 1819 wurde er zum Professor für Innere Medizin ernannt und hielt zunächst stellvertretend für Nicolaus Anton Friedreich den klinischen Unterricht. Im Jahr 1824 wurde er auf eine ordentliche Professur für Spezielle Pathologie und Therapie berufen und gleichzeitig zum Leiter der Medizinischen Klinik des Juliusspitals ernannt.

Im Jahr 1832 gehörte Schönlein zu den Anhängern der demokratisch-republikanischen Bewegung des Vormärz. Er nahm an der Volksversammlung auf Schloss Hambach bei Neustadt an der Weinstraße („Hambacher Fest") teil. Trotz seiner Verdienste und seiner wissenschaftlichen Reputation sollte Schönlein daraufhin aus politischen Gründen seiner akademischen Ämter an der Universität Würzburg enthoben werden. Er ließ es jedoch nicht so weit kommen und folgte 1833 bereits vorher einem Ruf an die neu gegründete Eidgenössische Universität Zürich. Dort wurde er 1833 Professor für klinische Medizin. In der Zeit von Zürich erschienen auch seine Vorlesungen, die von einigen seiner Studenten niedergeschrieben und unter dem Titel „Dr. J. L. Schönlein's, Professors in Zürich, allgemeine und specielle Pathologie und Therapie" in vier Teilen publiziert wurden.

In seiner schweizerischen Klinik entdeckte Schönlein 1839 in einem bald nach ihm benannten Fadenpilz den Verursacher des ansteckenden Kopfgrindes (*Achorion Schoenleinii*, heute: *Trichophyton schoenleinii*).

Im Jahr 1840 übernahm Schönlein, der inzwischen international bekannt geworden war, den Lehrstuhl für Pathologie und Therapie an der Universität Berlin wie auch die Leitung der Medizinischen Klinik an der Charité. In Berlin wurde er auch Leibarzt von König Friedrich Wilhelm IV. Ein Jahr nach dessen Thronverzicht im Jahr 1858 ging Schönlein in den Ruhestand und siedelte wieder in seine Heimatstadt Bamberg über.

Ein zunehmendes Kropfleiden veranlasste ihn, seine letzten Lebensjahre zurückgezogen in Bamberg zu verbringen. Er verstarb 1864 im Alter von 71 Jahren. Die Grabrede hielt der Pathologe Rudolf Virchow, der einst auch sein Schüler gewesen war.

Schönleins überragende Bedeutung für die Entwicklung der modernen Medizin bestand darin, dass er sich von der überkommenen naturphilosophischen Schule abwandte und sie auf naturwissenschaftliche Grundlagen stellte. Er führte die Auskultation und die Perkussion ein, führte chemische und mikroskopische Laboruntersuchungen durch und überprüfte die Richtigkeit der Diagnosen durch die Sektion.

Neben der Beschreibung der „Purpura rheumatica (Peliosis rheumatica)" prägte Schönlein die Begriffe „Tuberkulose" und „Hämophilie". Er erkannte die Tuberkulose als eigenständiges Krankheitsbild und differenzierte zwischen Typhus abdominalis und Fleckfieber.

In seiner Forschungstätigkeit beschäftigte er sich vor allem mit medizinhistorischen Themen, vor allem der Seuchengeschichte. Seine umfassende Bibliothek von 3479 Bänden, die „Schönleiniana" vermachte er zwei Jahre vor seinem Tod der Universität Würzburg.

2.3   Das medizinische und kulturelle Umfeld der Publikationszeit 1835–1840

1835

- Der preußische Militärarzt Adolph Leopold Richter (1798–1876) publiziert seine „endermatische Methode", die darin besteht, durch Auftragen von Arzneistoffen auf die Haut zu therapieren.
- Der italienische Chemiker F. Ambrosiani aus Mailand weist im Venenblut eines Diabetikers Zucker nach [2].
- Bettina von Arnim (1785–1859) publiziert ihren autobiografischen Roman „Goethes Briefwechsel mit einem Kinde".
- Charles Darwin (1809–1882) beobachtet auf den Galapagos-Inseln die Artenbildung durch Isolation.
- Zwischen Nürnberg und Fürth fährt die erste Eisenbahn in Deutschland.

1836

- Der britische Chemiker James Marsh (1794–1846) veröffentlicht eine neue Methode zum Arsennachweis, einer der meistverbreiteten Substanzen beim Giftmord.
- Richard Bright (1789–1858), Professor für Medizin am Guy's Hospital in London, teilt mit, dass bei Nierenkranken die Muskelmasse des linken Ventrikels vermehrt ist („Bright's Disease").

- Der deutsche Anatom und Physiologe Theodor Schwann (1810–1882) entdeckt das Verdauungsenzym Pepsin.
- Charles Dickens (1812–1870) publiziert in London den Roman „Die Pickwickier".

1838

- Jakob von Heine (1800–1879), der Gründer und Vorsteher der orthopädischen Heilanstalt zu Cannstatt am Neckar, berichtet über Lähmungszustände der unteren Extremitäten bei Kindern, die als „Kinderlähmung" bekannt werden.
- Robert Schumann (1810–1856) komponiert die Klavierstücke „Kinderszenen".

1839

- Der tschechische Anatom Jan Evangelista Ritter von Purkinje (1787–1869) prägt für den „dickflüssigen Zellkörper" den Begriff „Protoplasma". Er ist ebenfalls der Beschreiber der Purkinje-Zellen im Kleinhirn.

1840

- Jakob Henle (1809–1885), Anatom und Pathologe in Zürich, behauptet als Erster, dass bestimmte Keime Ursache für die Ansteckung bei Erkrankungen seien.
- Die britische Königin Viktoria (1819–1901) heiratet Prinz Albert von Sachsen-Coburg (1819–1861).
- Nikolai Gogol (1809–1852) schreibt die russische Erzählung „Der Mantel".

2.4 Die weitere Entwicklung zum Krankheitsverständnis

- Wesentliche Beiträge zum Krankheitsverständnis (s. Kap. 8: E. Henoch) wurden bereits im frühen 19. Jahrhundert erbracht. Die englischen Ärzte William Heberden (sen.) (1710–1801) und der Dermatologe Robert Willan (1757–1812) fertigten 1802 und 1808 frühe Berichte zur Purpura.
- 1837 war durch Lukas Schönlein (1793–1864) die Beschreibung der „Peliosis rheumatica", einer Sonderform der Purpura anaphylactoides erfolgt [1] die wir heute als Purpura Schönlein-Henoch bezeichnen.

In dieser Beschreibung sind die Purpura und die Gelenkbeschwerden enthalten. Bei der klinischen Untersuchung legen wir heute Wert auf die Tatsache, dass es sich um eine tastbare Purpura handelt, obwohl im Originaltext Schönleins die „Nichttastbarkeit" ausgesprochen wird (s. unten 2.1).

- 1874 publiziert Henoch die oben vorgestellte Arbeit [3]. Durch sie wird vor allem auf die bei der Purpura auftretenden heftigen Bauchkoliken hingewiesen.
- 1892 behandelt William Osler in seinem berühmten Lehrbuch „The Principles and Practice of Medicine" die Purpura unter der Überschrift „Peliosis Rheumatica (Schönlein's Disease)".
- Auf der Chapel-Hill-Konferenz 2012 wird die Purpura Schönlein-Henoch in IgA-Vaskulitis umbenannt.

2.5   Der moderne Blick auf die Erkrankung

Bei der von Schönlein und Henoch beschriebenen Erkrankung handelt es sich um eine leukozytoklastische Vaskulitis. In der Kapillarwand werden Immunkomplexe abgelagert und auch Komplement fixiert. Die Immunkomplexe enthalten überwiegend IgA. Die dabei freigesetzten Komplementspaltprodukte locken Granulozyten an. Die darin enthaltenen Kollagenasen und Elastasen führen zu einer Schädigung der Gefäßwand, die dadurch für Erythrozyten und Leukozyten durchlässig wird. Die Folge ist ein urtikarielles Exanthem mit Einblutungen. Als auslösende Ursache gelten Infektionen (z. B. Streptokokken), Antikörper und Medikamente.

Henoch beschrieb in seiner Publikation die außer den Hautblutungen und Arthritiden bestehende Purpura abdominalis; dabei kommt es im Bereich des Darmes zu Ödemen und Blutungen. welche die Ursache der schweren Bauchschmerzen bis hin zu einer Invagination sind [2].

Die Purpura tritt typischerweise symmetrisch an den Beinen und am Gesäß auf. Bei ca. 40 % der Patienten besteht eine Nierenbeteiligung (IgA- und C3-Komplement-Ablagerungen) mit einer Hämaturie und teilweise auch Proteinurie. Die Beteiligung anderer Organsysteme wie des Gehirns und der Lungen ist bekannt, jedoch weniger häufig als Haut, Darm und Nieren [4].

Literatur

1. Schönlein JL (1839) Peliosis rheumatica. In: allgemeine und specielle Pathologie und Therapie. (Nach dessen Vorlesungen niedergeschrieben und herausgegeben von einigen seiner Zuhörer). Erster Theil. (vierte Auflage), S 42–43
2. Ambrosiani F (1835) Dello zucchero nelle urine e nel sangue dei diabetici. Ann Univ med chir (Mailand) 74:160–166
3. Henoch EH (1874) Über eine eigenthümliche Form von Purpura. Berl Klin Wochenschr 11:641–643
4. Ardoin SP, Fels E (2011) Henoch-Schönlein Purpura. In: Kliegman, Stanton, St. Geme, Schor, Berman (Hrsg) Nelson Textbook of Pediatrics. Elsevier Saunders Philadelphia 868–871

3

West-Syndrom (infantile Spasmen), 1841

Inhaltsverzeichnis

Auch in unseren Tagen sind Krampfanfälle bei jungen Säuglingen ein für die betroffenen Familien erschreckendes Erlebnis. Somit können wir die Sorge des Vaters und Arztes W.J. West verstehen, der in seiner Verzweiflung den Fall seines Sohnes im Februar 1841 in *The Lancet* publiziert. Als BNS-Anfälle („Blick-Nick-Salaam-Anfälle", engl. „infantile spasm") ist diese schwerwiegende Epilepsieform in die medizinische Literatur eingegangen.

_____

(Die Rechtschreibung der Erstbeschreibung wurde aus dem Originaltext übernommen).

© Springer-Verlag GmbH Deutschland, ein Teil von Springer Nature 2020
H. Böhles, *Historische Fälle aus der Medizin*,
https://doi.org/10.1007/978-3-662-59833-7_3

3.1   Erstbeschreibung durch W.J. West 1841 in Tunbridge [10]

 „On a peculiar form of infantile convulsions"

„SIR: - I beg, through your valuable and exclusively circulating Journal, to call the attention of the medical profession to a very rare and singular species of convulsion peculiar to young children.

As the only case I have witnessed is in my own child, I shall be very grateful to any member of the profession who can give me any information on the subject, either privately or through your excellent Publication. The child is now near a year old; was a remarkably fine, healthy child when born, and continued to thrive till he was four months old. It was at this time that I first observed slight bobbings of the head forward, which I then regarded as a trick, but were, in fact, the first indications of disease; for these bobbings increased in frequency, and at length became so frequent and powerful, as to cause a complete heaving of the head forward towards his knees, and then immediately relaxing into the upright position, something similar to the attacks of emprosthotonos: these bowings and relaxings would be repeated alternately at intervals of a few seconds, and repeated from ten to twenty of more times at each attack, which attack would not continue more than two or three minutes; he sometimes has two, three, or more attacks in the day; they come on whether sitting or lying; just before they come on he is all alive and in motion, making a strange noise, and then all of a sudden down goes his head and upwards his knees; he then appears frightened and screams out: at one time he lost flesh, looked pale and exhausted, but latterly he has regained his good looks, and, independent of this affection, is a fine grown child, but he neither possesses the intellectual vivacity or the power of moving his limbs, of a child of his age; he never cries at the time of the attacks, or smiles or takes any notice, but looks placid and pitiful, yet his hearing and vision are good; he has no power of holding himself upright or using his limbs, and his head falls without support.

Although I have had an extensive practice among women and children, and a large circle of medical friends, I have never heard or witnessed a similar complaint before. The view I took of it was that, most probably, it depended on some irritation of the nervous system from teething; and, as the child was strong and vigorous, I commenced an active treatment of leeches and cold applications to the head, repeated calomel purgatives, and the usual antiphlogistic treatment; the gums were lanced, and the child frequently put into warm baths. Notwithstanding a steady perseverance in this plan for three or four weeks, he got worse, the attacks being more numerous, to the amount of fifty or sixty in the course of the day. I then had recourse to sedatives, syrup of poppies, conium, and opium, without any relief: at seven months old he cut four teeth nearly altogether without any abatement of the symptoms, and, up to this period, he was supported solely at the breast; but now, at the eighth month, I had him weaned, as he had lost flesh and appeared worse; I then only gave him alternatives, and occasionally castor-oil. Finding no benefit from all that had been done, I took the child to London, and had a consultation with Sir Charles Clarke and Dr. Locock, both of whom recognised the complaint; the former, in all his extensive practice, had only seen four cases, and, from the peculiar bowing of the head, called it the ,salaam convulsion;' the latter gentle-man had only seen two cases; one was the child of a widow lady, it came on while she was in Italy, and, in her anxiety, she consulted the most eminent professional gentlemen of Naples, Rome, Florence, Genoa, and Paris, one of whom alone seemed to recognise the complaint. In another case, mercury, corrosive sublimate, opium, zinc and the preparations of iron, were tried without the slightest advantage; and, about six months from the commencement of the symptoms, a new one was added; there began a loss of motion in the whole of the right side, and the child could scarcely use either arm, hand, or leg. Sir Astley Cooper saw the child in this state; he had never seen or heard of such a case, and gave it as his opinion, that ,it either arose from disease of the brain and the child will not recover, or it preceeds merely from teething, and, when the child cuts all his teeth, may probably get well;' some time after, this child was suddenly seized with acute fever; the head became hot, and there were two remaining teeth pressing on the gums; the child was treated accordingly; leeches to the head, purged, and lowered; the gums were freely lan-ced; in a few days the teeth came through, and the child recovered, and from that time the convulsive movements never returned. Sir C. Clarke knows the result of only two of his cases: one perfectly recovered; the other became paralytic and idio-tic; lived several years in that state and died at the age of 17 years. I have heard of two other cases, which lived one to the age of 17, the other 19 years, idiotic, and then died. I wrote to Drs. Evanson and Maunsell, of Dublin; the former gentle-man being in Italy, the latter very kindly replied, he had seen convulsive motions in one finger, arm, or leg, but had never witnessed it to the extent of my poor child. As there has been no opportunity of a post-mortem examination, the pathology of this singular disease is totally unknown.

Although this may be a very rare and singular affection, and only noticed by two of our most eminent physicians, I am, from all I have learnt, convinced that it is a disease (sui generis) which, from its infrequency, has escaped the attention of the profession. I therefore hope you will give it the fullest publicity, as this paper might rather be extended than curtailed. I am, Sir, one of your subscribers from the commencement, your faithful and obedient servant,

W.J.W…
Tunbridge, Jan. 26, 1841.

P.S. – In my own child's case, the bowing convulsions continued every day, without intermission, for seven months; he had then an interval of three days free; but, on the fourth day, the convulsions returned, with this difference, instead of bowing, he stretched out his arms, looked wild, seem to lose all animation, and appeared quite exhausted."

3.2   Der Autor William James West (1794–1860)

Es ist sehr schwer, an die biografischen Daten von Dr. West heranzukommen. Die folgenden Angaben habe ich der Publikation von Paul Eling et al. [5] entnommen.

William James West wurde 1794 geboren. Sein Geburtsort ist nicht zugänglich dokumentiert. Mit 21 Jahren, 1815, wurde er Mitglied des „Royal College of Surgeons". Zu jener Zeit arbeitete er bereits in Tunbridge. Im Jahr 1828 heiratete er Mary Dashwood; 1829 wurde ihre Tochter Julia geboren. Ein zweites Kind, William, wurde ca. 1834/1835 geboren; er verstarb 1848 mit dem Hauptsymptom eines Hydrops (Aszites). Sein Grab kann immer noch auf dem Friedhof von St. Peter und Paul in Tunbridge besucht werden. James Edwin, der Patient des Briefes, wurde am 13. Februar 1840 geboren. Im Jahr 1853 wurde er in das „Earlwood Asylum for the Feeble-Minded" in Redhill eingewiesen. Er verstarb dort am 27. September 1860 im Alter von 20 Jahren und wurde im Grab des Vaters bestattet.

3.3   Das medizinische und kulturelle Umfeld des Publikationszeitraums zwischen 1840 und 1849

1840
- Der Anatom und Pathologe Jakob Henle (1809–1885) behauptet in Zürich als Erster, dass bestimmte Keime Ursache für die Ansteckung bei verschiedenen Erkrankungen seien. Er nimmt damit spekulativ die Prinzipien der späteren Bakteriologie vorweg.
- Der schwäbische Arzt Carl Ludwig von Elsässer (1808–1874) beschreibt erstmals den „weichen Hinterkopf" (Kraniotabes) als Zeichen einer Rachitis.

1841

- Der spätere englische König Edward VII (1901–1910) wird geboren. James F. Cooper publiziert seinen Indianerroman „Lederstrumpf".
- Der russische romantische Dichter Michail Lermontow (1814–1841) stirbt mit 26 Jahren in einem Duell.
- Der französische Maler Pierre Auguste Renoir (1841–1919) wird geboren, und der deutsche Baumeister und Maler Karl Friedrich Schinkel (1781–1841) stirbt.
- Der in Manchester arbeitende schottische Augenarzt James Braid (1795–1860) entdeckt die Hypnose.
- Der Schweizer Arzt Theodor Kocher (1841–1917), der 1909 für seine Forschung zu Schilddrüsenerkrankungen den Nobelpreis erhalten wird, wird geboren.
- Der in der Schweiz geborene Histologe Albert von Kölliker (1817–1905) stellt fest, dass die Samenfäden die Träger der Befruchtung des Eies sind.

1843

- Der Londoner Orthopäde William John Little (1810–1894) beschreibt umfassend die allgemeine Muskelstarre als Folge eines Geburtstraumas. 1837 beschrieb Little in seiner Dissertation seinen eigenen Klumpfuß.

1845

- Rudolf Virchow (1821–1902) erwähnt bei einer Festrede zum 50-jährigen Bestehen der militärärztlichen Akademie in Berlin erstmals seine Entdeckung einer Embolie.

1846

- Der Zahnarzt William Morton (1819–1868) führt bei einer Operation im Massachusetts General Hospital in Boston eine Äthernarkose durch. 1844 hatte sein Freund Horace Wells (1815–1848) eine Zahnextraktion in Lachgas-Anästhesie durchgeführt.

1847

- Der ungarische Arzt Ignaz Philipp Semmelweis (1818–1865) kann durch Einführung der Händedesinfektion in der geburtshilflichen Abteilung des Allgemeinen Krankenhauses in Wien die hohe Sterblichkeit durch Kindbettfieber um die Hälfte senken.

1848

- Der britische Physiologe Alfred Baring Garrod (1819–1907) identifiziert die Harnsäure als „pathogenen Saft", der die Gelenke bei der Gicht entzündet.

3.4 Die weitere Entwicklung zum Krankheitsverständnis

Auch jetzt, fast 180 Jahre nach dieser Beschreibung bestehen noch viele Unklarheiten hinsichtlich Ätiologie und Pathophysiologie dieser Epilepsieform. Wie Dr. West in seinem Brief von den Drs. Clarke und Lokock berichtet, waren diesen bereits derartige Fälle bekannt, sodass Dr. West nicht als Entdecker der Erkrankung, sondern nur als deren Erstbeschreiber gelten kann.

1849

W. Newnham publiziert unter Einschluss von Dr. West's Sohn vier Fälle dieser Epilepsie. Newnham bezeichnete die Erkrankung als „Eclampsia nutans" [1].

1883

C. Féré beschreibt diese Anfälle als „tic de Salaam" oder „salutation neuropathiques" [2]. Féré erkennt, dass diese Anfälle auf unterschiedliche Gehirnschädigungen wie Geburtstraumen, Meningitiden oder Schlaganfälle zurückgeführt werden können. Er war es auch, der auf den Zusammenhang der Anfälle mit geistiger Retardierung hinwies.

1951

In Argentinien beschreiben Vazquez und Turner 10 Fälle eines nach ihrer Meinung neuen Syndroms, das sie als „epilepsia generalizada en flexión" bezeichneten [3]. Die Autoren beschreiben die Flexionsspasmen, die geistige Retardierung, wie auch die spezifischen EEG-Veränderungen. Diese Untersuchung ist wahrscheinlich die erste, die das Vollbild des West-Syndroms beschreibt.

1952

Ein Jahr später prägen F.A. Gibbs und E.L. Gibbs für die typischen EEG-Veränderungen den Begriff „Hypsarrhythmie" [4]. Ihnen wird die klare syndromale Darstellung der Symptomentrias: Spasmen, Hypsarrhythmien des interiktalen EEGs und zunehmende geistige Retardierung, zugeschrieben.

In Deutschland werden die Bezeichnungen „Blitz-Nick-Salaam-Krämpfe" und „Propulsiv petit mal" benutzt.

Wie P. Eling et al. [5] festgestellt haben, wurde die Bezeichnung „West-Syndrom" in der Zeit zwischen der Erscheinung des Briefes von Dr. West bis 1960 kein einziges Mal erwähnt.

1960

H. Gastaut organisiert mit seinen Mitarbeitern das „9. Colloque de Marseille", welches auf „infantile Spasmen" fokussiert war [6]. Bei dieser Konferenz schlug Gastaut dafür die Bezeichnung „West-Syndrom" vor, welche eine große Akzeptanz bekommen hat.

1958

Erste Therapieerfolge werden durch den Einsatz von ACTH erzielt [7].

1991

Von Chiron et al. wird die Therapie mit Vigabatrin (Sabril®) als wirksam publiziert [8].

3.5   Der moderne Blick auf die Erkrankung [9]

Beim West-Syndrom handelt es sich um ein altersgebunden auftretendes polyätiologisches Epilepsiesyndrom, das etwa 8 % aller kindlichen Epilepsien ausmacht. Betroffen sind überwiegend Säuglinge zwischen dem 2. und 8. Lebensmonat. Jungen sind häufiger betroffen als Mädchen. Ursächlich spielen zerebrale Entwicklungsstörungen und degenerative Schädigungen eine Rolle. Die tuberöse Sklerose ist die häufigste Einzelursache für BNS-Anfälle. Klinisch sind die Anfälle durch blitzartige Abläufe mit tonischen Beugekrämpfen charakterisiert. Das charakteristische EEG zeigt eine Hypsarrhythmie, generalisierte irreguläre „sharp slow waves" und eine wechselnde Seitenbetonung. Therapeutisch können zunächst ACTH, Vigabatrin und Valproat eingesetzt werden. Wichtige Voraussetzung für einen Therapieerfolg ist ein frühestmöglicher Beginn.

Literatur

1. Newnham W (1849) British record of obstetrical medicine. Bd. 2. W. Irwin, Manchester, S 145; History of four cases of Eclampsia Nutans, or the „Salaam" convulsions of infancy, with suggestions as to its origin and future treatment
2. Féré C (1883) Le tic de salaam, les salutations neuropathiques. Progr Med 11:970–971
3. Vazquez HJ, Turner M (1951) Epilepsia en flexión generalizada. Arch Argent Pediatr 35:111–141
4. Gibbs FA, Gibbs EL (1852) Epilepsy, Bd 2. Addison-Wesley; Atlas of encephalography, Cambridge
5. Eling P, Renier WO, Renier JP et al (2002) The mystery of the Doctor's son, or the riddle of West syndrome. Neurology 58:953–955
6. Gastaut H, Roger J, Soulayrol R et al (1964) L'encéphalopathie myoclonique infantile avec hypsarythmie (syndrome de West): compte rendu de la réunion européenne d'information électroencéphalographique. Masson, Paris
7. Sorel L, Dusaucy-Bauloye A (1958) A propos de 21 cas d'hypsarythia de Gibbs. Son traitement spectaculaire par l'ACTH. Acta Neurol Psychiatr Belg 58:130–141
8. Chiron C, Dulac O, Beaumont D et al (1991) Therapeutic trial of vigabatrin in refractory infantile spasms. J Child Neurol (Suppl 2): S 52–59
9. Aicardi J (1992) Diseases of the nervous system in childhood. Mac Keith Press, London, S 932–938
10. West WJ (1841) On a peculiar form of infantile convulsions. Lancet 35: 724–725 DOI. Org/https://doi.org/10.1016/s0140-6736(00)4018-4, Elsevier Ltd.

4

Morbus Addison (die Nebennierenrindeninsuffizienz), 1855

Inhaltsverzeichnis

Es war das Interesse Addisons an Erkrankungen der Haut, die sein Interesse auf die nachfolgend beschriebenen Patienten lenkte. Der dunkle Hautteint brachte den ärztlichen Beschreiber sogar zur Überlegung, ob nicht ein Elternteil schwarz gewesen sein könnte.

(Die Rechtschreibung der Erstbeschreibung wurde aus dem Originaltext übernommen).

© Springer-Verlag GmbH Deutschland, ein Teil von Springer Nature 2020
H. Böhles, *Historische Fälle aus der Medizin*,
https://doi.org/10.1007/978-3-662-59833-7_4

4.1　Erstbeschreibung 1855 durch Thomas Addison in London [1]

》　*„On the constitutional and local effects of disease of the supra-renal capsules"*

„*James Wootten, aet. 32, admitted into Guy's Hospital, under Dr. Golding Bird, Feb. 6, 1850, has been residing in Long Alley, Moorfields, and is by occupation a baker.*

States that he was attacked with cough three years since, which he was unable to get rid of by ordinary remedies, and was finally cured at St. Bartholomew's, after taking pills for one week.

From this time his skin, previously white, began to assume a darker hue, which has been gradually increasing. Twelve months after leaving the above hospital he was laid up from excessive weakness, the result of his cough, which had again appeared, and incapacitated him for his work. He now became an out-patient of St. Thomas's, under Dr. Goolden, who cured his cough, and thinking that the colour of his skin depended on jaundice, treated him for that disease, but to no purpose.

As he left the hospital in tolerable health, but subsequently lost flesh, and became so excessively weak, the colour of his skin at the same time getting rapidly darker, that he applied for admission here, which was granted him.

Present appearances. – The whole of the skin of the body is now of a dark hue, and he has just the appearance of having descended from coloured parents, which he assured me is not the case, nor have any of his family for generations, that he can answer for, manifested this peculiarity.

The colour of the skin does not at all resemble that produced by the absorption of the nitrate of silver, but has more the appearance of the pigment of the choroid of the eye; it seems to have affected some parts of the body more than others, the scrotum and penis being the darkest, the soles of the feet and palms of the hands the lightest; the cheeks are a little sunken; the nose is pointed; the conjunctiva are of a pearly whiteness; the voice is puny and puerile, the patient speaking with a kind of indescribable whine, and his whole demeanour is childish.

He complains of a sense of soreness in the chest about the scrobiculus cordis.

The chest is well-formed and perfectly resonant; the sounds of the heart are also healthy; there is some slight fulness in the region of the stomach.

The urine is of a proper colour, and he has passed in twelve hours one and a half pints, which has a specific gravity 1008, an acid reaction, and contains neither albumen nor sugar; there is also some pain on pressure in the left lumbar region.

Feb. 8. – Dr. Bird, wished a likeness to be taken, so as to be able to watch any alterations in his colour; and considering the case one of anaemia, ordered Lyn. Ferri Iodidi 3j, ter die; and middle diet.

These he took the whole of the time he was in the hospital, and was discharged in April, rather stronger, but the colour remaining precisely the same.

Shortly after his discharge from the hospital he was seized with acute pericarditis and pulmonic inflammation, under which he speedily sank and died.

The following is a report of the post-mortem examination: – Lungs universally adherent, the adhesions being very old. The upper lobe of the right lung contained some small defined patches of recent pneumonia, about the size of a crown piece, surrounded by tolerably healthy structure.

The lower lobe was extremely fleshy and without air. The left lung was bound down by old pleuritic adhesions, which were very tough and difficult to be torn through. The substance of this lung was fleshy, and contained but little air.

There was no tubercle or cavity.

The mucous membrane of the bronchial tubes were considerably injected, and, I believe, rather thickened.

The pericardium was distended with a fluid of a deep brown colour, amounting to about half a pint; recent lymph was effused over the whole serous surface.

The liver and spleen were both of weak texture, and easily broken down; the structure of the liver rather coarse.

The gall-ducts pervious.

The gall bladder contained the usual quantity of bile, which was thin, watery, and clear.

The thoracic duct was pervious throughout; and there was no obstruction to any of the veins or arteries that I could discover.

The colour of the blood in the arteries had an unusually dark appearance.

The kidneys were quite healthy and of full size.

The supra-renal capsules were diseased on both sides, the left about the size of a hen's egg, with the head of the pancreas firmly tied down to it by adhesions. Both capsules were as hard as stones. Intestine pale. Lumbar glands natural. No tubercular deposit was discovered in any organ. […]

Case 2. – James Jackson, aet. 35. The subject of this case was admitted into the clinical ward, under my own care, November 11th, 1851, and died December 7th, 1851. For the particulars of its history and result I am indebted to my former pupil and present distinguised colleague, Dr. Gull, who was the first to suspect the true nature of the malady during the life of the patient.

A married man, residing at Gravesend, and occupied as a tide-waiter in the customs.

Of a bilious temperament, dark hair, and sallow complexion, which since his illness has much deepened, so that now it is of dark olive-brown. His wife says, ‚this obvious change in his complexion has been from the beginning of his illness, and gradually came on at that time'

There can be no doubt as to this change in the complexion depending upon increase of pigment; for if the lips be turned down the mucous membrane is seen to be mottled by a deposit of pigment, and a closer examination shows that the dark colour of the lips, which at first had the appearance of sordes, is dependent upon the presence of a black pigment, which is not moveable by moistening or washing the lips. There is an expression of anxiety in the face, and the brow is contracted. He gives the following history of himself:

His occupation subjects him to much anxiety; he is exposed to all the vicissitudes of the weather, both night and day; and sometimes his food for weeks together consists of salt provisions.

Eight years ago he had rheumatism, accompanied with great nervous depression; since that time he has enjoyed general good health, with the exception of some attacks of bilious vomiting.

His present illness came on six months ago with headache, vomiting, and constipation. About the sixth day of his illness he became delirious, and was insensible for twenty-four hours. On recovering his consciousness, he was unable to move the fingers of either hand, nor could he move the legs below the knees; the same parts were numb, as was also the tip of the tongue. He continued weak during the whole summer.

Two months ago he resumed his occupation, and remained at it until ten days back, when the old symptoms of headache, vomiting, and constipation returned.

Dr. McWilliam saw him at this time, and found his symptoms to have an intermittent character, and regarded the case as one of miasmatic poisoning, not only from his general symptoms, but also from the dark, poisoned look of his face, not altogether unlike that presented on the approach of the asphyxic stage of cholera. On his admission into the hospital the pulse was extremely small and feeble, the expression of the face pinched, the brows knitted.

He vomited mucus containing altered blood of a dark-brown colour: tongue clean; epigastric region full, especially towards the left side, where he had some twitching pain and slight tenderness on pressure; urine natural in colour and quantity, of a light brown colour, not coagulable by heat. He went on, day by day, with but slight symptoms of change. Skin cool; pulse moderate in frequency, but extremely feeble, so as scarcely to be felt at the wrist. On several occasions the depression was so great as to require the exhibition of decided stimulants. There was a continued tendency to sickness. The abdomen soft, with marked aortic pulsation.

Bowels constipated; chest everywhere resonant; heart's sound normal; extent of dulness on percussion not increased. Slight traces of intermittence in the symptoms; the surface in the evening being cool, or even cold, and the following morning warm, as if from reaction.

Probable diagnosis. – The epigastric tenderness and pulsation, with frequent vomiting, and the ejected mucus and altered blood, point to an inflammatory condition of the gastric mucous membrane. But what condition of system is it which favours the production of black pigment? Is it some affection of the liver; or is it, as Dr. Addison supposes, disease of the supra-renal capsules?

Sectio-cadaveris. – The lining membrane of the stomach was finely injected into minute puncta and stellae of a bright red colour, with two or three spots of ecchymosis. The structure of the membrane was thickened and pulpy, and the surface covered with tenacious mucus. In some parts there were irregular superficial abrasions; these appearances of the mucous membrane becoming very distinct by examining it under water by the aid of sunlight, and seeming, more-over, unequivocally to demonstrate the existence of a gastritis. The brain, lungs, heart, spleen, liver, and kidneys were normal.

The supra-renal capsules contained, both of them, compact fibrinous concretions, seated in the structure of the organ; superficially examined, they were not unlike some forms of strumous tubercle. The slow and insidious approach and progress of the constitutional loss of strength, the extreme feebleness of the pulse, the absence of all evidence of any lesion sufficient to account for the patient's declining condition, the loss of appetite, the uneasiness and irritability of the stomach, and the indications of disturbed cerebral circulation, were all so strongly marked, and so exactly corresponded in kind with what have been observed to accompany the most extensive disease of the capsules, that, coupled with the excess of dark pigment in the integument, we did not hesitate to anticipate, with much confidence, an extensively diseased condition of these organs. "

4.2   Der Autor Thomas Addison (1795*–1860)

*An einigen Stellen wird 1793 angegeben.

Thomas Addison wurde in Long Benton bei Newcastle-on-Tyne geboren. Sein Vater war Bauer, der in den Lebensmittelladen seiner Mutter einheiratete. Er hatte einen Bruder. Nach der Dorfschule besuchte Addison die höhere Schule in Newcastle-on-Tyne. Dort lernte er so gut Latein, dass er später darin in Wort und Schrift flüssig war. Nach dem Wunsch seines Vaters sollte er Jura studieren. Dieser erlaubte ihm aber schließlich, das Medizinstudium. Im Oktober 1812 begann er das Studium in Edinburgh.

Am 1. August 1815 wurde er mit der Arbeit „De Syphilide et Hydrargyro", also über den Einsatz von Quecksilber bei Syphilis, zum Doktor der Medizin promoviert. Danach ging Addison nach London, wo er chirurgischer Assistent am Lock Hospital wurde. Nach dieser Anstellung zog er nach Hatton Garden um und wurde Schüler und später Arzt an der Allgemeinen Ambulanz (General Dispensary) unter Leitung von Dr. Thomas Bateman (1778–1821). Durch diesen entwickelte er ein besonderes Interesse für Hautkrankheiten. Es ist durchaus möglich, dass die bei der Nebenniereninsuffizienz auftretenden und von ihm ausführlich beschriebenen Veränderungen der Haut seine besondere Aufmerksamkeit erregt hatten. An dieser Ambulanz in Hatton Garden verbrachte er acht Jahre.

Im Dezember 1819 wurde er Lizenziat, was einem Lehrbeauftragten entspricht, des „Royal College of Physicians". Im Juli 1838 wurde er zu dessen „Fellow" gewählt. Er erhielt jedoch nie einen offiziellen Posten im Royal College.

Um 1820 nahm er seine Studien am Guy's Hospital auf. Dieses Krankenhaus war 1721 von dem Philanthropen Thomas Guy gegründet worden und ursprünglich zur Betreuung von „unheilbar Kranken" gedacht gewesen. Nach seinem Tod 1724 wurde Thomas Guy in der Kapelle des Krankenhauses beigesetzt.

Im Januar 1824 erhielt Addison eine Anstellung als Assistenzarzt. Die Stelle war durch die Beförderung von Dr. Bright frei geworden. Im Jahr 1827 wurde Addison zum Dozenten der Medizin ernannt; 1835 wurde Addison zusammen mit Richard Bright Co-Professor für praktische Medizin; 1837 wurde er zum „Full Physician" (Hauptarzt in voller Verantwortung) gewählt. Im Jahr 1840, nachdem Bright in den Ruhestand gegangen war, verblieb Addison als alleiniger Medizindozent. Diese Position behielt er bis 1854/1855. In den Jahren 1849 und 1850 war er auch Präsident der „Royal Medico-Chirurgical Society".

Im Jahr 1847 hat Addison eine Witwe geheiratet, die zwei Kinder mit in die Ehe brachte.

Im Frühjahr 1860 wollte er seine Position am Guy's Hospital aufgeben, doch die Studenten, die seinen Unterricht extrem schätzten, schickten eine Abordnung mit der Bitte, noch nicht zu gehen.

Addison wusste, dass er eine „schwerwiegende Erkrankung des Gehirns" hatte, und zog aus Gesundheitsgründen nach Brighton um. Er litt unter Depressionen, und am 29. Juni 1860 stürzte er sich in den Graben vor seinem Haus, wobei er sich eine tödliche Kopfverletzung zuzog.

In seinem Wesen war Addison scheu und zurückhaltend, was ihm teilweise als Überheblichkeit ausgelegt wurde. Er wusste um diesen Nachteil und war vor jeder Vorlesung oder Ansprache extrem nervös. Darüber hinaus wurde er aber als eine liebenswerte Persönlichkeit geschildert. Leider war Addison als Arzt in der Bevölkerung fast unbekannt. Dennoch wurde er von einem Mitglied der Familie Rothschild zu einem Konsil nach Paris gebeten. Bei einem Abendessen, das zu seinen Ehren gegeben wurde, traf er Trousseau, Nelaton und die ganze ärztliche Elite der Zeit. Armand Trousseau war es dann auch, der zur Bezeichnung der Nebenniereninsuffizienz den Namen „Morbus Addison" vorschlug [2].

4.3 Das medizinische und kulturelle Umfeld um den Publikationszeitraum 1850–1855

1850
- Charles Dickens (1812–1870) veröffentlicht den Roman „David Copperfield".
- Der französische Dichter Honoré de Balzac (1799–1850) verstirbt.
- Von Dover nach Calais wird ein erstes Unterseekabel verlegt.
- Der Physiker und Physiologe Hermann Helmholtz (1821–1894) erfindet den Augenspiegel.

1852
- Harriet Beecher-Stowe (1811–1896) veröffentlicht den Roman gegen die Sklaverei in den Südstaaten der USA: „Onkel Toms Hütte".
- Charles West richtet das Londoner „Hospital for Sick Children" in der Great Ormond Street ein.

1854
- Der Schweizer Anatom Rudolf Albert von Kölliker (1817–1905) unterscheidet erstmals die hellere weißlich-gelbe Rinde der Nebenniere von ihrem dunkleren braun-gelben Mark und vermutet eine funktionelle Verschiedenheit der beiden Teile.
- Florence Nightingale (1820–1910) geht zusammen mit 38 weiteren britischen Krankenschwestern zur Pflege der Verwundeten während des Krimkriegs in die Türkei.

1855
- Der Engländer Livingstone entdeckt bei seiner Afrikadurchquerung 1853 bis 1856 die Victoriafälle.
- In England beginnt das Leben von Herren-Clubs aufzublühen.

4.4   Die weitere Entwicklung zum Krankheitsverständnis

- Addison, der eine besondere Vorliebe für Hauterkrankungen entwickelt hatte, „stolperte" („stumbled"), wie er selbst sagte, über diese „Bronze-Erkrankung", als er die Ursache der perniziösen Anämie suchte. Am 15. März 1849 hielt er einen Vortrag vor der South London Medical Society mit dem Titel „On anaemia: disease of the suprarenal capsules". Er beschrieb darin die Symptome der „idiopathischen Anämie", die in jenen Tagen sein Hauptarbeitsgebiet darstellte. Er trug vor, dass in den drei Fällen, die zur Autopsie kamen, die Nebennieren erkrankt waren. Er nannte diese Erkrankung „Melasma suprarenale". Es vergingen 6 Jahre, bevor Addison überzeugt werden konnte, seine nur 39-seitige Monografie zu veröffentlichen, die zu einer der wichtigsten Schriften der klinischen Medizin werden sollte [1].
- **1856**
Trousseau betont die Bronzefarbe der Haut der Patienten [2]. Charles Édouard Brown-Séquard kam nach der experimentellen Entfernung der Nebennieren bei Ratten zu der Schlussfolgerung, dass die Nebennieren absolut lebensnotwendig sind [3]. Wie schon immer in der Wissenschaft üblich, war auch diese Publikation von gegenteiligen Behauptungen gefolgt. So gab es kontroverse Darstellungen zu der Aussage, ob zum Überleben zwei Nebennieren notwendig sind.
- **1889**
Die Experimente des Pathologen Heinrich Stilling (1853–1911) bestätigen, dass bei der Entfernung einer Nebenniere eine kompensatorische Hypertrophie der Gegenseite eintritt [4].
- **1896**
William Osler (1849–1919) behandelte eine 21-jährige Patientin, bei der er die Nebenniereninsuffizienz richtig diagnostiziert hatte, mit dem Extrakt von frischen Schweinenebennieren [5].
- **1913**
Thomas Renton Elliott (1877–1961) vom University College London, weist nach, dass diese kompensatorische Hypertrophie nur die Nebennierenrinde betrifft [6].
- **1935**
Oscar Paul Wintersteiner (1898–1971) und Joseph John Pfiffner (1903–1975) isolieren Cortison (Compound F) [7].

- **1949**
  Den Wissenschaftler der Mayo-Klinik gelang zusammen mit den Labors von Merck & Co die großindustrielle Produktion von Cortison, das für die Behandlung des Rheumas gebraucht wurde [8].
  Cortison-Azetat wurde erstmals zur Behandlung des Morbus Addison eingesetzt [9].
- **1950**
  N L. Wendler et al. synthetisieren Cortisol (Hydrocortison) [10].
- **1952**
  Grundy et al. isolieren aus der Nebennierenrinde Aldosteron, das sie „Electrocortin" nannten [11]. Der Name Aldosteron wurde gewählt, nachdem die Strukturaufklärung zeigte, dass das Steroidmolekül eine Aldehydgruppe enthält [12].

4.5   Der moderne Blick auf die Erkrankung [13]

Die Mehrzahl der Erkrankungsfälle an Nebenniereninsuffizienz im frühen 20. Jahrhundert war durch Tuberkulose bedingt [14]. In 20–50 % wurden Pilze als Erkrankungsursache gefunden [15]. In den vergangenen 40 bis 50 Jahren wurde die Autoimmunadrenalitis als wesentlicher pathogenetischer Faktor angeführt. Inzwischen wird der Morbus Addison zu den autoimmunen polyglandulären Syndromen (APS) gezählt. Diese können auch zusammen mit z. B. Vitiligo, Autoimmungastritis, Autoimmunhepatitis, multipler Sklerose, Alopezie und Sprue vorkommen [16]. Die APS-Formen 1 und 2 sind mit Morbus Addison verbunden. Zusammenfassend kann gefolgert werden: Wenn eine Adrenoleukodystrophie ausgeschlossen ist, keine Tuberkulose oder andere Infektionen (z. B. CMV-Adrenalitis bei HIV-Infizierten) bestehen, ist die spontan auftretende Nebenniereninsuffizienz in der Regel autoimmun bedingt.

Bei einer Addison-Krise werden zum Ausgleich des Glukokortikoiddefizits initial 100 mg Hydrocortison i.v. verabreicht. Orientiert an den Serumkaliumwerten, wird parallel das Mineralokortikoid Fludrokortison (Astonin H 0,1–0,2 mg/Tag) substituiert.

Literatur

1. Addison Th. On the constitutional and local effects of Disease of the Supra-Renal Capsules. In: A Collection of the Published Writings of the Late Thomas Addison. Dr. Wilks and Dr. Daldy (Hrsg.) S 211–239. The New Sydenham Society London. The Classics of Medicine Library New York 1983
2. Trousseau A (1856) Bronze Addison's Disease. Arch Gén Med 8:478
3. Brown-Séquard CÉ (1856) Recherches expérimentales sur la physiologie et la pathologie des capsules surrénales. Comptes Rendus Acad Sci, Paris 43:468–470
4. Stilling H (1889) Über die compensatorische Hypertrophie der Nebennieren. Virch Arch f pathol Anat u Physiol, Berlin 118:569
5. Osler W (1896) Case of Addison's Disease – death during treatment with the suprarenal extract. Bull Johns Hopkins Hosp 7:208–209
6. Elliott TR (1913) The innervation of the adrenal glands. J Physiol 46: 285–290 (PMCID: PMC 1420445)
7. Wintersteiner OP, Pfiffner J (1935) Chemical studies on the adrenal cortex. II. Isolation of several physiologically inactive crystalline compounds from active extracts. J Biol Chem 111:599–612
8. Hench PS, Slocumb CH, Bames AR et al (1949) The effects of the adrenal cortical hormone 17-hydroxy-11-dehydrocorticosterone (compound E) on the acute phase of the rheumatic fever: preliminary report. Proc Mayo Clin 24:277–297
9. Thorn GW, Forsham PH (1949) The treatment of adrenal insufficiency. Rec Prog Horm Res 4:229
10. Wendler NL, Graber RP, Jones RE et al. (1950) Synthesis of 11-hydroxylated cortical steroids. 17 (α)-hydroxycorticosterone. J Am Chem Soc 72: (12) 5793–5794
11. Grundy HM, Simpson SA, Tait JF (1952) Isolation of a highly active mineralo-corticoid from beef adrenal extract. Nature (Lond.) 169:795–796
12. Simpson SA, Tait JF, Wettstein A et al (1954) Constitution of aldosterone, a new mineralocorticoid. Experientia 10:132–133
13. Pilz S (2017) Nebenniereninsuffizienz und Nebenniereninzidentalome. Wien klin Wochenschr Edu 12:81–101
14. Irvine WJ, Barnes EW (1972) Adrenocortical insufficiency. J Clin Endocrinol Metab 1:549–594
15. Fish RG, Takaro T, Lovell M (1960) Coexistent Addison's disease and North American blastomycosis. Am J Med 28:152–155
16. Betterle C, Greggio NA, Volpato M (1998) Autoimmune polyglandular syndrome type I. J Clin Endocrinol Metabolism 83:1049–1055

5

Down-Syndrom, 1866

Inhaltsverzeichnis

Der moderne Leser erschrickt über die direkte, für uns nicht politisch korrekte Bezeichnung geistig retardierter Personen als „Idioten". Down lag nichts ferner als eine Diskriminierung der von ihm beschriebenen und mit großer Zuneigung betreuten Patienten. Es war sein Anliegen, ein Klassifizierungssystem zur besseren ätiologischen Einteilung zu finden. Sein Einteilungsvorschlag folgte ethnischen Kategorien.

(Die Rechtschreibung der Erstbeschreibung wurde aus dem Originaltext übernommen).

© Springer-Verlag GmbH Deutschland, ein Teil von Springer Nature 2020
H. Böhles, *Historische Fälle aus der Medizin*,
https://doi.org/10.1007/978-3-662-59833-7_5

5.1   Erstbeschreibung durch John Langdon Down 1866 in London [1]

» „Observations on an ethnic classification of idiots" [1]

„Those who have given any attention to congenital mental lesions, must have been frequently puzzled how to arrange, in any satisfactory way, the different classes of this defect which may have come under their observation. Nor will the difficulty be lessened by an appeal to what has been written on the subject. The systems of classification are generally so vague and artificial, that, not only do they assist but feebly, in any mental arrangement of the phenomena which are presented, but they completely fail in exerting any practical influence on the subject.

The medical practitioner who may be consulted in any given case, has, perhaps in a very early condition of the child's life, to give an opinion on points of vital importance as to the present condition and probable future of the little one. Moreover, he may be pressed as to the question, whether the supposed defect dates from any cause subsequent to the birth or not. Has the nurse dosed the child with opium? […] Can, infact, the strange anomalies which the child presents, be attributed to the numerous causes which maternal solicitude conjures to the imagination, in order to account for a condition, for which any cause is sought, rather than hereditary taint or parental influence. Will the systems of classification, either all together, or any one of them, assist the medical adviser in the opinion he is to present, or the suggestions which he is to tender to the anxious parent? I think that they will entirely fail him in the matter, and that he will have in many cases to make a guarded diagnosis and prognosis, so guarded, in fact, as to be almost valueless, or to venture an authoritative assertion which the future may perhaps confirm.

I have for some time had my attention directed to the possibility of making a classification of the feeble-minded, by arranging them around various ethnic standards, – in other words, framing a natural system to supplement the information to be derived by an inquiry into the history of the case.

I have been able to find among the large number of idiots and imbeciles which come under my observation, both at Earlswood and the out-patient department of the Hospital, that a considerable portion can be fairly referred to one of the great divisions of the human race other than the class from which they have sprung. Of course, there are numerous representatives of the great Caucasian family. Several well-marked examples of the Ethiopian variety have come under my notice, presenting the characteristics malar bones, the prominent eyes, the puffy lips, and retreating chin. The woolly hair has also been present, although not always black, nor has the skin acquired pigmentary deposit. They have been specimens of white negroes, although of European descent.

Some arrange themselves around the Malay variety, and present in their soft, black, curly hair, their prominent upper jaws and capacious mouths, types of the family which people the South Sea Islands.

Nor has there been wanting the analogues of the people who with shortened foreheads, prominent cheeks, deep-set eyes, and slightly apish nose, originally inhabited the American Continent.

The great Mongolian family has numerous representatives, and it is to this division, I wish, in this paper, to call special attention. A very large number of congenital idiots are typical Mongols. So marked is this, that when placed side by side, it is difficult to believe that the specimens compared are not children of the same parents. The number of idiots who arrange themselves around the Mongolian type is so great, and they present such a close resemblance to one another in mental power, that I shall describe an idiot member of this racial division, selected from the large number that have fallen under my observation.

The hair is not black, as in the real Mongol, but of a brownish colour, straight and scanty. The face is flat and broad, and destitute of prominence. The cheeks are roundish, and extended laterally. The eyes are obliquely placed, and the internal canthi more than normally distant from one another. The palpebral fissure is very narrow. The forehead is wrinkled transversally from the constant assistance which the levatores palpebrarum derive from the occipito-frontalis muscle in the opening of the eyes. The lips are large and thick with transverse fissures. The tongue is long, thick, and is much roughened. The nose is small. The skin has a slight dirty yellowish tinge, and is deficient in elasticity, giving the appearance of being too large for the body.

The boy's aspect is such that it is difficult to realize he is the child of Europeans, but so frequently are these characters presented, that there can be no doubt that these ethnic features are the result of degeneration.

The Mongolian type of idiocy occurs in more than ten per cent. of the cases which are presented to me. They are always congenital idiots, and never result from accidents after uterine life. They are, for the most part instances of degeneracy arising from tuberculosis in the parents. They are cases which very much repay judicious treatment. They require highly azotised food with a considerable amount of oleaginous. They have considerable power of imitation, even bordering on being mimics. They are humorous, and a lively sense of the ridiculous often colours their mimicry. This faculty of imitation may be cultivated to a very great extent, and a practical direction given to the results obtained. They are usually able to speak; the speech is thick and indistinct, but may be improved very greatly by a well-directed scheme of tongue gymnastics. The co-ordinating faculty is abnormal, but not so defective that it cannot be greatly strengthened. By systematic training, considerable manipulative power may be obtained.

The circulation is feeble, and whatever advance is made intellectually in the summer, some amount of regression may be expected in the winter. Their mental and physical capabilities are, in fact, directly as the temperature.

The improvement which training effects in them is greatly in excess of what would be predicted if one did not know the characteristics of the type. The life expectancy, however, is far below the average, and the tendency is to the tuberculosis, which I believe to be the hereditary origin of the degeneracy.

Apart from the practical bearing of this attempt at an ethnic classification, considerable philosophical interest attaches to it. The tendency in the present day is to reject the opinion that the various races are merely varieties of the human family having a common origin, and to insist that climatic, or other influences, are insufficient to account for the different types of man. Here, however, we have examples of retrogression, or at all events, of departure from one type and the assumption of the characteristics of another. If these great racial divisions are fixed and definite, how comes it that disease is able to break down the barrier, and to simulate so closely the features of the members of another division. I cannot but think that the observations which I have recorded, are indications that the differences in the races are not specific but variable.

These examples of the result of degeneracy among mankind, appear to me to furnish some arguments in favour of the unity of the human species."

5.2 Der Autor John Langdon Down (1828–1896)

(In späteren Jahren schrieb er sich „Langdon-Down".)

John Langdon Down wurde in der Nähe von Plymouth in England als siebtes und letztes Kind geboren. Der Vater arbeitete als Drogist und war auch als Apotheker tätig, wofür er wohl nie eine qualifizierte Ausbildung mit Prüfung absolviert hatte. Trotzdem schloss Down 1849 mit seinem Vater einen Ausbildungsvertrag zum Apotheker ab. Nach einer kurzen Apothekerlehre bei seinem Vater wechselte er in das Labor der „Pharmaceutical Society" am Bloomsbury Square in London, um eine wissenschaftliche Laufbahn einzuschlagen. Im Jahr 1853 begann er am London Hospital das Studium der Medizin, wobei er sich vor allem im Fach Physiologie auszeichnete; 1859 wurde er promoviert, und noch im gleichen Jahr wurde er in Redhill, Surrey, zum ärztlichen Leiter des „Earlswood Asylum for Idiots" bestellt. Seine Bewerbung hatte zunächst rein finanzielle Gründe. Down hatte seine spätere Frau, welche die Schwester seines Schwagers war, kennengelernt, aber seine bescheidenen finanziellen Verhältnisse ließen eine

Heirat nicht zu. Deshalb nahm er ohne Erfahrung im Umgang mit geistig behinderten Menschen diese regulär bezahlte Anstellung am Earlswood Asyl an. Dort wurde ihm auch eine Wohnung zur Verfügung gestellt. Bei seiner Tätigkeit wurde er uneingeschränkt von seiner Frau, die er 1860 geheiratet hatte, unterstützt. Down und seine Frau kamen beide aus tief religiösen Elternhäusern. Schon bald nach Beginn seiner Arbeit begann er mit umfassenden Reformen des gesamten Heimlebens, die zeigten, wie schnell er die Belange der behinderten Menschen zum Mittelpunkt seines ärztlichen Interesses machte. Nach kurzer Zeit begann er mit der Förderung von deren körperlichen, wie auch intellektuellen Fähigkeiten. Er begann auch individuelle Trainingsprogramme zu entwickeln, die Übungen zur Fingerkoordination, Lippen- und Zungenbeweglichkeit enthielten. Seine in Earlywood entwickelten Konzepte für die Behandlung geistig behinderter Patienten präsentierte er 1867 auf einem sozialwissenschaftlichen Kongress. Der Vortrag wurde 1876 unter dem Titel „On the education and training of the feeble in mind" gedruckt. Diese Position in Earlywood hatte er für die nächsten 10 Jahre inne. Gleichzeitig hatte er auch eine Privatpraxis und arbeitete zusätzlich als Assistenzarzt im London Hospital. Seine Arbeit in Earlswood Down brachte ihm Anerkennung und zusätzliche Patienten für seine Privatpraxis. In Earlswood entwickelte er auch sein „ethnisches Klassifizierungssystem". Downs parallele Tätigkeiten in seiner Praxis und am London Hospital und seine Abwesenheiten sorgten für Spannungen mit dem „Earlswood Asylum".

Im Jahr 1869 gründete er in Teddington eine Einrichtung für geistig behinderte Angehörige reicher Familien. Er nannte die Einrichtung „Normansfield", nach seinem Freund Norman Wilkinson. Normansfield war wie ein modernes, ganzheitliches Therapiezentrum konzipiert. Down betonte immer wieder, dass sich die Ärzte nicht nur um beschädigte Körper, sondern auch um empfindliche Seelen kümmern müssen. Das Normansfield-Institut startete mit 19 Bewohnern und wuchs bis 1891 auf 150 Bewohner an. Aus seinen Aufzeichnungen ist ersichtlich, dass insgesamt 22 Bewohner des „mongolischen Typs der Idiotie" darunter waren. Mit dieser Institution war er bis zu seinem Tod im Jahr 1896 eng verbunden. Danach wurde sie von seinen Söhnen, Reginald und Percival, und danach von einem Enkel weitergeführt. Ein Enkel Downs, der neun Jahre nach dessen Tod geboren wurde, hatte selbst das Down-Syndrom. Auf diese Weise war Normansfield eng mit der Familie Down verbunden, bis es 1952 im National Health Service aufging.

Im Jahr 1868 wurde Down zum Mitglied des Royal College of Physicians of London berufen. Ab 1884 fungierte er als „Friedensrichter" der Counties of London and Middlesex. Im Jahr 1890 erkrankte er an einer schweren Grippe, von der er sich nur langsam erholte.

Down war ein hochgewachsener, ansehnlicher Mann, der im Umgang als sehr angenehm geschildert wurde. Er hatte liberale und fortschrittliche Ansichten. Er war ein Streiter für eine höhere Schulbildung für Mädchen und kämpfte gegen die damals verbreitete Ansicht, dass eine höhere Schulbildung die Ursache einer geistigen Retardierung von deren Kindern sei.

Er starb 1896 in Normansfield im Alter von 68 Jahren.

5.3   Das medizinische und kulturelle Umfeld von 1866

1865

- Der bayerische Hygieniker Max von Pettenkofer (1818–1901) wird auf den Lehrstuhl für Hygiene an der Universität München berufen.
- Der amerikanische Präsident Abraham Lincoln (1809–1865) wird ermordet.
- Lewis Carroll (1832–1892) schreibt das Kinderbuch „Alice im Wunderland".
- August Kekulé (1829–1896) erkennt die Ringform des Benzolmoleküls.
- Gregor Mendel (1822–1884) stellt seine Ergebnisse der „Versuche über Pflanzenhybride" vor.
- Der französische Physiologe Claude Bernard (1813–1878) publiziert sein für die naturwissenschaftlich-medizinische Forschung grundlegendes Werk „Introduction à la médecine experimentale".

1866

- Der Jenaer Zoologe und Philosoph Ernst Haeckel (1834–1919) spricht vom „Haushalt der Natur" und prägt den Begriff „Oecologie".
- Fedor Dostojewskij (1821–1881) publiziert den Roman „Verbrechen und Strafe".
- Das Nordatlantik-Kabel wird in Betrieb genommen.

1867

- Der britische Chirurg Joseph Lister bekämpft die Wundinfektion mit dem Versprühen von Karbolsäure und begründet damit die „Antisepsis".
- Karl Marx publiziert „Das Kapital" (Buch 1).

5.4 Die weitere Entwicklung zum Krankheitsverständnis

1924

- Der spätere englische Psychiater Thomas Brushfield (1858–1937) beschreibt als Student in Cambridge erstmals in seiner Dissertation die kleinen weißlichen Flecke in der Irisperipherie von Patienten mit Down-Syndrom. Sie kommen durch eine Anhäufung von Stromafasern zustande.

1932

- Waardenburg machte die Beobachtung, dass das Down-Syndrom durch eine Chromosomenstörung bedingt ist [2].

1959

- Lejeune et al. stellen beim Down-Syndrom die Trisomie von Chromosom 21 fest [3].

1961

- Die WHO empfiehlt, den Begriff „Mongolismus" nicht mehr zu verwenden, sondern das Krankheitsbild als Morbus Down oder Trisomie 21 zu bezeichnen.

2019

- Ein vorgeburtlicher Gentest auf das Vorliegen einer Trisomie 21, 18 und 13 wird allgemein verfügbar. Die ethischen Auswirkungen werden stark diskutiert.

5.5   Der moderne Blick auf die Erkrankung [4]

Die Trisomie 21 ist die häufigste Chromosomenstörung bei Neugeborenen und zugleich die häufigste Ursache einer geistigen Retardierung. Das Risiko für die Geburt eines Kindes mit Trisomie 21 steigt mit dem Alter der Mutter. Während die Wahrscheinlichkeit bis zum 30. Lebensjahr noch unter 1:1000 liegt, steigt sie im Alter von 35 Jahren auf 1:350, liegt im Alter von 40 Jahren bei 1:85 und mit 46 Jahren bei 1:30. Pränatal versterben 75 % aller Zygoten mit Trisomie 21. Die durchschnittliche Lebenserwartung der Patienten liegt bei ca. 60 Jahren; 5–10 % der Kinder mit Down-Syndrom versterben im 1. Lebensjahr. Bei einer durch Translokation entstandenen Trisomie 21 besteht ein erhöhtes Wiederholungsrisiko [4].

Pränataldiagnostik
- Ersttrimester-Screening: PAPP-A (Pregnancy-associated plasma protein A) und β-hCG (β-Untereinheit des humanen Choriongonadotropins). Eine niedrige PAPP-A-Konzentration und ein erhöhter β-hCG-Wert zeigen ein erhöhtes Risiko für Down-Syndrom beim Fetus.
- Zweittrimester-Screening: β-hCG, AFP (α-Fetoprotein), unkonjugiertes Estriol (uE3) und Inhibin A. Das Risiko für Down-Syndrom ist erhöht bei niedrigen Konzentrationen von AFP und uE3 und erhöhten Konzentrationen von ß-hCG und Inhibin A.
- Ultraschalluntersuchung: verbreiterte Nackenfalte, Hydrops fetalis, Herzfehler.

Klinische Merkmale
- 45 % der Patienten haben einen Herzfehler. Ca. 40 % AV-Kanal (atrioventrikulärer Septumdefekt).
- Gastrointestinale Fehlbildungen (ca. 12 %): Duodenalatresie, Pancreas anulare, Morbus Hirschsprung.
- Augen: Myopie, Nystagmus, Brushfield-Flecken.
- Hämatologie: Gegenüber der Normalbevölkerung ∼20-fach erhöhtes Leukämierisiko. Das Risiko einer Megakaryoblastenleukämie ist 400-fach erhöht.

Literatur

1. Down JLH (1866) Observations on an ethnic classification of idiots. Clin Lect Rep Lond Hosp 3:259–262
2. Allen G (1932) Aetiology of Down's syndrome inferred by Waardenburg in 1932. Nature 250:436–437
3. Lejeune J, Gautier M, Turpin R (1959) Les chromosomes humains en culture de tissus. Compt Red de l'Acad des Sci 248:602–603
4. Schuffenhauer S, Neitzel H (2014) Chromosomenaberrationen und Krankheitsbilder. In: Hoffmann GF, Lentze MJ, Spranger J, Zepp F (Hrsg) Pädiatrie, Bd 1, 4. Aufl. Springer, Berlin, S 310

6

Anorexia nervosa, 1873

Inhaltsverzeichnis

Fastenregeln waren im Mittelalter ein Zeichen religiöser Spiritualität und wurden als heilige Handlungen („Anorexia mirabilis") angesehen [1]. Medizinische Aspekte kamen erst langsam gegen Ende des 18. Jahrhunderts auf. Als eine der ersten medizinischen Beschreibungen gilt der Bericht des englischen Arztes Richard Morton (1637–1698), den er in seinem 1694 in englischer Sprache erschienenen Buch „Phthisiologia: Or, a Treatise of Consumptions" niederlegte. Ein Fall handelt von einem 18-jährigen Mädchen, das ohne Anzeichen für eine andere Erkrankung in extremer Weise fastete. Morton, der die Diagnose „Nervous Atrophy, or Consumption" stellte, beschrieb sie als „Skeleton only clad in skin" (Haut und Knochen) und „continual poring upon books" („dauernd über Büchern brütete"). Sie verweigerte jegliche Behandlung und starb drei Monate später.

_____

(Die Rechtschreibung der Erstbeschreibung wurde aus dem Originaltext übernommen).

© Springer-Verlag GmbH Deutschland, ein Teil von Springer Nature 2020
H. Böhles, *Historische Fälle aus der Medizin*,
https://doi.org/10.1007/978-3-662-59833-7_6

Aber erst in der zweiten Hälfte des 19. Jahrhunderts wurde die Nahrungs-verweigerung als ein rein medizinisches Problem beschrieben. Fast zeitgleich publizierten Lasègue in Frankreich und Gull in England ihre Berichte. C. Lasègue [2] prägte dabei den Begriff „Anorexia hysterica" und W.W. Gull [3] unseren modernen Begriff „Anorexia nervosa".

6.1   Erstbeschreibung durch William W. Gull 1873 in London [3]

>> *„Anorexia nervosa"*

„To illustrate the disease I may give the details of two cases, as fair examples of the whole.

Miss A., aet. 17, under the care of Mr. Kelson Wright, of the Clapham Road, was brought to me on Jan. 17, 1866. Her emaciation was very great. It was stated that she had lost 33 lbs. in weight. She was then 5 st. 12 lbs. Height, 5 ft. 5 in. Amenorrhoea for nearly a year. No cough. Respirations throughout chest everywhere normal. Heart-sounds normal. Resps. 12; pulse 56. No vomiting nor diarrhoea. Slight constipation. Complete anorexia for animal food, and almost complete anorexia for everything else. Abdomen shrunk and flat, collapsed. No abnormal pulsations of aorta. Tongue clean. Urine normal. Slight deposit of phosphates on boiling. The condition was one of simple starvation. There was but slight variation in her condition, though observed at intervals of three or four months. The pulse was noted on these several occasions as 56 and 60. Resps. 12 to 15. The urine was always normal, but varied in sp. gr., and was sometimes as low as 1005. The case was regarded as one of simple anorexia.

Various remedies were prescribed – the preparations of cinchona, the bichloride of mercury, syrup of the iodide of iron, syrup of the phosphate of iron, citrate of quinine and iron, &c. – but no perceptible effect followed their administration. The diet also was varied, but without any effect upon the appetite. Occasionally for a day or two the appetite was voracious, but this was very rare and exceptio-nal. The patient complained of no pain, but was restless and active. This was in fact a striking expression of the nervous state, for it seemed hardly possible that a body so wasted could undergo the exercise which seemed agreeable. There was some preevishness of temper, and a feeling of jealousy. No account could be given of the exciting cause.

Miss A. remained under my observation from Jan. 1866 to March 1868, when she had much improved, and gained in weight from 82 to 128 lbs. The improvement from this time continued, and I saw no more of her medically.

Miss A., No. 2, from photograph taken in 1870, shows her condition at that time. It will be noticeable that as she recovered she had a much younger look, corresponding indeed to her age, 21; whilst the photographs, taken when she was 17, give her the appearance of being near 30. [...]

Miss B., aet. 18, was brought to me Oct. 8, 1868, as a case of latent tubercle. Her friends had been advised accordingly to take her for the coming winter to the South of Europe.

The extremely emaciated look, much greater indeed than occurs for the most part in tubercular cases where patients are still going about, impressed me at once with the probability that I should find no visceral disease. Pulse 50, Resp. 16. Physical examination of the chest and abdomen discovered nothing abnormal. All the viscera were apparently healthy. Notwithstanding the great emaciation and apparent weakness, there was a peculiar restlessness, difficult, I was informed, to control. The mother added, ‚She is never tired.' Amenorrhoea since Chrismas 1866. The clinical details of this case were in fact almost identical with the preceeding one, even to the number of the pulse and respirations.

I find the following memoranda frequently entered in my note-book: – ‚pulse 56, resp. 12; March 1870, pulse 50, resp. 12.' But little change occurred in the case until 1872, when the respirations became 18 to 20, pulse 60.

After that date the recovery was progressive, and at length complete. [...]

Although the two cases I have given have ended in recovery, my experience supplies one instance at least of a fatal termination to this malady. When the emaciation is at the extremest, oedema may supervene in the lower extremities – the patient may become sleepless – the pulse become quick, and death be approached by symptoms of feeble febrile reaction [...].

I have observed that in the extreme emaciation, when the pulse and respiration are slow, the temperature is slightly below the normal standard [...]."

6.2   Der Autor William Withey Gull (1816–1890)

William Gull wurde 1816 in Colchester, Essex, England, in bescheidenen Verhältnissen geboren. Sein Vater hatte einen Lastkahn, auf dem er auch geboren wurde. Sein Vater verstarb 1827 an der Cholera. Auf die weitere Erziehung der drei Söhne und drei Töchter hatte die sehr religiöse Mutter großen Einfluss. Der Rektor der lokalen Schule förderte William Gull, der um das 20. Lebensjahr immer mehr den Wunsch äußerte, Arzt zu werden.

Über den Rektor kam Gull in Kontakt mit dem Schatzmeister des „Guy's Hospital". Ab September 1837 bekam er im Guy's Hospital zwei Zimmer und ein Stipendium über 50 Pfund pro Jahr. Ab 1838 ist er in der neu gegründeten University of London für Medizin immatrikuliert. Im Jahr 1841 machte er seinen M.B. in Physiologie, vergleichender Anatomie, Medizin und Chirurgie.

Im Jahr 1842 wurde Gull selbst zum Lehrer der Medizin am Guy's Hospital bestellt. Dafür erhielt er ein Jahresgehalt von 100 Pfund und ein kleines Häuschen. Im Jahr 1846 wurde er promoviert. Zwischen 1846 und 1856 unterrichtete er am Guy's Hospital Physiologie und vergleichende Anatomie. In dieser Zeit entwickelte sich eine enge Freundschaft mit Michael Faraday (1791–1867), der grundlegende Erkenntnisse zum Elektromagnetismus erarbeitete.

Neben seiner intensiven Lehrtätigkeit war Gull ein erfolgreicher Arzt. Besondere Bekanntheit erlangte er, nachdem er gemeinsam mit William Jenner (1815–1898) den britischen Thronfolger während einer lebensbedrohlichen Typhuserkrankung betreut hatte. William Jenner war der Arzt, der 1847 durch Fieberanalysen den Unterschied zwischen Typhus und Paratyphus darstellen konnte. Im Jahr 1850 publizierte er sein Buch „On the Identity or Non-Identity of Typhoid and Typhus Fever".

Nach der Genesung des Prince of Wales verlieh man Gull und Jenner zum Dank im Februar 1872 den Adelstitel „Baron", und außerdem wurde Gull zum Leibarzt des Königshauses ernannt.

Im Jahr 1873 veröffentlichte Gull drei Fälle mit der Essstörung „Anorexia nervosa".

Im Jahr 1887 erlitt Gull während eines Urlaubs in Schottland einen ersten Schlaganfall, der bis zu seinem Tod im Januar 1890 noch von weiteren gefolgt war.

Außer seiner Arbeit mit den Anorexiepatientinnen, beschrieb Gull die Bedeutung der Columna posterior des Rückenmarks bei einer Paraplegie.

6.3   Das medizinische und kulturelle Umfeld des Publikationszeitraums um 1873

1871

- Der Gynäkologe Bernhard Sigmund Schultze (1827–1919) aus Jena veröffentlicht seine Schrift „Der Scheintod Neugeborener". Er zeichnet sich durch seine Methoden der Wiederbelebung von Neugeborenen aus und ist damit ein Wegbereiter der Neonatologie.

1872
- Die erste für das ganze Deutsche Reich gültige Ärztliche Approbationsordnung wird verkündet.
- Der französische Neurologe Jean Martin Charcot (1825–1893) sucht nach den Ursachen der Hysterie. Berühmt wird Charcot durch die öffentlichen Demonstrationen großer hysterischer Anfälle unter Hypnose.
- Wilhelm Busch (1832–1908) schreibt und zeichnet seine Geschichten „Die fromme Helene" und „Hans Huckebein der Unglücksrabe".
- Der Professor für Chirurgie in Kiel, Bernhard von Langenbeck (1810–1887), begründet die Deutsche Gesellschaft für Chirurgie.

1873
- Der Norweger Armauer Hansen (1841–1912) entdeckt das *Mycobacterium leprae,* den Erreger der Lepra. Die Lepra, der „Aussatz", ist eine jahrtausendealte „Plage", die als „Strafe Gottes" angesehen wurde.
- Lew Tolstoi (1828–1910) schreibt seinen Roman „Anna Karenina", und Jules Verne (1828–1905) veröffentlicht seine utopische Erzählung „Die Reise um die Welt in 80 Tagen".
- Der Chemiker Justus von Liebig (1803–1873) verstirbt.

6.4 Die weitere Entwicklung zum Krankheitsverständnis

1914
- Es kommen die ersten Hypothesen einer hormonellen Ätiologie der Anorexia nervosa auf [4].

1952
- Die Anorexia nervosa wird als erste Essstörung in das „Diagnostic and Statistical Manual of Mental Disorders" (DSM-1) aufgenommen [5].

1973
- Die deutsch-amerikanische Psychoanalytikern Hilde Bruch (1904–1984) beschreibt in ihrem Buch [6], dass Anorexiepatienten eine veränderte Körperwahrnehmung haben und sich auch bei extremer Magerkeit für zu dick halten.

2003

- V. Tolle et al. weisen nach, dass Patienten mit Anorexia nervosa doppelt so hohe Konzentrationen des orektischen Hormons Ghrelin haben als altersentsprechende konstitutionell schlanke Personen [7]. Daraus ist zu schließen, dass die Namensgebung „Anorexia nervosa" zumindest keine naturwissenschaftliche Grundlage hat.

6.5   Der moderne Blick auf die Erkrankung [8]

Die Anorexia nervosa ist eine Essstörung mit einem bewusst herbeigeführten Gewichtsverlust mit Beginn meistens in der Adoleszenz. Patienten entwickeln ein extremes Bewusstsein für die Kalorienaufnahme mit der Nahrung. Sie setzen einen gesteigerten Bewegungsdrang bewusst zur Unterstützung des Kalorienverbrauches ein. Der BMI liegt unter der 10. Altersperzentile ($<17\ kg/m^2$). Es besteht eine auffällige Störung des Körperschemas mit einer trotz des zunehmenden Gewichtsverlusts anhaltenden, intensiven Angst, zu dick zu sein. Durch eine Störung der endokrinen Achse Hypothalamus-Hypophyse-Gonaden kommt es zu hormonellen Störungen mit einer sekundären Amenorrhö bei Mädchen und zu Libido- und Potenzverlust bei Jungen. Das Verhältnis erkrankter Mädchen zu Jungen beträgt ca. 10:1, wobei die Erkrankung bei Jungen im Allgemeinen schwerer verläuft und durchaus zum Tod führen kann. Beispiel für einen derartig tragischen Verlauf ist die Anorexia nervosa von Bahne Rabe (95 kg, 203 cm), dem Schlagmann des Deutschlandachters, der 1988 bei den Olympischen Spielen in Seoul die Goldmedaille gewann und sich 13 Jahre später mit extremer Konsequenz zu Tode hungerte. Nach Aussage eines Mannschaftskollegen war er der Einzige, der bei der Siegerehrung nicht lachte.

Der Häufigkeitsgipfel der Erkrankung liegt bei 14 bis 16 Jahren. Durchschnittlich beträgt die Gewichtsabnahme ca. 45 % des Ausgangsgewichtes. Die Patienten haben keine Einsicht hinsichtlich des Schweregrades der Erkrankung. Es ist interessant, dass sie gerne kochen, insbesondere backen, aber nichts davon essen, sondern andere damit „füttern".

Die Erkrankung ist für eine Therapie schwer zugänglich. Es kann jedoch festgestellt werden, dass eine Psychotherapie umso erfolgreicher ist, je höher das Gewicht bei Behandlungsbeginn ist.

Literatur

1. Bell RM (1985) Holy Anorexia. University of Chicago Press, Chicago
2. Lasègue C (1873) De l'anorexie hystérique. Arch Gén Méd 1:385–403
3. Gull WW (1874) Anorexia nervosa. Trans Clin Soc Lond 7:22–28
4. Simmonds M (1914) Ueber Hypophysisschwund mit tödlichem Ausgang. Deut Med Wochenschr 40:322–323
5. American Psychiatric Association (1952) Diagnostic and statistical manual of mental disorders. American Psychiatric Association, Washington, DC
6. Bruch H (1973) Eating disorders: obesity, anorexia nervosa, and the person within. Basic Books, New York
7. Tolle V, Kadem M, Bluet-Pajot M-T et al (2003) Balance in ghrelin and leptin plasma levels in anorexia nervosa patients and constitutionally thin women. J Clin Endo Metab 88:109–116
8. Herpertz S, Munsch S (2012) Anorexia nervosa, Bulimia nervosa und Binge-Eating-Störung. In: Reinehr T, Kersting M, van Teeffelen-Heithoff A, Widhalm K (Hrsg) Pädiatrische Ernährungsmedizin. Block I, München, S 313–326

7

Die Erb'sche Plexusparese, 1874

Inhaltsverzeichnis

Bei der Geburt eines Kindes wird normalerweise das Köpfchen zuerst geboren. Die Probleme aus abnormen Geburtslagen wie vor allem der Steißlage werden heutzutage gerne durch einen Kaiserschnitt umgangen. In früheren Zeiten dagegen versuchte man vor der Geburt noch eine sog. äußere oder innere Wendung durchzuführen. Bei der inneren Wendung war es teilweise nicht zu vermeiden, dass auf einen Arm Zug ausgeübt werden musste oder dass bei der Lösung der Schulter inadäquate Kräfte auf axilläre Nervenstränge einwirkten und dadurch Läsionen verursachten.

(Die Rechtschreibung der Erstbeschreibung wurde aus dem Originaltext übernommen).

© Springer-Verlag GmbH Deutschland, ein Teil von Springer Nature 2020
H. Böhles, *Historische Fälle aus der Medizin,*
https://doi.org/10.1007/978-3-662-59833-7_7

7.1   Erstbeschreibung durch Wilhelm A. Erb 1874 in Heidelberg [1]

» *„Ueber eine eigenthümliche Localisation von Lähmungen im Plexus brachialis"*

Die Publikation erfolgte nach einem Vortrag am 10. November 1874.

„Gelegentlich der Durchsicht meiner sich auf periphere Lähmungen beziehenden Krankheitsgeschichten habe ich eine Anzahl von Fällen von Lähmung der oberen Extremität gefunden, welche sich durch eine auffallende Uebereinstimmung und Gruppirung der von der Lähmung befallenen Muskeln auszeichneten, und zwar waren dies Lähmungen, welche nicht ausschließlich in einem der Hauptäste des Plexus brachialis localisirt waren, sondern in welchen gleichzeitig einzelne von den verschiedenen Aesten des Plexus (mit Ausnahme des N. ulnaris) innervierte und immer dieselben Muskeln gelähmt waren.

Nun sind die Lähmungen der einzelnen Aeste des Plex. brachialis (des N. axillaris, medianus, radialis etc.) hinreichend bekannt und ihre Symptomatologie erscheint in ausreichender Weise erforscht. [...]"

Erb beschreibt 4 Patienten im Alter von 52, 38, 17 und 52 Jahren.

„Fall 1. Konrad Sauer, 52 Jahre alt, Seiler. Seit 5 Wochen nach dem Tragen einer schweren Last auf dem Kopf, erkrankt. Das Leiden begann mit Schmerz und Steifigkeit in der linken Hälfte des Nackens und der linken Schulter, ferner im linken Arm bis herab zu den Fingern; zugleich Eingeschlafensein des Daumens und Zeigefingers, und eine solche Schwäche im Arm, dass Patient ihn nicht mehr heben konnte. – Die Untersuchung ergab: Vollständige Lähmung des linken Deltoideus, Biceps, Brachialis internus und Supinator longus. Auch der Supinator brevis scheint sehr geschwächt. – Alle übrigen Schultermuskeln, der Triceps, sämmtliche Vorderarm- und kleine Handmuskeln normal.

Am Daumen und Zeigefinger Gefühl von Pelzigsein; die Tastempfindung daselbst etwas vermindert. – Die el. Untersuchung ergab unvollständig ausgebildete Entartungsreaction. Die Muskeln, bei Druck etwas empfindlich, atrophirten im Laufe der Krankheit. – Patient wurde galvanisch, behandelt und konnte nach 7 Wochen geheilt entlassen werden.

Es handelte sich in diesem Falle offenbar um eine traumatische Neuritis eines Theils des Plexus brachialis.

Fall 2. Hoh. Ad. Rittinger, 38 Jahre alt, Bäcker. Fiel vor 10 Tagen eine Treppe hinunter auf die ausgestreckte linke Hand und gleichzeitig mit der linken Schulter an die Wand. Sofort bestand Schwäche des Arms, Schmerz am Daumen, Pelzigsein in der Schultergegend und der oberen Hälfte des Oberarms.

Die Untersuchung ergab: völlige Lähmung des linken Deltoideus, Biceps und Brachialis internus (über den Supinator longus ist nichts notirt). Alle übrigen Schulter-, Oberarm- und Vorderarmmuskeln normal. Sensibilität nirgends nachweisbar gestört. – Ausgesprochene Entartungsreaktion in den gelähmten Muskeln. – Dem entsprechend der Verlauf sehr schwierig, so dass erst nach halbjähriger Behandlung eine befriedigende Besserung eingetreten war. – Es handelte sich hier um eine traumatische Läsion eines Theils des Plexus brachialis.

Fall 3. G. M. Kinzinger, 17 Jahre alt, Nagelschmied. Die Krankheit begann vor 2 Monaten mit Pelzigsein am linken Daumen und Zeigefinger. Im Laufe von 14 Tagen entwickelte sich dann allmälig die Lähmung bis zu dem jetzt noch bestehenden Grade. Ursache unbekannt. Die Untersuchung ergibt: Völlige Lähmung des Deltoideus, Biceps, Brachialis internus und Supinator longus; ferner aber auch des Supinator brevis und des Medianusgebietes an Vorderarm und Hand. Die übrigen Muskeln an Schulter, Oberarm und Vorderarm ganz normal. – Gefühl von Pelzigsein im Verbreitungsbezirk des Medianus an der Hand und den Fingern; objectiv ist daselbst keine Sensibilitätsverminderung zu constatiren. – Unvollständige Entartungsreaction; mässige Atrophie der Muskeln.

Im Laufe von 4 Monaten trat unter galvanischer Behandlung Heilung ein. – Es handelt sich wohl in diesem Falle ebenfalls um eine Neuritis gewisser Theile des Plexus brachialis. [...]

Eine weitere Kategorie von ähnlichen Fällen bilden gewisse Formen der bei Neugeborenen nicht gerade seltenen Entbindungslähmungen, wie sie Duchenne zuerst in vortrefflicher Weise beschrieben hat. Duchenne findet, dass in solchen Fällen, welche in Folge von schweren Entbindungen bei schwieriger Entwicklung des Arms, oder bei langen Tractionen mittels des in die Achselhöhle des Kindes eingesetzten Zeigefingers entstehen sollen, der Deltoideus, Biceps und Brachialis internus und ausserdem der Infraspinatus gelähmt seien. Häufig treten darnach secundäre Contracturen ein und die bei diesen Lähmungen zu beobachtende Haltung des Arms ist in hohem Maasse charakteristisch.

Ich habe selbst einen ähnlichen Fall beobachtet bei einem Kinde, welches 2 Monate vorher durch eine schwierige Entbindung (Wendung mit nachfolgender Extraction) zur Welt gefördert war. Ich fand den Arm ziemlich unbeweglich, schlaff und gestreckt zur Seite des Rumpfs herabhängend, stark nach innen rotirt, Handgelenk und Finger gebeugt und nur in geringem Grade beweglich. Die genauere Beobachtung, die natürlich bei so kleinen Kindern ihre erheblichen Schwierigkeiten hat, lehrte, dass der Deltoideus, der Biceps und Brachialis internus (und wahrscheinlich auch der Supinator longus) völlig gelähmt waren; dass ferner wahrscheinlich auch der Infraspinatus gelähmt war, dass eine hochgradige

Schwäche im ganzen Radialisgebiet bestand und dass sich endlich eine secundäre Contraction im Pectoralis major entwickelt hatte.

Es ist klar, dass dieser Fall eine grosse Aehnlichkeit mit den oben mitgetheilten Fällen hat. In welcher Weise und an welcher Stelle die Läsion dabei zu Stande kommt, läßt sich schwer bestimmt sagen. Doch scheint es mir unwahrscheinlich, dass das Einsetzen des Fingers in die Achselhöhle zur Erzeugung dieser charakteristischen Gruppirung der Muskellähmung führen könne, weil dabei der N. suprascapularis, welcher den Infraspinatus belebt, nicht wohl von dem Trauma mitgetroffen werden kann. Es scheint mir vielmehr wahrscheinlich, dass die bei Wendung mit Extraction gewöhnlich nothwendige Ausführung des sog. Prager Handgriffs die häufigste Ursache dieser speziellen Form der ‚Entbindungslähmung"ist. Die gabelförmig den Hals umfassenden Finger können hier bei einigermassen energischer Action des Geburtshelfers leicht die Wurzeln des Plexus brachialis und diesen selbst so comprimiren, dass eine mehr oder weniger hartnäckige Lähmung entsteht. Jedenfalls spricht die Mitbetheiligung des Infraspinatus an der Lähmung, dessen Nerv vom obersten Bündel des Plexus brachialis aus dem 5. und 6. Cervicalnerven entspringt, mit Entschiedenheit dafür, dass die lähmende Einwirkung oben am Halse dicht an den Scalenis (an der oben näher bezeichneten Stelle) stattgefunden habe. – Es dürfte deshalb die Lähmung des Infraspinatus ein weiteres wichtiges Kriterium für die Localisation der Plexuslähmungen werden und es empfiehlt sich, in künftigen, ähnlichen Fällen genauer darauf zu achten; leider ist das bei meinen oben mitgetheilten Fällen, die sämmtlich aus den Jahren 1866–1868 stammen, nicht geschehen. "

7.2 Der Autor Wilhelm Heinrich Erb (1840–1921)

Erb war in seiner Zeit der wohl einflussreichste Neurologe in Deutschland. Man kann in ihm den deutschen Gegenpol zu Jean Martin Charcot (1825–1893) in Frankreich und Sir William Gowers (1845–1915) in England sehen.

Erb wurde 1840 in Winnweiler, einem damals noch zu Bayern gehörigen Ort in der Pfalz, als Sohn eines Försters geboren. Bereits als Kind und Jugendlicher war er lernbegierig, und seine Zuverlässigkeit wurde von Freunden und Verwandten gelobt. Bereits mit 17 Jahren begann er das Medizinstudium in Heidelberg. Er setzte es in Erlangen und München fort, wo er das Studium 1861 abschloss. Seine ärztliche Tätigkeit begann er als Assistent bei Prof. Buhl am Pathologischen Institut der Universität München. Ein Jahr später, mit 22 Jahren, wurde er Assistent von Nicolaus Friedreich an der Medizinischen Universitätsklinik in Heidelberg. Friedreich war damals einer der führenden Vertreter der deutschen Inneren Medizin. Dort wurde er 1864 mit einer Arbeit über „Physiologische und therapeutische Wirkungen der Pikrin-Säure" promoviert. Die Pikrinsäure spielte damals in der medikamentösen Therapie, vor allem bei Trichinose und verschiedenen Wurmkrankheiten eine Rolle. Im Jahr 1865 habilitierte er sich an der Universität Heidelberg für Innere Medizin in Weiterführung seines Promotionsthemas; 1869 wurde Erb zum apl. Professor ernannt.

Die frühe Beschreibung der geburtstraumatischen Verletzung des oberen Plexus brachialis erfolgte zeitnahe 1872 durch Guillaume Duchenne (1806–1875) in Paris [2] und 1874 durch Wilhelm H. Erb [1]. Beide Wissenschaftler beschäftigten sich sehr intensiv mit der diagnostischen und therapeutischen Elektrostimulation bei Läsionen peripherer Nerven.

Im Jahr 1875 entdeckt Erb [3] zusammen mit dem Berliner Psychiater Carl Westphal (1833–1899) [4] das Prinzip der Sehnenreflexe, und in der Folge bürgert sich der Gebrauch des Reflexhammers als notwendigste neurologische Untersuchungsmethode ein.

Im Jahr 1880 wurde Erb als apl. Professor der Pathologie und Therapie und Direktor der Medizinischen Poliklinik nach Leipzig berufen. Leipzig war in jenen Tagen ein Zentrum der Neurowissenschaft mit herausragenden Professoren, deren Namen auch heute noch die Neurologie und die Innere Medizin prägen. Er pflegte dort persönlichen und fruchtbaren Verkehr mit den Pathologen Weigert und Cohnheim, der ihm wichtige und neue Erkenntnisse erbrachte. Erb wollte eine stationäre Neurologie aufbauen. Diesem Wunsch wurde aber von den sächsischen Behörden nicht entsprochen. Er nahm daher 1883, nach dem Tod Friedreichs, die Rückberufung nach Heidelberg als Nachfolger und Direktor der neu erbauten Medizinischen Klinik und ordentlicher Professor der Inneren Medizin an. Diese Position behielt er bis zu seiner Emeritierung 1907.

Die medizinische Entwicklung wurde sehr stark von Friedreich beeinflusst und geprägt. Durch ihn entstand sein Interesse an Erkrankungen des peripheren Nerven, des Rückenmarks und der Medulla oblongata. Erb konnte für die Neurologie begeistern, und viele hervorragende Neurologen des frühen 20. Jahrhunderts in Deutschland gehörten zu seinen Schülern.

Erb wird in seiner Erscheinung als immer sehr gepflegt geschildert. Er achtete auf extreme Pünktlichkeit und die Einhaltung der akademischen Hierarchien der Zeit. Im persönlichen Umfeld wurde er jedoch als sehr umgänglich und hilfsbereit geschildert [5]. Als Arzt und Hochschullehrer hatte Erb international einen hervorragenden Ruf, der seine Aufgaben als Universitätslehrer sehr ernst nahm. Im Vorlesungsvortrag wird Erb jedoch als nicht sehr mitreißend geschildert. Erb war jedoch eine gesellige Natur und hatte Freude an anregender Unterhaltung. Er war aber auch Choleriker, sodass sein Temperament nicht ganz selten mit ihm durchging.

Aber sein persönliches Leben verlief gegen Ende seines Lebens unglücklich. Seine erste Frau und zwei seiner Söhne verstarben vor ihm, und ein dritter Sohn fiel bereits am ersten Tag des Ersten Weltkrieges. Im Jahr 1921 verstarb Erb im Alter von 81 Jahren. Wenige Tage vor seinem Tod hatte er abends noch ein Beethovenkonzert besucht und sich am Heimweg erkältet. Er ging zu Bett und ist nicht mehr erwacht.

7.3 Das medizinische und kulturelle Umfeld der Publikation 1872–1874

1872
- Der französische Neurologe Jean Martin Charcot (1825–1893) veröffentlicht seine Vorlesungen über Nervenerkrankungen.
- Friedrich von Bodelschwingh (1831–1910) gründet in Bethel eine Anstalt für Epileptiker.
- Bernhard von Langenbeck (1810–1887) gründet die Deutsche Gesellschaft für Chirurgie.
- Bismarck (1815–1898) beginnt mit der Ausweisung der Jesuiten den „Kulturkampf" gegen die katholische Kirche.
- Wilhelm Busch (1832–1908) veröffentlicht seine Bildergeschichten.

1873
- Der norwegische Arzt Armauer Hansen (1841–1912) entdeckt den Lepra-Erreger.
- Jule Verne (1828–1905) veröffentlicht die Erzählung „Die Reise um die Erde in 80 Tagen".
- Der Chemiker Justus von Liebig (1803–1873) verstirbt

1874
- Die Zwangsimpfung gegen die Pocken wird im gesamten Deutschen Reich eingeführt, nachdem dies in einzelnen Ländern schon früher geschehen war (in Bayern 1807).
- Adolf Kußmaul (1822–1902) beschreibt die vertiefte Atmung bei der diabetischen Ketoazidose.
- Die Impressionisten stellen erstmals in Paris gemeinsam aus.

7.4 Die weitere Entwicklung zum Krankheitsverständnis

1859

- Die von Erb beschriebene Plexusparese ist ein vor allem in der Neonatologie bekanntes Krankheitsbild, das während der Geburt durch eine schwierige und traumatische Schulterlösung verursacht wird. Ein berühmtes Beispiel stellte der letzte deutsche Kaiser Wilhelm II. dar, dessen linker Arm betroffen war. Im Januar 1859 kam die 18-jährige Kronprinzessin Viktoria zur Geburt in die Entbindungsklinik der Charité in Berlin. Da es zu einem Geburtsstillstand gekommen war, wurde der Direktor der Anstalt Prof. Eduard A. Martin gerufen, der eine bisher übersehene Steißlage des Kindes feststellte. Für eine äußere Wendung des Kindes war es zu spät. Prof. Martin narkotisierte Victoria mit Chloroform, um das Kind entwickeln zu können. Im Jahr 1848 hatte Martin als Erster in Deutschland bei Gebärenden Chloroform eingesetzt. Als der Steiß in den Geburtskanal eingetreten war, waren die Beine komplett nach oben gestreckt, Martin bekam den linken Arm zu fassen, der sich nur unter großen Anstrengungen hinabführen ließ. Unter starkem Zug am linken Arm gelang ihm eine innere Wendung, und die Austreibungsphase des Körpers konnte erfolgreich ablaufen. Das Neugeborene zeigte jedoch kaum Lebenszeichen. Nur durch den beherzten Einsatz der Hebamme durch heftige Schläge mit einem nassen Handtuch, Reiben und kalte Wassergüsse konnte das Kind zum Schreien gebracht werden. Zunächst waren Mutter und Kind wohlauf. Erst einige Tage später bemerkte man, dass der linke Arm schlaff gelähmt war. Die Manipulationen hatten zu einer Schädigung des linken Plexus brachialis und damit zu einer Erb-Duchenne-Lähmung geführt. Im Erwachsenenalter war der linke Arm des Kaisers ca. 15 cm kürzer als der rechte, was noch gut an den Armlängen der in Schloss Doorn, dem Exil von Wilhelm II., ausgestellten Uniformen des Kaisers nachvollzogen werden kann.

1872

- Beschreibung der oberen Plexusparese durch Duchenne [2].

1874

- Beschreibung der oberen Plexusparese durch Erb [1]. Der verletzte Arm ist innenrotiert, proniert und gestreckt. Die Finger sind gebeugt. Moro- und Bizepsreflex fehlen.

1885

- Ergänzende Beschreibung der unteren Plexuslähmung (C7, C8-Th1) durch Klumpke. Die französische, amerikastämmige Neurologin Augusta Déjerine-Klumpke (1859–1927) ist die Ehefrau des französischen Neurologen Déjerine. Die untere Plexusparese führt zum Ausfall der kleinen Handmuskeln und der langen Fingerbeuger sowie Sensibilitätsstörungen auf der Kleinfingerseite der Hand und des Unterarms. Eine gleichzeitig bestehende Horner-Trias weist auf die Beteiligung von Th1 hin.

7.5 Der moderne Blick auf die Erkrankung [7]

Mit einer geburtstraumatisch bedingten Armplexusparese muss bei ~1 pro 1000 Geburten gerechnet werden. In bis zu ~90 % der Fälle liegt eine nur leichte Dehnungsverletzung vor, die sich schon in einigen Wochen zurückbilden kann [6]. Schwere Abrissverletzungen erholen sich, wenn überhaupt, nur sehr zögerlich. Sind die Axone durchtrennt, kommt es distal der Verletzung zur Waller-Degeneration des peripheren Nerven mit Verlust der Axone. Man unterscheidet nach Sedon [7]:

- eine Unterbrechung der Axone bei erhaltenem Hüllgewebe (Axonotmesis) mit insgesamt günstigerer Prognose,
- Abrissverletzung aus dem Rückenmark (Neurotmesis).

Bei der Wiedereinsprossung (Reinnervation) kann mit einer durchschnittlichen Geschwindigkeit von 1 mm/Tag gerechnet werden. Betroffene sollten möglichst im 3. Lebensmonat vorgestellt werden, um sowohl klinisch als auch elektrophysiologisch untersucht zu werden. Bis spätestens zum 9. Lebensmonat wird entschieden, ob eine Operation des Plexus brachialis durchgeführt werden sollte. Hinsichtlich der Entscheidung zur Operation wurden von Gilbert und Tassin Leitlinien aufgestellt [8]. Als Kriterium für eine Operation gilt eine fehlende Ellenbogenbeugung im Alter von 6 Monaten bzw. die Unfähigkeit, die Hand im Alter von spätestens 9 Monaten zum Mund zu führen (Cookie-Test). Zur Beurteilung der Prognose ist die Ableitung des motorischen Summenpotenzials geeignet [9].

Literatur

1. Erb W (1874–1877) Ueber eine eigenthümliche Localisation von Lähmungen im Plexus brachialis. Verhandlungen des Naturhistorisch-Medicinischen Vereins Heidelberg 1:130–137
2. Duchenne GB (1872) De l'électrisation localisée, et de son application à la pathologie et à la therapeutique, 3. Aufl. J.B. Baillière & Fils, Paris, S 353–367
3. Erb W (1875) Über Sehnenreflexe bei Gesunden und Rückenmarkskranken. Arch Psych Nervenkrankh 5:792–802
4. Westphal CE (1875) Über einige durch mechanische Einwirkung auf Sehnen und Muskeln hervogebrachte Bewegungserscheinungen. Arch Psych Nervenkrankh 5:803–834
5. Bodensteiner J (1990) Wilhelm Heinrich Erb. In: Ashwal S (Hrsg) The founders of child neurology. Norman, San Francisco, S 237
6. Giunta RE, Enders A, Lukas B, Marton MA, Müller-Felber W (2010) Geburtstraumatische Armplexusparesen. Monatsschr Kinderheilkd 158:262–272. https://doi.org/10.1007/s00112-009-2130-7
7. Seddon H (1975) Surgical disorders of the peripheral nerves. Churchill Livingstone, Edinburgh
8. Gilbert A, Tassin JL (1984) Réparation chirugicale de plexus brachial dans la paralyse obstétricale. Chirurgie 110:70–75
9. Heise CO, Lorenzetti L, Marchese AJ, Gherpelli JL (2004) Motor conduction studies for prognostic assessment of obstetrical plexopathy. Muscle Nerve 30:451–455

8

Purpura Henoch, 1874

Inhaltsverzeichnis

Einer der ersten an einer naturwissenschaftlichen Medizin orientierten Internisten des frühen 19. Jahrhunderts war Lukas Schönlein (1793–1864). Er hatte 1829 eine kutane Purpura beobachtet und nachfolgend 1837 in seinem Lehrbuch beschrieben (s. unten). Die Beschreibung durch den Pädiater Henoch erfolgte 37 Jahre später und fügte der Beschreibung von Schönlein die Betonung abdomineller Beschwerden hinzu. Im klinischen Alltag sprechen wir heute von der Purpura Schönlein-Henoch.

(Die Rechtschreibung der Erstbeschreibung wurde aus dem Originaltext übernommen).

© Springer-Verlag GmbH Deutschland, ein Teil von Springer Nature 2020
H. Böhles, *Historische Fälle aus der Medizin*,
https://doi.org/10.1007/978-3-662-59833-7_8

8.1   Erstbeschreibung durch Eduard Heinrich Henoch 1874 in Berlin [1]

> » *„Ueber eine eigenthümliche Form der Purpura"*

Der Autor publiziert [1] einen am 18. November 1874 gehaltenen Vortrag und berichtet darin von vier Patienten:

„ *[…] Der Fall betraf einen 15 jährigen Knaben, welcher in Folge von Indigestion einen Gastroduodenalcatarrh mit leichtem Icterus bekommen hatte. Einige Tage darauf entwickelte sich zuerst Schmerzhaftigkeit in den Fingergelenken an beiden Händen ohne Anschwellung. Nach einigen Tagen trat auf dem Bauch und auf der Haut der Oberschenkel eine weit verbreitete Purpura auf, und sehr bald gesellten sich heftige Intestinalerscheinungen, intensive Koliken, Erbrechen und ganz schwarze Stuhlgänge hinzu. Besonders heftig traten die Schmerzen auf, raubten den Schlaf und waren mit grosser Empfindlichkeit des Unterleibes in der Gegend des Colon transversum verbunden, welche auch stark aufgetrieben war und bei der Percussion einen lauten tymp. Schall gab. Mässiges Fieber war vorhanden, welches 38,6 nie überschritt. Nach 5 Tagen schwand dieser Symptomencomplex, aber nach 3 tägigem Intervall erfolgte ein Recidiv, welches ganz ebenso verlief, wiederum ausgedehnte Purpura, grünes Erbrechen, heftige Koliken, Fieber und nach einer Woche Reconvalescenz. In derselben Weise wiederholten sich in den nächsten Wochen die Erscheinungen noch 3 Mal; die Stühle waren während derselben stets bluthaltig, entweder ganz schwarz, wie bei Melaena, oder orangefarbig mit mehr oder minder bedeutenden Blutklumpen vermischt. Im Ganzen fanden also 5 Anfälle statt, welche mit den Intervallen eine Zeit von 7 Wochen in Anspruch nahmen. Ueber die Therapie, die wir damals anwandten, bemerke ich nur, dass am besten Opiumpräparate wirkten, während Purgirmittel entschieden nachtheilig zu sein schienen; sie vermehrten die Schmerzen und brachten einen vermehrten Blutgehalt im Stuhl hervor. Der Knabe wurde übrigens völlig gesund und hat sich zu einem kräftigen jungen Manne entwickelt.*

Es vergingen nun ein paar Jahre, bis es mir gelang, wieder einen solchen Fall zu beobachten. Ich bin aber jetzt im Besitz von 4 solcher Fälle, den ersten miteingerechnet. Der zweite, der mir in der Praxis des Collegen Bergius vorkam, beobachtete ich im März 1869. Patient, ein 4 jähriger Knabe, zeigte 'dysenterische' Symptome, Schmerz im Leibe, Tenesmus und sparsame, häufig bluthaltige Stühle. Es zeigte sich aber gleichzeitig eine großfleckige Purpura an beiden Ellenbogen und an den Oberschenkeln. Nach 3 Tagen, nachdem

Ricinusöl und Calomel gegeben war, erfolgte Besserung, wobei indess neue Purpur-aflecken am Scrotum und Präputium sich entwickelten. Nach einigen Tagen trat wieder Diarrhoe mit Blutstreifen und heftige Kolik ein, dann folgte Verstopfung, und damit hörte alles auf, nur dass die Purpura noch Nachschübe bildete. Ob in diesem Falle auch Erscheinungen an den Gelenken stattfanden, kann ich nicht angeben. Dieser Fall dauerte im Ganzen 3 Wochen.

Der 3. Fall kam mir im Februar 1873 vor und betraf ein 12 jähriges, ganz gesundes Mädchen. Es wurde mir mitgetheilt, dass seit 8 Tagen zuerst Schmerzen in den Gliedern rheumatischer Art aufgetreten seien, bald auch Schmerzhaftig-keit und Anschwellung, besonders der Hand- und Fussgelenke, begleitet von einem leichten Fieber, während das Herz frei war. Wenige Tage darauf hatte sich über den Bauch und die unteren Extremitäten eine ausgedehnte Purpura entwickelt. Dabei bestanden fürchterliche Koliken, welche dem Kinde den Schlaf raubten und den Gebrauch von Chloralhydrat erforderten. Gleichzeitig erfolgten wieder-holtes Erbrechen und vielfache diarrhoische Ausleerungen, die stark blutige Bei-mischungen enthielten, aber kein reines Blut. Dieser Fall zeichnete sich wiederum dadurch aus, dass nach etwa 5–6 Tagen der ganze Complex der Erscheinungen schwand und dann wieder ein Recidiv derselben Erscheinungen erfolgte. So ging es 4 Wochen lang, innerhalb welcher 4 solcher Anfälle erfolgten, bis endlich voll-ständige Heilung eintrat. Die Therapie blieb eine indifferente. In der Reconvales-cenz trat noch ein störendes Ereigniss ein, indem durch eine Verwechslung in der Apotheke die verordnete Mischung von Chloralhydrat mit Morphium eine viel zu bedeutende Morphiumdosis enthielt, und in Folge davon eine 18 stündige Morphiumvergiftung mit Convulsionen und Sopor eintrat, welche indess die eben überstandene Krankheit nicht wieder hervorrief.

Der 4. Fall endlich kam mir im Sommer 1873 vor und betrifft die 11 jährige Tochter eines unserer geschätztesten Collegen, welche ich in Abwesenheit des Vaters mit Herrn Dr. Menzel behandelte. Dieses Mädchen war früher absolut gesund, nur bot sie stets die Eigenthümlichkeit, dass ihr Herz unregelmäßig agirte, ohne dass man etwas Abnormes an demselben wahrnehmen konnte. Im Sommer 1872 zeigten sich bei diesem Mädchen zuerst rheumatische Schmerzen in beiden Fuss-gelenken, später auch in der rechten Hüfte. Diese Erscheinungen schwanden bald wieder, und das Herz blieb vollkommen frei. Der erste Anfall unserer Krankheit erfolgte erst im Juli 1873, also etwa ein Jahr nach jenen Schmerzen. Als ich hinzu-kam, hatte die Krankheit bereits 5 Wochen gedauert; zuerst waren Schmerzen rheumatoider Art im Handgelenk, in den Fussgelenken, doch ohne Anschwellung aufgetreten, gleich darauf eine Purpura auf den Unterextremitäten, mässiges Fie-ber und sofort auch die Intestinalerscheinungen, Anorexie, Vomitus, Koliken, Stühle von normalen festen Massen, aber stark mit Blut vermischt; Urin normal. Es waren nun in diesen 5 Wochen schon 3 Anfälle erfolgt mit Intervallen von 8 bis 9 Tagen. Der letzte 3. Anfall war fieberlos, während im ersten etwas Fieber vor-handen gewesen sein soll. Wir liessen eine Eisblase aufs Abdomen legen, welche dem

Kinde sehr wohl that; die Erscheinungen liessen bald nach, die Purpura erblasste. Allein plötzlich traten wieder Schmerzen im linken Arm und rechten Ellenbogengelenk auf, und in der darauf folgenden Nacht (vom 23 – 24. Juli) bekam das Kind die fürchterlichsten Koliken, brach ein paar Mal grün und hatte 4 starke orange Ausleerungen, in welchen reichlich Blutcoagula enthalten waren. Der Puls erschien mir am folgenden Tage ganz regelmässig 104, die Temperatur normal, Zunge rein. Wir applicirten wieder die Eisblase, gaben in Eis gekühlte Milch und eine Emulsio amygdal. Am 25. erfolgte noch ein schwarzer dünner Stuhl; der Puls war wieder unregelmäßig geworden und zählte nur 60. Bis zum 30. volles Wohlbefinden, dann erschienen noch einige Nachschübe von Purpura und die Sache war damit abgemacht bis zum September, wo ein 5. Anfall, wie mir der Vater berichtete, noch im stärkeren Maasse auftrat. Seitdem ist, so viel ich weiss, kein neuer Anfall beobachtet worden."

8.2 Der Autor Eduard Heinrich Henoch (1820–1910)

Eduard Heinrich Henoch wurde in Berlin in einer jüdischen Familie geboren. Im Alter von 32 Jahren trat er jedoch zum Protestantismus über. Er studierte Medizin in Berlin und war Schüler des Internisten Johann Lukas Schönlein (1793–1864) und seines Onkels des neurologisch orientierten Internisten Moritz Heinrich Romberg (1795–1873). Romberg gilt als Gründer der „deutschen neurologischen Schule". Im Jahr 1843 wurde Henoch in innerer Medizin mit der Arbeit „De atrophi cerebri" promoviert. Danach arbeitete er in der Poliklinik seines Onkels Romberg wie auch als Armenarzt. Bereits in dieser Zeit publizierte er Arbeiten über Kinderheilkunde. Im Jahr 1849 beendete er seine Weiterbildung; 1850 habilitierte er sich für innere Medizin und wurde zum Privatdozenten und 1858 in Anerkennung seiner wissenschaftlichen Verdienste zum außerordentlichen Professor ernannt. Im Jahr 1860 verstarb kurz nach der Geburt einer Tochter seine Frau an Scharlach. Henoch stürzte sich in die Arbeit und eröffnete in seinen Privaträumen eine Kinderpoliklinik, die bis 1871 fortbestand. Im Jahr 1872 nahm er seine apl. Professur für Kinderheilkunde wieder auf und wurde 1883 Direktor der Klinik für Kinderkrankheiten der Charité, die er dann bis 1893 leitete; 1894 wurde dann in seiner Nachfolge Otto Heubner (1843–1926) als Ordinarius von Leipzig nach Berlin auf den ersten deutschen Lehrstuhl für Kinderheilkunde berufen. Im Ruhestand, nach 1893, verbrachte Henoch fünf Jahre in Meran bei der Familie seiner Tochter. Im Jahr 1899 siedelte er nach Dresden über, wo er 1910 auch verstarb.

8.3 Das medizinische und kulturelle Umfeld des Publikationszeitraumes 1870–1874

1871

- Der US-amerikanische Zahnarzt James Beall Morrison (1829–1917) lässt sich eine Tretbohrmaschine patentieren.
- Im Mai endet mit dem Frieden von Frankfurt der Deutsch-Französische Krieg 1870–1871.

1872

- Der französische Neurologe Jean Marie Charcot (1825–1893) veröffentlicht seine Vorlesungen über Nervenkrankheiten („Leçons sur les maladies du système nerveux faites à la Salpétrière").
- Der deutsche Anthropologe Hermann Welcker (1822–1897) berichtet über Verkrüppelungen der Füße der Chinesinnen, die durch enges Binden von früher Jugend an entstehen.

1874

- Adolf Kußmaul (1822–1902) beschreibt die vertiefte Atmung im diabetischen Koma („Kußmaul-Atmung").
- Im gesamten Deutschen Reich wird die Pflichtimpfung gegen Pocken eingeführt, die in Bayern jedoch bereits seit 1807 bestand.

8.4 Die weitere Entwicklung zum Krankheitsverständnis

- Wesentliche Beiträge zum Krankheitsverständnis wurden bereits im frühen 19. Jahrhundert erbracht. Die englischen Ärzte William Heberden (sen.) (1710–1801) und der Dermatologe Robert Willan (1757–1812) fertigten 1802 und 1808 frühe Berichte zur Purpura.
- 1837 war durch Lukas Schönlein (1793–1864) die Beschreibung der „Peliosis rheumatica", einer Sonderform der Purpura anaphylactoides erfolgt (s. unten), die wir heute als Purpura Schönlein-Henoch bezeichnen. In dieser Beschreibung sind die Purpura und die Gelenkbeschwerden enthalten. Bei der klinischen Untersuchung legen wir heute Wert auf die Tatsache, dass es sich um eine tastbare Purpura handelt, obwohl im Originaltext Schönleins die „Nichttastbarkeit" ausgesprochen wird (s. unten Kap. 2).

- 1874 publiziert Henoch die oben vorgestellte Arbeit (1). Durch sie wird vor allem auf die bei der Purpura auftretenden heftigen Bauchkoliken hingewiesen.
- 1892 behandelt William Osler in seinem berühmten Lehrbuch „The Principles and Practice of Medicine" die Purpura unter der Überschrift „Peliosis Rheumatica (Schönlein's Disease)".
- Auf der Chapel-Hill-Konferenz 2012 wird die Purpura Schönlein-Henoch in IgA-Vaskulitis umbenannt.

8.5   Der moderne Blick auf die Erkrankung [4]

Bei der von Schönlein und Henoch beschriebenen Erkrankung handelt es sich um eine leukozytoklastische Vaskulitis. In der Kapillarwand werden Immunkomplexe abgelagert und auch Komplement fixiert. Die Immunkomplexe enthalten überwiegend IgA. Die dabei freigesetzten Komplementspaltprodukte locken Granulozyten an. Die darin enthaltenen Kollagenasen und Elastasen führen zu einer Schädigung der Gefäßwand, die dadurch für Erythrozyten und Leukozyten durchlässig wird. Die Folge ist ein urtikarielles Exanthem mit Einblutungen. Als auslösende Ursache gelten Infektionen (z. B. Streptokokken), Antikörper und Medikamente.

Henoch beschrieb in seiner Publikation die außer den Hautblutungen und Arthritiden bestehende Purpura abdominalis; dabei kommt es im Bereich des Darmes zu Ödemen und Blutungen. welche die Ursache der schweren Bauchschmerzen bis hin zu einer Invagination sind [2].

Die Purpura tritt typischerweise symmetrisch an den Beinen und am Gesäß auf. Bei ca. 40 % der Patienten besteht eine Nierenbeteiligung (IgA- und C3-Komplement-Ablagerungen) mit einer Hämaturie und teilweise auch Proteinurie [3]. Die Beteiligung anderer Organsysteme wie des Gehirns und der Lungen ist bekannt, jedoch weniger häufig als Haut, Darm und Nieren [4].

Literatur

1. Henoch EH (1874) Über eine eigenthümliche Form von Purpura. Berl Klin Wochenschr 11:641–643
2. Saulsbury FT (1999) Henoch-Schönlein purpura in children. Report of 100 patients and review of the literature. Medicine 78:395–409

3. Rai A, Nast C, Adler S (1999) Henoch-Schönlein purpura nephritis. J Amer Soc Nephrol 10:2637–2644
4. Saulsbury FT (2001) Henoch-Schönlein purpura. Curr Opin Rheumatol 13:35–40

9

Myotonia congenita Thomsen, 1875/1876

Inhaltsverzeichnis

Ich erinnere mich an unseren Professor für Neurologie, der uns lehrte:
„Wenn Sie im Winter an einer Haltestelle stehen und Sie sehen in der Entfernung die Straßenbahn kommen und neben Ihnen beginnt ein Mann trippelnde Gehbewegungen zu machen, dann hat dieser eine Myotonia congenita Thomsen. Er ist nicht in der Lage, einfach einzusteigen, wenn sich die Türen der Straßenbahn öffnen, ohne sich vorher warmgelaufen zu haben."

Es handelt sich bei dieser Arbeit um die erste Beschreibung einer angeborenen Myotonie durch Dr. J. Thomsen (Myotonia congenita Thomsen) [1]. Thomsen beschrieb die bei 16 Mitgliedern der eigenen Familie aufgetretenen Fälle, von seiner Ur-Großmutter bis zu seinen eigenen Kindern (5 Generationen). Ausschlaggebend dafür, diese Publikation zu schreiben, war, wie Thomsen selbst angibt, dass bei der militärischen Musterung seines jüngsten Sohnes dieser für einen Simulanten gehalten worden war.

(Die Rechtschreibung der Erstbeschreibung wurde aus dem Originaltext übernommen).

© Springer-Verlag GmbH Deutschland, ein Teil von Springer Nature 2020
H. Böhles, *Historische Fälle aus der Medizin*,
https://doi.org/10.1007/978-3-662-59833-7_9

9.1   Erstbeschreibung durch J. Th. Thomsen 1875 in Kappeln an der Schlei [1]

>> *„Tonische Krämpfe in willkürlich beweglichen Muskeln in Folge von ererbter psychischer Disposition (Ataxia muscularis?)"*

„Nachfolgende Schilderung eines eigenthümlichen Muskelleidens dürfte, wie ich glaube, in mehrfacher Beziehung ein besonderes Interesse beanspruchen, theils wegen seiner grossen Seltenheit, theils wegen der Art seiner Vererbung, die ich durch fünf Generationen hindurch zu verfolgen im Stande bin, und dann auch wegen seiner rechtlichen Bedeutung, welche sich bereits in einigen Fällen geltend gemacht hat.

Was seine Seltenheit anbetrifft, so bemerke ich darüber, dass mir in einem Zeitraume von 36 Jahren, in dem ich die ärztliche und stets ziemlich umfangreiche Praxis geübt, wie auch in meiner amtlichen Thätigkeit, die mir namentlich früher, als ich in dänischen Diensten stand, ein reiches Beobachtungsmaterial dargeboten, niemals etwas derartiges vorgekommen ist. Da ich nun selber einer von Denen bin, die mit dieser traurigen Affection behaftet sind, und da mir die Thatsache der Vererbung schon frühzeitig klar war, habe ich viel über diesen Zustand nachgedacht, und in den mir zu Gebote stehenden Mitteln nachgeforscht, ohne irgendwo eine eingehende und völlig befriedigende Behandlung der Sache gefunden zu haben, wie sie es verdient. Die einzige einigermassen annähernd deutliche Erwähnung habe ich in dem von M.H. Romberg übersetzten Werke von Charles Bell, „Physiologische und pathologische Untersuchungen des Nervensystems" (Aus dem Englischen von M.H. Romberg. 2. Auflage, Berlin 1836. Seite 367) gefunden, die ich unten folgen lassen will.

Eben weil ich selber an einem so festgewurzelten hereditären Uebel eigener Art leide, war ich frühzeitig auf die Vererbung sowohl psychischer wie somatischer Anomalien aufmerksam, bin denselben mit grossem Interesse gefolgt, und habe ein ziemlich reiches dahin schlagendes Material für eine, wenn mir Zeit und Musse zur Zusammenstellung bleibt, zu vollendende Arbeit gesammelt. Wenn ich hier nun ein Bruchstück davon veröffentliche, so bin ich dazu durch einen speciellen Fall veranlasst, aus welchem ich ersehe, dass auch bei bewährten, tüchtigen, vom Staate, wie ich, angestellten Fachgenossen für diese Affection kein Verständnis vorhanden war, wo es auf eine entscheidende Beurtheilung ankam, sondern dass eine Simulation geargwöhnt wurde, und zwar in dem Masse, dass selbst die amtlichen und eidlichen Zeugnisse, die das Vorhandensein des Uebels constatirten, kaum beachtet, der Betreffende aber dadurch nicht allein in seinen Interessen

schwer geschädigt, sondern auch nicht wenigen peinlichen Experimenten aus-
gesetzt gewesen ist. Aus dieser Ursache gebe ich das vor Jahren in seinen Grund-
zügen verfasste Concept dieses Aufsatzes jetzt, vor dessen Veröffentlichung ich mich,
aufrichtig gesagt, bislang gescheut, und zwar aus eben dem von Bell als characteris-
tisch für derartige Affectionen angegebenen Grunde, den man übrigens auch sonst
häufig genug bei verschiedenen pathologischen Zuständen, die im Nervensysteme
wurzeln, antrifft, wo die Betroffenen sich bemühen, ihr Leiden zu verheimlichen,
als ob sie sich dessen schämen müssten, wofür ja keine vernünftige Ursache vorliegt,
als vielmehr eine gewisse persönliche Eitelkeit oder vielleicht die instinctive Furcht,
dass sie durch das Bekanntwerden in ihren Interessen geschädigt werden könnten.
Wenn man jedoch, wie ich, mehr als sechs Decennien hinter sich hat, so muss sol-
che Schwäche wohl schwinden.

Charles Bell äussert sich, in dem vorgenannten Werke, folgendermassen:

„Affection der willkürlichen Nerven. "

„Ich könnte hier mehrere Fälle von verschiedenartigen Affectionen der willkür-
lichen Nerven mittheilen, allein den Kranken würde die Bekanntmachung ihres
Zustandes unangenehm sein. Am häufigsten findet ein Hinderniss im Sprechen, als
Folge unvollkommenen Zusammenwirkens der Muskeln statt. Zuweilen erstreckt
sich dieses auch über alle willkürlichen Muskeln des Körpers. Ich kenne mehrere,
die im Stande sind, schwere Lasten zu heben oder 15 bis 20 Meilen zu gehen,
und die dennoch nicht ihrer Glieder mächtig sind; eine solche Unsicherheit, ein
solcher Mangel an Vertrauen ist in ihren Bewegungen sichtbar, und befällt sie bei
jedem Anlass, eine Lähmung der Kniee, welche sie hindert ein Bein vor das Andere
zu setzen, und bringt sie in Gefahr zu fallen. So sah ich einen Herrn, der grosser
Anstrengung fähig ist, wie einen Betrunkenen taumeln, wenn er eine Dame zu
Tische führt; ein plötzlicher Lärm auf der Strasse, die Nothwendigkeit, schnell aus
dem Wege gehen zu müssen, bringt ihn zum Fallen, und dieser Mangel an Zuver-
sicht veranlasst eine nervöse Aufgeregtheit, welche das Uebel verschlimmert. Fassen
die Kranken jedoch Vertrauen zu sich, so ist auch die Willenskraft gehörig wirk-
sam; sie verrathen keine Unentschlossenheit in der Bewegung ihrer Glieder, keine
Schwierigkeit im Sprechen, sobald sie sich recht behaglich fühlen, oder bei munte-
rer Laune sind.

Solche Fälle sind in ihren Details sehr merkwürdig, da sie einen hohen Grad
von Untauglichkeit zu den Geschäften des gewöhnlichen Lebens zu erkennen
geben, der durch geringfügige Störungen bedingt wird. Diese Menschen leiden
weder an einer physischen noch psychischen Krankheit. Ihre Körperbeschaffenheit
ist normal; Nerven und Muskeln verrichten regelmässig ihre Functionen. (??!) Die
Unvollkommenheit äussert sich in der mangelhaften Ausübung des Willens, oder
in jenem secundären Einfluss, welchen das Gehirn über die im Körper bestehenden
Bedingungen geltend macht. "

Soweit Bell, der hier in characteristischen Zügen die Hauptsymptome der in Rede stehenden Affection zeichnet. Ihr Wesentlichstes ist allerdings eine Mangelhaftigkeit des Willenseinflusses auf die willkürlichen Bewegungsorgane, auf die Muskeln, die sich mehr oder weniger in diesen allen manifestirt, mitunter nur hier und da in einzelnen, mitunter sogar in allen, besonders aber in denen der Extremitäten, namentlich der unteren. Diese Glieder sind mit dem Willen nicht so unterthan, wie sie es sein sollten, versagen zu Zeiten ihren Dienst sogar gänzlich. In geringerem Grade äussert sich dieser Mangel durch auffällig linkisches, unbeholfenes Wesen und Benehmen, das in eben dem Masse zunimmt, als man sich bestrebt, einerseits das Hinderniss zu bewältigen, andererseits die Erscheinung zu verdecken. Am Auffälligsten tritt die Erscheinung oft im Gange hervor, welcher zu den Zeiten, wo eine besondere Disposition zu diesen Krämpfen im Körper vorhanden, völlig dem eines Betrunkenen so lange gleicht, bis der Krampfzustand sich löst. Es ist da vornehmlich ein psychisches Moment wirksam, nämlich die Furcht, den Fluch der Lächerlichkeit auf sich zu laden. Kommt nun die Wahrnehmung hinzu, dass die Umgebung den Fehler entdeckt und beobachtet, alsdann steigern sich die Symptome auf's Höchste.

So erscheint die nosologische Stellung der Affection an der Grenze der Psychosen, denn die Psyche hat einen wesentlichen Antheil daran, ja ich möchte sie durchaus an die Psychosen anreihen, auch aus dem Grunde, weil sie in mehreren Fällen, obwohl sonst eine grosse Constanz in ihrer Form bewahrend, diese doch mehrfach gewechselt und in reine Seelenstörungen übergegangen ist, die ebenfalls eine große Uebereinstimmung in der Form ihrer Erscheinung zeigte, wo sie bei den verschiedenen Individuen und unter den verschiedensten Lebensverhältnissen auftraten.

Die Vorstellung, der leiseste Gedanke daran, ist mitunter im Stande, eine absolute Unmöglichkeit zur freien Fortbewegung hervorzubringen, während Fernbleiben oder Ableitung des mahnenden Gedankens, heitere Stimmung, aber frei von jedem Affect, dem Willen freie Bahn verleihen. In ersterem Falle wäre es um alle Schätze der Welt oder durch die äussersten Gewaltmassregeln nicht möglich eine beabsichtigte Bewegung in den beabsichtigten Weise auszuführen, und wäre diese scheinbar noch so leicht, wie z.B. das Ergreifen einer Flasche in einer Tischgesellschaft, und das Einschenken eines Glases Wein aus dieser. Soll dieser Act unter solchen Umständen ausgeführt werden, so muß das Manöver auf umwegen geschehen, durch ungewöhnliche und unnatürliche Muskelcombinationen, deren für jeden Fall passendste erst durch ein gewisses Experimentiren erlernt sein will.

Wie ich hier die Erscheinungen im Gebiete der motorischen Nerven geschildert habe, die offenbar aus der Sphäre der Intellectuellität reflectiren, so äussert sich der Reflex der Sensibilität in gleicher Weise in einer abnormen Perceptivität der Gefühls- und Sinnesnerven. Jeder jähe und plötzliche unerwartete Eindruck coupirt für den Augenblick den Gang des Wollens auf den Bahnen der Motilität, woraus hervorgeht, dass nicht in einer einzelnen Partie, sondern im ganzen Cerebrospinalsysteme der Sitz des Leidens zu suchen ist. Es ist so wie Flemming

(Pathologie und Therapie der Psychosen. Berlin 1859. Pag. 94) sagt: „Ich habe noch nie einen Fall von psychischer Krankheit beobachtet, wo sich nicht der prävalirenden, unter der Form des partiellen Wahnsinns auftretenden psychischen Anomalie, zeitweise, in Folge der Krankheitsexacerbation, eine Menge Anomalien anderer psychischer Thätigkeiten hinzugesellt hätten [...]".

„Es ist gleichsam so, als wenn das Nervenfluidum – sit venia verbo! – wenn es auf seinen Bahnen in die entsprechenden Muskeln auf den Impuls des bewussten Willens einströmen will, in diesen einem Hindernis begegnet, und sich dann in ihnen anstaut. Es tritt dabei ein tonischer Krampfzustand in den Muskeln ein, sie fühlen sich fast steinhart an, wie es der Biceps z. B. bei musculösen Individuen willkürlich werden kann, und nur allgemach löset sich dieser Krampf. Wenn dieser nun durch irgend eine plötzliche Veranlassung jäh eintritt, z.B. nach einem Schrecken, oder bei einer unerwarteten freudigen Bewegung, so tritt diese krampfhafte Erstarrung in allen Gliedmassen ein; damit entsteht mitunter ein Flimmern vor den Augen, der Betroffene kann sich nicht aufrecht halten, er fängt an zu balanciren und muss hinstürzen, wenn es ihm nicht gelingt einen stützenden Gegenstand zu ergreifen. Liegt er aber erst am Boden, so ist es ihm ebenfalls unmöglich, sich sofort wieder empor zu raffen; er wälzt sich hülflos, bis der Krampf nachlässt, und er sich wieder aufraffen kann. Das Bewusstsein ist hierbei durchaus ungetrübt, man empfindet nur in dem Augenblicke sehr schmerzlich das Gefühl seiner hülflosen Gebundenheit und, merkwürdig genug, ausser geringfügigen Schrammen, werden fast nie Verletzungen erheblicher Art, bei diesem Fallen, zu Wege gebracht. Es hat also diese Affection gar keine Verwandtschaft mit der Epilepsie, die überall in der Familie nicht vorkommt.

Wenn psychische Eindrücke den allgemeinen Muskelkrampf erregen, sei es Schrecken, wenn etwa der Betreffende unerwartet, selbst von befreundeter Hand, einen Schlag von rückwärts auf die Schulter erhält, oder wenn er mit dem Fusse an einen unbemerkten Stein anstösst, oder wenn ein grelles Geräusch plötzlich sein Ohr trifft, so wird er demselben Augenblicke, in allen willkürlich beweglichen Muskeln von einem jähen schmerzhaften Gefühle durchzuckt, gerade so, als ob er einen electrischen Schlag erhielte. Jeder Affect steigert überhaupt die reizbare Disposition, und wie die Schrecken, der Zorn, dieses vermögen, so ruft eine freudige Exaltation ganz dieselben Symptome hervor.

Die krampfhafte Steifigkeit ist nicht allezeit gleich schlimm. In der Wärme und überhaupt, wenn die Temperatur des Körpers durch Bewegung erhöht wurde, ist solche am wenigsten bemerkbar, am meisten dagegen bei niedriger Temperatur und wenn der Körper selbst kalt ist. In hohem Grade gesteigert erscheint jedoch die spastische Disposition bei eintretenden Erkältungen, oder, wenn sonst ein Krankheitsstoff im Körper vorhanden, in der Incubationsperiode und im Prodromalstadium acuter Krankheiten, auch nach vorhergegangener körperlicher Anstrengung, z.B. längeren Märschen, anhaltendem Tanzen, wie auch ein langes Stehen besonders nachtheilig wirkt und auf die Dauer nicht zu ertragen ist.

Wenn durch solche Umstände die Reizbarkeit erhöht worden ist, namentlich durch Catarrhe, dann äussert sich der Krampf auch in denjenigen Muskeln, die sonst insgemein am Geringsten afficirt erscheinen, in den Brust- und Bauchmuskeln, die bei den mit dem Husten und Niesen verbundenen Anstrengungen dann dieselbe harte krampfhafte Beschaffenheit während ihrer Activität annehmen, die sich erst später allmälig löst, und zwar um so langsamer, je intensiver die Affection, welche die Spasmen veranlasst. Ist dieselbe erst im Abzuge, dann werden auch die Erscheinungen hier immer weniger hervortretend [...].

Jeder Mensch will gerecht und richtig beurtheilt werden, und da er weiss, dass das, was er als Krankheit in sich fühlt, von Anderen nicht so angesehen wird, sondern nur zu oft als eine Unart, als ein Fehler betrachtet wird, dessen man sich willkürlich entledigen könnte, deshalb mit Geringschätzung oder gar mit verletzendem Spott verfolgt wird, so sucht der Betreffende auf alle mögliche Weise zu verheimlichen, was ihn drückt [...].

Auch Schreiber dieses ist lange genug mit dieser Schwäche befangen gewesen und spricht aus Erfahrung [...].

Wie erwähnt, sind der Affection alle willkürlich beweglichen Muskeln unterworfen, sogar der Orbicularis palpebrarum und oris, sowie die Muskeln der Zunge, dagegen die Sphincteren des Anus und der Blase nicht; [...]

Es haben sich bei mir die ersten Andeutungen dieses Zustandes, soweit meine Erinnerungen zurückreichen, geäussert. Es war mir schon als Knabe oft unmöglich, wenn ich unerwartet gerufen wurde, gleich vom Stuhle empor zu kommen; stand ich dann rasch vom Sitze auf, so wurden die Beine von diesem tonischen Krampfe ergriffen, der jede versuchte Vorwärtsbewegung vereitelte. Wenn ich dann aber alle meine Willenskraft zusammen nahm, um die Beine dennoch zur Fortbewegung zu zwingen, so musste ich umfallen und blieb eine Weile, steif wie ein Stock, liegen, falls es mir nicht gelang, mit den Händen einen stützenden Gegenstand zu erfassen. Hatte ich Zeit, den Nachlass dieses Kampfes abzuwarten, alsdann bahnte sich der Wille allmählich, aber auch nur ganz allmählig, und dazu fast wie vernehmbar, den Weg durch die Geleise der Nerven zu den entsprechenden Muskeln. War nun die Maschine einmal im Gange, so war ich ebenso flink wie Knaben meines Alters und im Laufen ausdauernder als die Anderen. Dabei war aber die zeitig angelernte Beobachtung einer gewissen Vorsicht stets nothwendig; denn wenn irgend ein unvorhergesehenes Hinderniss, sei es ein Gedanke, ein jäher Sinneseindruck auf mich einwirkte, oder wenn ich mit den Zehen an einen nicht bemerkten Gegenstand anstiess, dann stockte der Lauf mit einem Male und es konnte leicht geschehen, dass ich hinstürzte.

Von meinen Pflegern, die keine Einsicht, kein Verständniss für diesen Zustand hatten – ich war Waise – musste ich oft Scheltworte und selbst Züchtigungen entgegen nehmen, doch mehr als dieses kränkte mich der Spott der Altersgenossen, und, da ich ehrgeizig war, haben diese unverschuldeten Kränkungen höchst nachtheilig auf mein Gemüth eingewirkt und eine grosse Reizbarkeit erzeugt, wie auch das von Kindesbeinen an getriebene Verheimlichen meines Zustandes einen schäd-

lichen Einfluss auf den gesammten Character geübt, wie ich es in meinem ruhigen Alter wohl erkenne, der aber nur eine natürliche Folge ist.

Die Jahre der Pubertätsentwicklung haben auf das Leiden keinen wesentlichen Einfluss gehabt. Erst nachdem ich völlig erwachsen war, lernte ich mehr die Schwierigkeiten in den willkürlichen Bewegungen überwinden und durch stete Vorsicht und Uebung die natürliche Unbeholfenheit verstecken. Leider gab ich mich gymnastischen Uebungen nicht in der Weise hin, wie es hätte geschehen sollen, die zur Besserung des Zustandes viel beitragen können, wie ich zu spät einsehen gelernt. Theils war für mich daran die grössere Schwierigkeit und auch die Schmerzhaftigkeit schuld, die immer, wenn auch nicht bedeutend, mit dem Krampfe verbunden ist, theils auch die Furcht, den Fluch der Lächerlichkeit auf mich zu laden, und muss ich noch jetzt oft genug in meinem Alter mit diesem alten Feinde kämpfen.

Ich habe hier die Grundzüge der Symptome dieser Affection geschildert, wie sie sich bei mir äussert, weil sie bei allen Betheiligten ganz gleich sind, nur bei dem Einen mehr, bei dem Anderen minder hervortretend. Ich habe gesagt, dass ich sie in mir gefühlt, so lange ich denken kann, und füge hinzu, dass ich sie schon bei den Anderen, namentlich einzelnen meiner Kinder, bereits an ihren ersten Anzeichen, an den Armen und Händen entdeckt und erkannt, als sie noch in der Wiege lagen.

Der Gang der Vererbung.

So weit ich urtheilen kann, ist das in meiner Familie herrschende Uebel auf meine Aeltermutter mütterlicherseits zurück zu führen. Ihr Mann, mein Aeltervater, war dänischer Offizier, aus einer alten in Dänemark noch blühenden adeligen Familie, in der, soweit ich habe eruiren können, niemals Fälle von Alienation vorkamen; sie bekam im ersten Wochenbette, in dem sie meinem Grossvater das Leben gab, Puerperalmanie und ist in diesem Zustande gestorben. Sie hatte zwei Schwestern und stammte, gleichwie ihr Mann, aus einer von Mecklenburg nach Dänemark übergesiedelten adeligen Familie. Beide Schwestern lebten in einem Fräuleinstifte und waren in einem späteren Alter psychisch krank gewesen, wahrscheinlich an einer Form, die sich später in der Familie öfter wiederholt.

Mein Grossvater war also das einzige Kind, und als Sohn eines Offiziers aus alter Familie für den Militärdienst bestimmt; er wurde demgemäss erzogen und kam als Cadet an den Königlichen Hof als Page. Wenn dieses sein konnte, so wird sich in diesem Lebensalter das Leiden wohl noch nicht so hervorragend geäussert haben, wie später, wodurch er gezwungen wurde, seiner Carrière zu entsagen, und nun mit einem höheren Titel eine nicht militärische Beamtenstelle bekam, von der er aber wegen eingetretener Geistesschwäche entfernt und pensionirt wurde; seine Geistesstörung hatte denselben Character, wie diejenige an der seine Mutterschwestern litten; er erreichte ein Alter von 64 Jahren.

[…]

Die beiden ältesten Söhne waren in hohem Grade mit der Steifigkeit behaftet, und starb der zweite an Spondylarthrose; die behandelnden Aerzte erbaten von der Mutter sich die Erlaubniss zur Section der Leiche, weil ihnen die spastischen Krankheitserscheinungen aufgefallen waren, über deren Ergebniss ich leider nichts weiss, welches auch wohl ziemlich bedeutungslos gewesen sein wird, weil man damals (1835) sich schlecht auf solche Untersuchungen verstand, ich damals auch, als sehr junger Student, obgleich in Kopenhagen anwesend, weder Interesse noch Verständniss genug hatte, um Nutzen aus der Section zu ziehen. […]

Ich selbst habe 5 Söhne gehabt; einer starb jung und der jüngste an Diphtheritis im Alter von 10 Jahren; bei dem ersteren verrieth sich das Leiden schon in der Wiege. Von den drei noch Lebenden hat der Aelteste nur einen geringen Ansatz von Steifheit, dabei eine seltene Muskelentwicklung bei einem sonst gracilen Körperbau, und besitzt ungewöhnliche Muskelkräfte; die beiden Jüngeren dagegen leiden in einem hohen Grade, namentlich der Jüngste, der mir am Aehnlichsten sieht. Niemand sieht ihnen ihr Leiden an, da sie wohlgebaut und ihr Muskelsystem vorzüglich entwickelt ist, sie auch sonst nicht gewöhnlicher Kraftanstrengung fähig sind.

Ihr Zustand macht sie natürlich unfähig ihrer Militärpflicht zu genügen, und das, was ich in dieser Beziehung an meinem jüngsten Sohne erfahren, ist zum Theil die Veranlassung zur Veröffentlichung dieses Aufsatzes."

9.2   Der Autor Julius Thomas Thomsen (1815–1896)

Julius Thomsen wurde 1815 in Brunsholm, dem damals noch dänischen Herzogtum Schleswig geboren.

Die Herzogtümer Schleswig und Holstein hatten einen Sonderstatus. Oberhaupt war zwar der dänische König, sie waren jedoch kein Bestandteil des dänischen Staates. Das südlich gelegene Holstein gehörte sogar dem deutschen Bund an.

Im November 1863 wurde in Dänemark eine neue Verfassung verabschiedet. Sie enthielt einen Passus nach dem Schleswig, das nördliche Territorium in den dänischen Staat eingegliedert werden sollte. Dagegen protestierte die deutsche liberale Öffentlichkeit. Im Jahr 1864 marschierten preußische und österreichische Truppen in Schleswig ein und gewannen nach kurzen Kämpfen den Krieg gegen Dänemark; Schleswig wurde in der Folge von Preußen annektiert.

Thomsen studierte Medizin in Kiel, Berlin und Kopenhagen. Im Jahr 1839 machte er sein medizinisches Examen in Kiel. Er kehrte danach in seine Heimatgemeinde zurück. Ab 1853 arbeitete er als „Kreisphysikus",

d. h. als Distriktarzt in Kappeln an der Schlei und erhielt 1885 den Titel „Sanitätsrat".

Thomsen war interessanterweise ein professioneller Übersetzer, insbesondere vom Norwegischen und Dänischen ins Deutsche, sowie ein respektierter Poet. Einige seiner Gedichte, die sogar Bezüge zu seiner Erkrankungsproblematik enthielten, wurden von dem Komponisten Heinrich Marschner vertont [2, 3].

Julius Thomsen verstarb 1896 im Alter von 81 Jahren.

9.3 Das medizinische und kulturelle Umfeld des Publikationszeitraums vom Dänischen Krieg bis 1879

1864
- 1864 verliert Dänemark den Krieg gegen Preußen und Österreich um Schleswig-Holstein. Kriegsentscheidend war die Schlacht bei den Düppeler Schanzen. Thomsen ist 49 Jahre, als sein Geburts- und Lebensort von Dänemark zu Preußen wechselt.
- 11 Jahre später beschreibt Thomsen die nach ihm benannten Krankheitssymptome.

1872
- In Paris arbeitet Martin Charcot (1825–1893) an der Aufklärung der „Hysterie".

1873
- In Norwegen entdeckt der Arzt Armauer Hanson (1841–1912) den Erreger der Lepra.

1874
- Der Internist Adolf Kußmaul (1822–1902) beschreibt bei der diabetischen Ketoazidose den respiratorischen Kompensationsversuch durch eine vertiefte Atmung (Kußmaul-Atmung).
- Die Pockenschutzimpfung wird zur Pflicht. Während des Deutsch-Französischen Krieges von 1870/71 brach in Frankreich eine Pockenepidemie aus, die durch Soldaten auch nach Deutschland eingeschleppt wurde. In Preußen verstarben 1871 in der Folge fast 60.000 Menschen an Pocken.

- Die französischen Impressionisten stellen in Paris erstmals gemeinsam aus. Claude Monet (1840–1926) zeigt sein Bild „Impression soleil levant", nach dem die ganze Epoche ihren Namen „Impressionismus" erhält.

1875
- Das Dänemark des mittleren 19. Jahrhunderts wurde literarisch von Hans Christian Andersen (1805–1875), dem Märchendichter und Reisenden, geprägt. In der ersten Hälfte des 19. Jahrhunderts war der Philosoph, Schriftsteller und Theologe Søren Kierkegaard (1813–1855) in Kopenhagen sein geistiger Zeitgenosse. H.Chr. Andersen starb 1875, nachdem er 1872 aus seinem Bett gefallen war und sich schwer verletzt hatte. Von diesen Verletzungen hatte er sich nie mehr richtig erholt.
- Uraufführung der Oper Carmen von Georges Bizet (1838–1875); Bizet verstirbt im gleichen Jahr.

1878
- Der Physiologe Wilhelm Kühne (1837–1900) verwendet erstmals die Bezeichnung „Enzym" für das Trypsin, das er entdeckt hatte.
- Theodor Storm (1817–1888), der in der Nähe von Thomsen als Anwalt in Husum lebt, schreibt die Novelle „Carsten Curator".

9.4   Die weitere Entwicklung zum Krankheitsverständnis

Nach 1875
- Innerhalb weniger Jahre wurde die Erkrankung als „Morbus Thomsen" bzw. als „Myotonia congenita" bezeichnet. Die von Thomsen selbst gewählte Bezeichnung „Ataxia muscularis" hat sich dagegen nicht durchgesetzt, weil dabei keine Ataxie besteht. Die in der Familie beschriebenen neurologischen Auffälligkeiten werden zwischenzeitlich als nicht zur Grundproblematik gehörig angesehen.

1909/1910
- Eine gewisse Verwirrung entsteht durch die Beschreibung der Myotonia dystrophica Steinert [4, 5]. Bei dieser Myotonieform werden die dystrophischen Veränderungen der Muskulatur von kognitiven

Einschränkungen, Katarakten, hormonellen Störungen und einer Frontalglatze begleitet. Eine gewisse Verwirrung über die Wechselbeziehung beider Myotonieformen besteht bis heute.

1962
- Shirley Bryant in Cincinnati erhält die ersten experimentellen Hinweise auf die Ätiologie der Myotonie durch die Untersuchung der Muskulatur von myotonischen Ziegen, die wie Patienten mit Myotonia congenita Thomsen bei plötzlichen Bewegungen steif werden und umfallen [6]. Bei der Lektüre eines tierärztlichen Journals hatte er einen Artikel über eine Ziegenherde in Texas gelesen. Diese Ziegen fielen jedes Mal um, wenn sie vor einem vorbeifahrenden Zug erschraken und weglaufen wollten.

1969
- In der myotonen Muskulatur der Ziegen werden im Myogramm abnorm verlängerte Aktionspotenziale nachgewiesen. Da die Aktionspotenziale durch den Fluss der Kationen Natrium und Kalium und den Rückfluss des Anions Chlorid bestimmt werden, wurden die Gedanken auf die Funktion der Ionenkanäle gelenkt. Bryant fand, dass Muskelfasern von normalen Ziegen in einer Cl^- freien Lösung nach elektrischer Stimulation abnorme Aktionspotenziale, entsprechend jenen bei myotonischen Ziegen, bildeten [7].

1971/1977
- Peter Emil Becker (1908–2000) klärt die Unterschiede der Myotonia Thomsen zu anderen Myotonieformen und beschreibt dabei eine neue, rezessiv vererbte Myotonie, die jetzt als Paramyotonia congenita Typ Becker bezeichnet wird [8, 9].

1992
- Thomas Jentsch cloniert 1991 am Zentrum für molekulare Neurobiologie in Hamburg bei der Ratte das Gen *Clcn1*, das für den Cl^- Kanal des Skelettmuskels CLC-1 codiert. Es stellte sich schnell heraus, dass die verschiedenen Myotonieformen auf spezifische Mutationen des menschlichen *CLCN1*-Gens zurückzuführen sind [10]. Die Mutationen bedingen die Verminderung oder das Fehlen der Chloridkanäle in der Muskelmembran. Das Ruhepotenzial des Chloridkanals ist vermindert, was zu einer vermehrten Muskelmembranerregbarkeit führt. Serien von unwillkürlichen Aktionspotenzialen führen zur Muskelsteifigkeit.

9.5   Der moderne Blick auf die Erkrankung [11]

Die Myotonia congenita Thomsen ist eine dominant erbliche Erkrankung, die sich bereits in den ersten Lebensjahren manifestiert. Die Erkrankung ist mit dem muskulären Chloridkanal auf Chromosom 7q35 (CLCN1) assoziiert. Störungen führen zu einer verminderten Chloridleitfähigkeit mit verstärkten Nachentladungen nach einer willkürlichen Kontraktion [11]. Leitsymptom ist eine anhaltende Muskelsteifigkeit nach einer willkürlichen Kontraktion. Nach wiederholten Kontraktionen nimmt die Myotonie ab (Aufwärmphänomen). Das erste klinische Symptom bei Säuglingen ist das fehlende Augenöffnen beim Weinen. Durch Perkussion z. B. des Daumenballens, der Zunge, des Bizeps oder des Quadrizeps kann eine myotone Kontraktion provoziert werden. Serum-CK und Nervenleitgeschwindigkeit sind normal. Auch die Muskelbiopsie zeigt einen Normalbefund. Die molekulargenetische Diagnose ist möglich, wegen der vielen Mutationen jedoch langwierig.

Die meisten Patienten lernen, mit ihren Symptomen zu leben, und eignen sich „vorbereitende Bewegungsmuster" an. Medikamentöse Therapieansätze sind Natriumkanalblocker (Phenytoin, Procainamid, Mexiletin).

Literatur

1. Thomsen J (1876) Tonische Krämpfe in willkürlich beweglichen Muskeln infolge von ererbter psychischer Disposition. (Ataxia muscularis?). Archiv für Psychiatr und Nervenkrankh (Berlin) 1875/1876; 6:702–718. https://doi.org/10.1007/BF02164912. Verlag A. Hirschwald
2. Lanska MJ, Lanska DJ, Remler B (1990) Julius Thomsen. In: Ashwal S (Hrsg) The founders of child neurology. Norman Publishing. San Francisco, S 364–369
3. Johnson J (1968) Thomsen and myotonia congenita. Med Hist 12:190–194
4. Steinert H (1909) Myopathologische Beiträge. Dtsch Zeitschr für Nervenheilk 37:58–104
5. Steinert H (1910) Ein neuer Fall von atrophischer Myotonie. Dtsch. Zeitschr. für Nervenheilk. 39:168–173
6. Bryant SH (1962) Muscle membrane of normal and myotonic goats in normal and low external chloride. Federation Proceedings 21:312
7. Bryant SH (1969) Cable properties of external intercostal muscle fibres from myotonic and non-myotonic goats. Physiol 204:539–550
8. Becker PE (1971) Myotonia congenita (Thomsen). Excerpta Medica International Congress Series 237:68

9. Becker PE (1977) Myotonia congenita and syndromes associated with myotonia: clinical-genetic studies of the nondystrophic. In: Becker RE, Lenz W, Vogel F, Wendt GG (Hrsg) Topics in human genetics, Bd III. Georg Thieme, Stuttgart
10. Koch MC, Steinmeyer K, Lorenz C et al (1992) The skeletal muscle chloride channel in dominant and recessive human myotonia. Science 257:797–800
11. Ryan AM, Matthews E, Hanna MG (2007) Skeletal-muscle channelopathies: periodic paralysis and nondystrophic myotonia. Curr Opin Neurol 20:558–563

10

Morbus Gaucher, 1882

Inhaltsverzeichnis

Die nachfolgende Erstbeschreibung ist die Promotionsarbeit von Philippe Charles Ernest Gaucher, die dieser am 28. Januar 1882 der Medizinischen Fakultät der Universität Paris vorgelegt hat. Er hat die Arbeit der Erinnerung an seine Mutter und an seinen Onkel Dr. Philippe Gaucher, der ihn zum Medizinstudium brachte, gewidmet. Der Umfang der Arbeit beträgt 34 Seiten.

(Die Rechtschreibung der Erstbeschreibung wurde aus dem Originaltext übernommen).

© Springer-Verlag GmbH Deutschland, ein Teil von Springer Nature 2020
H. Böhles, *Historische Fälle aus der Medizin*,
https://doi.org/10.1007/978-3-662-59833-7_10

10.1 Erstbeschreibung durch Philippe Charles Ernest Gaucher 1882 in Paris [1]

》 *„De l'épitelioma primitif de la rate. Hypertrophie idiopathique de la rate sans leucémie"*

„*S… Victorine, àgée de 32 ans, entrée à l'hôpital Cochin, salle Saint-Jean, service de M. Bucquoy, cette malade, pour la première fois le 7 février 1879.*

Vers l'âge de sept ans, à la suite d'une fièvre typhoide, cette malade, auparavant bien portante, qui n'avait jamais eu de fièvre intermittente et jamais habité de pays marécageux, commenca a éprouver un gonflement du ventre, pour lequel on consulta M. Bouvier, qui diagnostiqua une hypertrophie de la rate et ne donna aucun traitement. Depuis cette époque, le gonflement augmenta progressivement malgré les médications diverses, consistant surtout en teinture d'iode à l'extérieur et en applications révulsives sur l'abdomen.

Pendant toute sa jeunesse, la malade a eu une santé chancelante, elle était tourmentée par des epistaxis continuelles, qui survenaient indifféremment par les deux narines et qui l'affaiblissaient indifféremment beaucoup.

Les règles ne sont venues qu'á l'âge de vingt ans; elles ont été, depuis, assez régulières, mais peu abondantes.

Depuis huit à neuf ans, à la suite des privations du siège de Paris, l'état général s'est aggravé: elle a éprouvé de violentes douleurs dont elle s'est ressentie une douzaine de jours. Depuis ce temps, pas de nouveaux accidents; le volume du ventre, depuis ces dernières années, n'a pas sensiblement augmenté, et la malade a pu vaquer sans trop de gène à ses occupations.

Il y a trois mois, nouvelle crise de douleurs abdominales, suivies d'épistaxis abondantes, qui se sont renouvelées dans ces dernieres jours à plusieurs reprises et ont été accompagnées de suintements sanguins par les gencives ulcérées.

La malade, très anémiée et très fatiguée, est transportée à l'hôpital, où elle entre le 7 février 1879.

Elle présente une coloration bilieuse assez prononcée, les gencives sont fongueuses et saignent facilement.

Le ventre est énorme et représente assez bien une grossesse à terme. Mais par le palper, on circonscrit très bien la rate, qui occupe toute la moitié gauche de l'abdomen, plus la partie inférieure de la région sous-ombilicale. Le foie, considerablement augmenté, descend dans le flanc droit jusqu'à l'ombilic et est séparé de la rate par un espace mesurant un travers de doigt. La rate présente alors les dimensions approximatives suivantes, déterminées par la percussion et par la palpation combinées: 51 centimètres dans sa plus grande longueur; 25 centimètres dans sa plus grande largeur;

Examen du sang au microscope:

Globules rouges 2.500.000, Globules blancs en nombre normal, pas de granulations pigmentaires.

Sort le 12 mars 1879.

La malade rentre le 8 avril, atteinte d'une extinction de voix aphonie presque complète, qu'elle attribue à un refroidissement qu'elle aurait eu en sortant de Cochin. Elle a eu, le 28 mars, une hémorrhagie nasale, qui a duré deux heures et demie, et à la suite de laquelle elle prétend avoir recouvré la voix pendant quelque temps. La malade, de plus en plus anémiée, présente une coloration bilieuse très prononcée sur la face.

Auscultation: seulement quelques râles bronchiques dans la poitrine, sonorité normale.

Urines hémaphéiques: avec l'acide nitrique, réaction couleur vieil acajou.

12. avril: dimensions approximatives de la rate: Longueur: 62 centimètres. Hauteur: 22 centimètres.

Les sueurs, qu'elle a depuis la sortie ont un peu toutes les nuits, ont un peu diminué depuis sa rentrée; les étouffements, qu'elle avait la nuit, ont été moins forts. La voix est un peu revenue depuis avant-hier. Le 19 avril, pendant la journée, la malade a été prise plusieurs fois de faiblesse, même quand elle était au lit: „la tête lui tournait".

22 avril. – La malade est très fatiguée, ressent dans l'abdomen, de très vives douleurs qui

se font surtout sentir quand elle éprouve la moindre secousse. Le séjour sur le lit à sommier lui est impossible; le moindre mouvement, lui faisant éprouver une secousse, excite des douleurs qui causent des étourdissements, auxquels elle est sujettée depuis quelques jours. Ventre augmenté de volume et un peu plus en pointe vers la partie inférieure. Pas de difficulté pour aller à la garde-robe. Envies d'uriner assez fréquentes; elle est obligée de se relever la nuit deux ou trois fois. […]

12 mai. – État général satisfaisant, les gencives saignent toujours un peu le matin. Le ventre n'est plus douloureux..

Digestions toujours difficiles, selles régulières. La malade se plaint d'avoir les pieds enflés tous les soirs. De temps, en temps elle est prise de crampes dans les jambes.

24 mai. – Le teint de la malade est devenu plus jaune ces jours-ci; la figure est parsemée de petites ecchymoses rouges sous-cutanées. […]

12 juin. – Avant-hier, après une sortie à la campagne, qui a nécessité un court voyage en chemin de fer et l'ascension d'une côte mal entretenue, la malade rentre aujourd'hui très fatiguée; la rate semble être descendue, l'ombilic est plus proéminent. […]

19 juin – La malade quitte aujourd'hui l'hôpital pour aller dans une maison de retraite à Arcueil. [...]

31 octobre 1879. – La malade rentre aujourd'hui après quatre mois d'absence. [...]

L'appétit a toujours été conservé pendant tout ce temps. État actuel (fin d'octobre 1879) – La rate, toujours volumineuse, ne paraît pas s'être déplacée, et, sur la ligne médiane, sa matité se confond presque avec celle du foie. [...]

24 décembre. – L'état général est toujours le mème. Avant-hier, nouvelle hémorrhagie nasale ayant nécessité le tamponnement antérieur. Les pieds son toujours un peu oedémateux. Oedème jusqu'à mi-jambes. [...]

État de la malade le premier janvier 1881.

Elle présente une maigreur squelettique, la figure ridée et comme ratatinée, les membres grêles avec un ventre énorme. [...]

Les jambes sont couvertes d'ecchymoses et de tâches purpuriques brunatres, en voie de résorption, qui ressemblent aux hémorrhagies cutanées scorbutiques. Depuis plusieurs mois, la malade ressent sur la peau des jambes un prurit continuel très pénible, sans éruption, et qu'aucun topique ne peut calmer. Les gencives sont fongueuses et seignantes. Il y a des épistaxis très fréquentes. Les digestions sont mauvaises, la malade a très peu d'appétit et est fréquemment atteinte de vomissements et de diarrhée.

A travers la paroi abdominale, on sent le foie très volumineux et la rate qui atteint presque la ligne médiane et descend au-dessous de l'ombilic jusqu'à l'épine iliaque antérieure et superieure. Rien au coeur ni dans la poitrine.

L'examen du sang montre que cette humeur est peu riche en globules, mais que les globules blancs ne sont pas plus nombreux que d'habitude. [...]

9 mars. – Nouveaux frissons; sueurs profuses; rales crépitants, surtout dans l'inspiration, au sommet droit, en avant et en arrière. Nombreux râles crépitants dans le reste de la poitrine. Pas de souffle, pas de matité. Température: 37,3 °.

Diagnostic: Pneumonie du sommet droit, probablement tuberculeuse; le coté gauche est indemne. [...]

24 mars. – L'examen du sang démontre que les globules blancs sont en très petit nombre, moins nombreux même que les globules blancs sont en tres petit nombre, moins nombreux même que dans bien des cas normaux. En avant, sous la clavicule droite, on entend toujours des râles sous- crépitants. Pas d'expectoration. [...]

4 avril. – A la visite du matin, l'état de la malade est le même que les jours précédents. Elle se cachectise de plus en plus.

5 avril. – Morte à 6 heures du matin presque subitement.

Autopsie 6 avril 1881, à 9 heures du matin.

Amaigrissement extrème; le corps n'a plus littéralement que la peau et les os. Teinte jaune grisâtre, plombée ou hémaphéique géneralisée. Ecchymoses en voie de résorption sur les jambes, qui sont couvertes de plaques brunatres.

Cerveau légèrement oedématié; pas de lésions des centres nerveux. Reins sains, capsules surrénales normales. Le péricarde contient environ cinquante grammes de sérosité. Le coeur es flasque, de coloration feuille-morte et semble avoir subi un commencement de dégénérescence graisseuse. Pas de lésion valvulaire. Quelques noyaux athéromateux à la naissance de l'aorte. […]

La cavité abdominale renferme un épanchement ascitique très peu abondant, dû à une péritonite récente. Et, en effet, le péritoine est parsemé de granulations tuberculeuses miliaires et de noyaux tuberculeux.

Le foie est très volumineux. Il pèse 3kg., 480 gr. Son diamètre transverse est de 35 centimètres, son diamètre vertical de 31 centimètres; son épaisseur de 7 centimètres. Il est dur, cirrhosé, de coloration jaune foncé. Il n'y a pas d'obstacle au cours de la bile; la vésicule biliaire renferme une petite quantité de bile normale.

La rate est très hypertrophiée (Cette rate a été présentée à la Société anatomique de Paris, le 8 avril 1881, et déposée au Musée Dupuytren). Elle pèse 4kg, 770 gr et mesure 37 centimètres de longueur, 23 centimètres de largeur et 10 à 11 centimètres d'épaisseur. Elle est dure et sclérosée; on peut la couper en tranches minces très résistentes; il n'y a pas de boue splénique. Sa coloration est normale à l'extérieur; cependant, on remarque, à la surface, plusieurs taches blanchâtres irregulères, qui représentent de petits infarctus superficiels, dûs vraisemblablement à la chute que la malade a faite le 20 février. Elle a, d'ailleurs, malgré son hypertophie, et toutes proportions gardées, conservé sa forme, sa place et sa direction habituelles. On trouve au niveau du hile une petite rate supplémentaire du volume d'une noix. A la coupe, la rate présente une couleur uniformément violacée, lie de vin, un peu plus pâle qu'à l'ordinaire, et entrecoupée de stries blanchâtres ou grisâtres, qui subdivisent manifestement l'organe en une infinité de petits lobules du volume d'une graine de pavot environ.

L'hypertrophie des deux principaux viscères, le foie et la rate, forme un contraste remarquable avec le poids total du corps qui présente une émaciation extrème:

Le poids total du corps avec tous les viscères est de 31k,000
Le poids total du corps sans le foie 27k, 520
Le poids total du corps sans le foie et sans la rate. 22k, 750"

10.2 Der Autor Philippe Charles Ernest Gaucher (1854–1918)

Philippe Gaucher wurde 1854 in Champlemy geboren. Eigentlich war es sein Wunsch, Naturwissenschaften zu studieren. Als er jedoch keinen Studienplatz bekam, folgte er dem Rat seines Onkels, der Arzt war, und ihm das Medizinstudium ans Herz legte. Seine Dissertationsarbeit mit der oben zitierten Krankheitsbeschreibung hat er seiner Mutter und auch seinem Onkel, Dr. Philippe Gaucher, gewidmet, der ihn zur Medizin gebracht hatte.

Ab 1874 studierte er in Paris und übte dabei unterschiedliche Funktionen aus, wie z. B. von 1880 bis 1885 die Vorbereitung der Histologiekurse an der medizinischen Fakultät. Im Jahr 1882 trug er seine Dissertationsarbeit mit dem Titel „Über das primitive Epitheliom der Milz; Hypertrophie der Milz ohne Leukämie" vor [1].

Zwischen 1884 und 1891 gab er Dermatologiekurse in der Kinderklinik. Ein Jahr später wurde er zum Chef der Laboratorien ernannt. Außerdem unterrichtete er pathologische Anatomie und Bakteriologie.

Im Jahr 1902 folgte er Jean Alfred Fournier (1832–1914) auf den Lehrstuhl für Dermatologie und Venerologie. Gaucher gründete eine Zeitschrift über Geschlechtserkrankungen, die *Annales des Maladies Vénériennes*. Sehr viele Publikationen Gauchers beschäftigten sich mit den Problemen der Syphilis.

Im Jahr 1917 wurde Gaucher für seine Verdienste während des Ersten Weltkrieges zum Offizier der Ehrenlegion ernannt; 1918 verstarb er im Alter von 73 Jahren in Paris.

10.3 Das medizinische und kulturelle Umfeld des Publikationszeitraums 1880–1885

1880

- Der französische Arzt Charles Louis Alphonse Laveran (1845–1922), der seinen Militärdienst in Algerien ableistet, sieht unter dem Mikroskop „bewegliche Körperchen" im Blut von Malariakranken.
- Carl Joseph Eberth (1835–1926) entdeckt den Typhuserreger *Salmonella typhi*.
- Mark Twain (1835–1910) publiziert seinen humoristischen Reisebericht „Bummel durch Europa", der das berühmte Kapitel über die „schreckliche Deutsche Sprache" enthält.

1881

- Theodor Billroth (1829–1894) führt in Wien die erste erfolgreiche Magenresektion durch.
- Der Heidelberger Gynäkologe Ferdinand Adolf Kehrer (1837–1914) führt in Meckesheim bei Sinsheim den ersten Kaiserschnitt mit moderner

Schnittführung durch. Der Eingriff erfolgte als Notfalleingriff in der Küche eines Privathauses.

- Jacques Offenbach (1819–1880) komponiert die Oper „Hoffmanns Erzählungen"

1882
- Robert Koch (1843–1910) gibt in Berlin die Entdeckung des Tuberkelbazillus bekannt.
- Unter der Bezeichnung „Kongreß für innere Medizin" wird in Wiesbaden die Deutsche Gesellschaft für Innere Medizin gegründet.
- Alphonse Daudet (1840–1897) publiziert seine französischen Erzählungen „Tartarin de Tarascon".

1883
- Der britische Anthropologe Francis Galton (1822–1911), ein Cousin von Charles Darwin, prägt den Begriff „Eugenik".
- Der Schotte Robert Louis Stevenson (1850–1894) publiziert den Abenteuerroman „Die Schatzinsel".
- In New York wird die „Metropolitan Opera" eröffnet.

10.4 Die weitere Entwicklung zum Krankheitsverständnis

Gaucher selbst, der die Krankheitsbeschreibung als Medizinstudent gemacht hatte, hielt die Erkrankung für eine Form einer Neoplasie der Milz [1]. Er beschrieb den Milztumor mit der Infiltration des Parenchyms mit großkernigen Zellen.

1905
Brill et al. [2] erkennen die genetische Natur der Erkrankung und verwenden erstmals die Bezeichnung „Gaucher-Erkrankung".

1907
Die systemische Natur der Erkrankung wird erkannt [3].

1916
Das Speichermaterial wird als Lipid erkannt [4].

1924

Der deutsche Arzt H. Lieb isoliert 1924 aus der Milz von Erkrankten ein Lipid, das er für Kerasin oder Galactocerebrosid hält [5].

1927

Oberlin et al. beschreiben beim Säugling die neurologische Form des Morbus Gaucher [6].

1934

Der französische Arzt A. Aghion definiert in seiner Dissertationsarbeit das gespeicherte Lipid als Glukosylceramid [7].

1959

Hillborg beschreibt den „Norrbottischen Typ" (Typ 3) einer sich langsam entwickelnden progressiven neuropathischen Form des Morbus Gaucher in einem schwedischen Isolat am Polarkreis [8].

1964

Der belgische Biochemiker de Duve [9] schlägt 1964 vor, lysosomale Enzymmangelzustände durch die Infusion des gereinigten, fehlenden Enzyms zu substituieren.

1965

Der Amerikaner Roscoe O. Brady weist nach, dass einer Glukozerebrosidanhäufung ein Mangel des lysosomalen Enzyms Glukozerebrosidase zugrunde liegt [10]. Dieses Ergebnis wird im gleichen Jahr von A.D. Patrick bestätigt [11]. Das Enzym wird in späteren Arbeiten auch als sauere β-Glukosidase bezeichnet.

1982

Devine et al. lokalisieren das für Morbus Gaucher verantwortliche Gen auf Chromosom 1 [12].

1984

Ginns et al. klonieren das *Glukozerebrosidase*-Gen [13].

1991

Beginn der Enzymersatztherapie für Patienten mit Morbus Gaucher [14]. Zwischenzeitlich sind zur Behandlung des Morbus Gaucher die Enzympräparate „Imiglucerase®" und „Velaglucerase alpha®" verfügbar.

10.5 Der moderne Blick auf die Erkrankung [15]

Die Gaucher-Erkrankung ist Folge eines lysosomalen Glukozerebrosida-se-Mangels. Die Gesamtprävalenz beträgt ca. 1:40 000 und ist bei Ashke-nasi-Juden gehäuft. Die klinischen Hauptmerkmale sind die Hepato- und insbesondere die Splenomegalie sowie eine Infiltration des Knochenmarks, das zu Anämie, Thrombozytopenie und Leukopenie führt. Die Beteiligung des Skeletts ist die Ursache der Knochenschmerzen. Der distale Femur nimmt im Röntgenbild eine pathognomonische „Erlenmeyer-Kolben"-Form an. Beim Morbus Gaucher besteht eine Assoziation mit dem Morbus Parkinson, Tumoren, insbesondere lymphoproliferativen Erkrankungen, wodurch belegt wird, dass der Morbus Gaucher eine Multisystem-erkrankung ist. Zwischenzeitlich werden drei Typen des Morbus Gaucher unterschieden:

Typ I: die am häufigsten vorkommende nichtneuropathische Form,
Typ II: die infantile, akut neuropathische Form,
Typ III: die chronisch neuropathische Form.

Literatur

1. Gaucher PCE (1882) De l'épithélioma primitif de la rate. Hypertrophie idiop-athique de la rate sans leucémie. (Thèse pour le Doctorat en Médecine)
2. Brill NE, Mandelbaum FS, Libman E (1905) Primary splenomegaly-Gaucher type. Report on one of few cases occurring in a single generation of one family. Amer J Med Sci 129:491
3. Schlagenhaufer F (1907) Über meist familiär vorkommende histologisch cha-rakteristische Splenomegalien (Typus Gaucher). Virchows Arch Path Anat und Klin Med 187:125
4. Mandelbaum FS, Downey H (1916) The histopathology and biology of Gau-cher's disease (large-cell splenomegaly). Folia Haemat 20:139
5. Lieb H (1924) Cerebrosidspeicherung bei Splenomegalie Typus Gaucher. Hop-pe-Seyler's Z Physiol Chem 140:305
6. Oberling C, Woringer P (1927) La maladie de Gaucher chez le nourrison. Rev Franc de Pédiat 3:475
7. Aghion H (1934) La maladie de Gaucher dans l'enfance (Promotionsarbeit), Paris
8. Hillborg PO (1959) Morbus Gaucher: Norbotten. Nord Med 61:303
9. De Duve C (1964) From cytases to lysosomes. Fed Proc 23:1045

10. Brady RO, Kanfer JN, Shapiro D (1965) Metabolism of glucocerebrosides. II. Evidence of an enzymatic deficiency in Gaucher's disease. Biochem Biophys Res Commun 18:221

11. Patrick AD. (1965) Short communications: a deficiency of glucocerebrosidase in Gaucher's disease. Biochem J 97:17 C

12. Devine EA, Smith M, Arredondo-Vega FX et al (1982) Chromosomal localization of the gene for Gaucher disease. Prog Clin Biol Res 95:511

13. Ginns EI, Choudary PV, Martin BM et al (1984) Isolation of cDNA clones for human beta-glucocerebrosidase using the lamda gt11 expression system. Biochem Biophys Res Commun 123:574

14. Beutler E, Kay A, Saven A et al (1991) Enzyme replacement therapy for Gaucher disease. Blood 78:1183

15. Böhles H (2016) Stoffwechselerkrankungen im Kindes- und Jugendalter. Georg Thieme Verlag, Stuttgart, S 384–385

11

Morbus Hirschsprung, 1888

Inhaltsverzeichnis

Bei dieser Arbeit handelt sich um die offizielle Erstbeschreibung des Mega-colon congenitum durch Aplasie der Ganglienzellen des Darmes (Plexus submucosus Meissner, Plexus myentericus Auerbach).

In der von Virchow gegründeten medizinhistorischen Sammlung der Charité befindet sich ein über einen Meter hohes säulenartiges Standgefäß mit dem Megakolon eines Patienten mit Morbus Hirschsprung. Als Todes-ursache wird angegeben, dass er von seiner eigenen „Kotsäule" erdrückt wor-den war.

Im Jahr 1886 trug Harald Hirschsprung in Berlin bei der Tagung der Gesellschaft für Kinderheilkunde, die nachfolgende Krankengeschichte eines Säuglings vor, der an einer Verstopfung bei massiver Erweiterung der

(Die Rechtschreibung der Erstbeschreibung wurde aus dem Originaltext übernommen).

© Springer-Verlag GmbH Deutschland, ein Teil von Springer Nature 2020   **97**
H. Böhles, *Historische Fälle aus der Medizin*,
https://doi.org/10.1007/978-3-662-59833-7_11

Kolons litt. Hirschsprung besuchte gerne die Jahrestagungen der Deutschen Gesellschaft für Kinderheilkunde. Sein Besuch erfreute die deutschen Kollegen immer sehr, da er sie gerne mit Zigarren aus der eigenen Familienmanufaktur beschenkte. Die 1886 vorgetragenen Fälle publizierte er 1888 in deutscher Sprache.

11.1 Erstbeschreibung durch Harald Hirschsprung 1888 in Kopenhagen [1]

» *„Stuhlträgheit Neugeborener in Folge von Dilatation und Hypertrophie des Colons"*

„Ich erlaube mir, dieser sachkundigen Versammlung zwei pathologische Präparate aussergewöhnlicher Art nebst ganz kurzgefassten Krankengeschichten vorzulegen; es ist meine Hoffnung, möglicherweise dadurch Bericht über ähnliche Beobachtungen oder einschlägige Bemerkungen von Seite der vielen anwesenden Collegen hervorzurufen.

Ich werde Ihnen sofort das erste Präparat präsentieren. Wie Sie sehen, ist es ein Dickdarm, aber von solchen Dimensionen, dass es Sie gewiss überraschen wird, zu erfahren, dass er von einem Kinde herrührt, das beim Tode nur 11 Monate alt war. Als der Unterleib geöffnet wurde, traten uns ein paar enorm ausgedehnte Darmschlingen entgegen, es waren das S. Romanum und das noch stärker dilatirte Colon transversum. Auch die übrigen Theile des Dickdarms zeigten sich etwas erweitert, nur der Mastdarm war nicht dilatirt, ebenso wenig aber der Sitz irgend einer Verengerung. [...]

Welche Symptome hatte nun dies sonderbare Leiden des Dickdarms hervorgerufen?

Gleich nach der Geburt hatte das Kind, welches in der Entbindungsanstalt in Kopenhagen geboren war, die Eigenthümlichkeit dargeboten, dass es trotz verschiedener Abführungsmittel keinen Stuhlgang bekam. Erst nach wiederholten Clysmata stellte die Oeffnung sich ein. Dieselbe Trägheit der Defäkation setzte sich in den folgenden Monaten fort, und die verschiedensten Mittel mussten abwechselnd angewendet werden; gelang es aber die Abführung hervorzurufen, war sie immer von normaler Consistenz und Aussehen. Das Kind befand sich übrigens vollkommen wohl und gedieh vortrefflich durch die Mutterbrust nebst Zwiebacksbrei. [...]

Waldemar H., 7 Monate alter Säugling, wurde den 19. April 1885 im Kinderhospitale aufgenommen. Gleich von der Geburt an hatte er an Stuhlträgheit gelitten und nur durch tägliche Anwendung verschiedener Abführmittel war es gelungen, die

Defäkation zu unterhalten. Sie war nie mit Schmerzen verbunden gewesen, das Kind klagte überhaupt nur selten, hatte kein Aufstossen, auch nicht Erbrechen gehabt und gedieh gut. Mitunter war aber der Unterleib sehr aufgetrieben, und die Ausdehnung hatte nach und nach zugenommen. Vor einem Monat war sie so bedeutend geworden, dass die bestürzte Mutter das Kind in aller Eile zum Communehospital brachte, wo Capillärpunktur mit Ausleerung von Luft gemacht wurde, und der Unterleib war, doch nur kurze Zeit, weniger gespannt. Es gelang, durch tägliche Dosen von Ricinusöl in Verbindung mit Clysmata die Abführung herbei zu schaffen, und der Knabe konnte in recht befriedigendem Zustande das Hospital verlassen. Bald danach fing der Unterleib indessen an sich aufs Neue gewaltig zu heben, und zwar trotzdem dass die Oeffnung reichlich, dünn und unwillkürlich geworden war. Er erbrach nur ein seltenes Mal, der Junge war aber weinerlich und augenscheinlich leidend, und nun wurde er zum Kinderhospitale gebracht.

Es war ein mageres und zart gebautes Kind mit einem enormen Unterleibe, der im Umfange 56 cm mass. [...]

Keine Excremente im Rectum, als aber der Finger entfernt wurde, folgte dünne Oeffnung [...]. "

11.2 Der Autor Harald Hirschsprung (1830–1916)

Er wurde 1830 in Kopenhagen geboren, wo sein deutschstämmiger Vater eine Zigarrenfabrik hatte. Es war der Wunsch des Vaters, dass Harald das Unternehmen weiterführen sollte. Er wollte jedoch Medizin studieren. Das Studium absolvierte er in Kopenhagen und machte dort 1855 Examen. Sein Interesse an der Kinderheilkunde wurde durch seinen Mentor E.M. Levy geweckt, der zwei Kinder mit einer Ösophagusatresie entdeckt hatte und Hirschsprung auf diese Fälle aufmerksam machte. Während Hirschsprung in der königlichen Entbindungsklinik tätig war, ergab sich der glückliche Umstand, dass er auf weitere vier Neugeborene mit Ösophagusatresie und tracheoösophagealer Fistel stieß. Bereits in seinen ersten Berufsjahren publizierte er einige Arbeiten über intestinale Probleme. Er fühlte sich von der Gastroenterologie angezogen und wurde 1861 auch mit einer Arbeit über diese Fälle mit Ösophagus- und Dünndarmatresie promoviert.

Im Jahr 1870 wurde Harald Hirschsprung Leiter einer kleinen Klinik für Neugeborene mit 20 Betten. Damit wurde er der erste Pädiater in Dänemark. In der Folge wurde er Direktor des Königin Louisa Hospitals in Kopenhagen, das vor allem für seine Anstrengungen im Bereich pädiatrischer Forschung bekannt wurde. Im Jahr 1877 wurde er zum Professor für Kinderheilkunde ernannt.

In seiner Persönlichkeit galt Hirschsprung als schwierig, schüchtern und zurückgezogen, aber andererseits handelte er mit großer Entschlossenheit; so wollte Königin Louise z. B., dass über jedem Kinderbett ein Bibelvers stehen sollte. Hirschsprung bestand jedoch darauf, dass Tierbilder angebracht werden, womit er die Königin so sehr verärgerte, dass sie sich weigerte, das Krankenhaus wieder zu betreten. Im Jahr 1886 bei der Jahrestagung der Deutschen Gesellschaft für Kinderheilkunde in Berlin hielt Hirschsprung einen Vortrag mit dem Titel „Stuhlträgkeit Neugeborener in Folge von Dilatation und Hypertrophie des Colons". In diesem Vortrag beschrieb er zwei Säuglinge, die mit massiver Obstipation und Dilatation sowie Hypertrophie des Kolons aufgefallen waren.

Auch die Universität verzögerte seine Lehranerkennung bis 1891, als er dann schließlich zum Professor für Kinderheilkunde ernannt wurde. Danach unterrichtete er kleine Studentengruppen. Für den Unterricht wurde ihm eine Zeit am Sonntagmorgen zugeteilt. Als Lehrer war Hirschsprung nicht sehr erfolgreich, da er Schwierigkeiten hatte, vor einem Auditorium zu sprechen, und im Vortrag verlor er sich meist in unwichtigen Kleinigkeiten.

Im Jahr 1904, Hirschsprung war 74 Jahre alt, verlor er durch eine Zerebralsklerose viele seiner geistigen Fähigkeiten und wurde gezwungen, seine klinischen und akademischen Tätigkeiten niederzulegen.

Er verstarb am 11. April 1916 im Alter von 85 Jahren.

11.3 Das medizinische und kulturelle Umfeld um das Beschreibungsjahr 1888

1887

- Der Maler Marc Chagall (1887–1985) wird geboren.
- Der britische Kehlkopfspezialist Morell Mackenzie (1837–1892) wird zur Behandlung des erkrankten preußischen Kronprinzen Friedrich hinzugezogen.

1888

- Es wird eine Bahnverbindung zwischen Westeuropa und Konstantinopel eingerichtet („Orientexpress").
- Friedrich Nietzsche (1844–1900) veröffentlicht „Der Wille zur Macht".
- Paul Gaugin (1848–1903) malt ein Portrait von van Gogh (1853–1890).
- Rodin (1840–1917) erschafft das Denkmal „Die Bürger von Calais" zur Erinnerung an die englische Belagerung von 1347.

1889

- Bertha von Suttner (1843–1914), die spätere erste Friedensnobelpreisträgerin, veröffentlicht den pazifistischen Roman „Die Waffen nieder".
- Der 72-jährige französische Neurophysiologe Charles Édouard Brown-Séquard (1817–1894) berichtet, dass er sich zur geistigen und körperlichen Auffrischung Extrakt aus Hunde- und Meerschweinchenhoden unter die Haut injiziert habe.

11.4 Die weitere Entwicklung zum Krankheitsverständnis

1691

- Die erste Erwähnung eines angeborenen Megakolons wird jedoch Frederick Ruysch (1638–1731) im Jahr 1691 zugeschrieben. Bei der Obduktion eines 5-jährigen Mädchens war das Kolon oberhalb des Rektums massiv erweitert gewesen [2].

1857

- Der Anatom Georg Meissner (1829–1905) beschreibt den Plexus submucosus der Darmwand.

1862

- Der Anatom Leopold Auerbach (1828–1897) beschreibt den Plexus myentericus der Darmwand.

1901

- Erst in der Folge wurde 1901 durch Tittel der Mangel an Ganglienzellen im distalen Kolon nachgewiesen [3].

1948

- Erst 1948 konnte das typische histologische Bild bei Morbus Hirschsprung dargestellt werden [4]. Der schwedisch-amerikanische Kinderchirurg Orvar Swenson (1909–2012) klärte die Krankheitsursache und führte die erste Durchzugsoperation durch [5].

1949

- O. Swenson führt die erste Rektosigmoidektomie durch.

11.5 Der moderne Blick auf die Erkrankung [6]

Klinisch besteht eine Erweiterung des Kolons, welche durch die nachfolgende Obstruktion infolge des aganglionotischen Segmentes bedingt ist. Beide, der Plexus myentericus Auerbach wie auch der Plexus submucosus Meissner, sind nicht angelegt.

Das Krankheitsproblem besteht in einer genetisch bedingten Aganglionose, die durch eine gestörte Migration und Reifung der Zellen des enterischen Nervensystems entstanden ist. Der Erbgang ist dominant, wenn die Mutation das RET-Onkogen betrifft, und rezessiv, wenn am Lokus 13q22 das Endothelin-Rezeptor-Typ-B-Gen mutiert ist. Die Innervation des Darmes erfolgt von proximal nach distal. In drei Viertel der Fälle beschränkt sich die Aganglionose auf Rektum und Sigmoid. Bei nur 8 % der Patienten ist der gesamte Dickdarm betroffen. Wenn das terminale Ileum auch noch betroffen ist, dann spricht man vom Zülzer-Wilson-Syndrom. Die Aganglionose kann syndromal mit verschiedenen extraintestinalen Störungen verknüpft sein, so z. B. mit einer Nierenagenesie beim Santos-Syndrom und Pigmentstörungen beim Waardenburg-Syndrom. Die Aganglionose ist auch immer Bestandteil des Mowat-Wilson-Syndroms, das mit einer geistigen Retardierung und auffälligen Gesichtszügen einhergeht. Weitere angeborene Fehlbildungen am Herzen, dem ZNS oder Urogenitaltrakt finden sich bei ca. 15 % der betroffenen Patienten.

Der aganglionäre Darmanteil verliert durch das Fehlen von NO- und VIP-enthaltenden inhibitorischen Neuronen seine Fähigkeit zur Relaxation, d. h. die Muskulatur bleibt tonisch kontrahiert. Es muss betont werden, dass das enge und nicht das erweiterte Segment (Megacolon congenitum!) erkrankt ist. H. Hirschsprung selbst hielt noch den erweiterten Darmteil für erkrankt. Für die sichere Diagnose ist eine Biopsie notwendig, die 2–3 cm oberhalb der Linea dentata an der Dorsalseite des Rektums erfolgen sollte. Die Aufarbeitung des Biopsats erfolgt enzymhistochemisch mittels der Acetylcholinesterase-Färbung. Die Länge des aganglionären Segments kann präoperativ am besten mit einem Kolonkontrasteinlauf abgeschätzt werden.

Literatur

1. Hirschsprung H (1888) Stuhlträgheit Neugeborener infolge von Dilatation und Hypertrophie des Colons. Jahrbuch f. Kinderheilkunde 27:1–7
2. Leenders E, Sieber WK (1970) Congenital megacolon observation by Frederick Ruysch 1691. J Ped Surg 5:1–3

3. Tittel K (1901) Über eine angeborene Missbildung des Dickdarmes. Wien Klin Wschr 14:903–907

4. Whitehouse FR, Kernohan JW (1948) Myenteric plexus in congenital megacolon. Arch Int Med 82:75–111

5. Swenson O, Bill AH (1948) Resection of rectum and rectosigmoid with preservation of the sphincter for benign spastic lesions producing megacolon; an experimental study. Surgery 24:212–220

6. Koletzko S (2008) Morbus Hirschsprung. In: Rodek B, Zimmer K-P (Hrsg) Pädiatrische Gastroenterologie, Hepatologie und Ernährung. Springer Medizin, Heidelberg

12

Zöliakie (einheimische Sprue), 1888

In den Innenstädten werden zunehmend Restaurants mit dem Hinweis „glutenfreie Ernährung" beworben. Der Bedarf ergibt sich aus der Tatsache, dass immer häufiger hinter unklaren Allgemeinbeschwerden eine Zöliakie als Ursache erkannt wird. Das große Varianzspektrum der klinischen Merkmale ist seit dem Beginn der Erkrankungsberichte ein besonderes Merkmal. Damit sind wahrscheinlich auch die vielen Irrwege, die bis zur Klärung des Problems beschritten werden mussten, zu erklären. Samuel Gee war nicht der erste Arzt, der auf die abdominellen Probleme hinwies, aber er war der Erste, der eine moderne Gesamtzusammenstellung der Symptome gab. Heute erweist sich die Zöliakie als eine beunruhigend häufig auftretende Erkrankung, die zunehmend hinter teilweise unbedeutenden Teilsymptomen des Körpers erkannt wird.

_____

(Die Rechtschreibung der Erstbeschreibung wurde aus dem Originaltext übernommen).

© Springer-Verlag GmbH Deutschland, ein Teil von Springer Nature 2020
H. Böhles, *Historische Fälle aus der Medizin*,
https://doi.org/10.1007/978-3-662-59833-7_12

12.1 Erstbeschreibung durch Samuel Gee 1888 in London [1]

» *„On the coeliac affection"*

„There is a kind of chronic indigestion which is met with in persons of all ages, yet is especially apt to affect children between one and five years old. Signs of the disease are yielded by the faeces; being loose, not formed, but not watery; more bulky than the food taken would seem to account for; pale in color, as if devoid of bile; yeasty, frothy, an appearance probably due to fermentation; stinking, stench often very great, the food having undergone putrefaction rather than concoction."

„His stomack is the kitchin, where the meat"

„I soften but half sod, for want of heat"

„The pale loose stool looks very much like oatmeal porridge or gruel. The hue is somewhile more yellow, otherwhile more drab. The paleness is commonly supposed to signify lack of bile; but the colour of faeces is a very rough measure of the quantity of bile poured into the duodenum; nay, more, the colour of faeces is a very rough measure of the quantity of bile which they contain. Whitish stools are not always so wanting in bile as they seem to be; in particular, opaque white food, such as milk-curd, undigested, will hide the colour of much bile.

Diarrhoea alba is a name employed in India to denote the coeliac affection; not that it is always a coeliac flux, a diarrhoea strictly speaking. True the dejections are faecal, more liquid and larger than natural, but they are not always more frequent than natural; it may be that the patient voids daily but one large, loose, whitish stinking stool. Diarrhoea chylosa is another name used formerly, and which seems to mean that the faeces consist of chyle unabsorbed. […]

The coeliac disease is commonest in patients between one and five years old: it often begins during the second year of life. Sometimes from India Englishmen return sick with the coeliac affection: seldom is it met with in adults who have never left our island.

The causes of the disease are obscure. Children who suffer from it are not all weak in constitution. Errors in diet may perhaps be a cause, but what error? Why, out of a family of children all brought up in much the same way, should one alone suffer? This often happens. Nor can we deem the coeliac passion always a consequence of accidental diarrhoea, for costiveness is sometimes a forerunner of the disorder. […]

Naked-eye examination of dead bodies throws no light upon the nature of the coeliac affection: nothing unnatural can be seen in the stomach, intestines, or other digestive organs. Whether atrophy of the glandular crypts of the intestines be ever or always present, I cannot tell.

The onset is usually gradual, so that its time is hard to fix: sometimes the complaint sets in suddenly, like an accidental diarrhoea; but even when this is so, the nature of the disease soon shows itself.

The patient wastes more in the limbs than in the face, which often remains plump until death is nigh. In the limbs, emaciation is at first more apparent to hand than to eye, the flesh feeling soft and flabby. Muscular weakness great: muscular tenderness often present.

Cachexia, a fault of sanguification, betokened by pallor and tendency to dropsy, is a constant symptom: the patients become white and puffy; the loss of colour sometimes such as to resemble the cachectic hue of ague or splenic disease: the spleen sometimes enlarged. Examination of the blood by the microscope shows nothing noteworthy, unless much molecular matter in form of clear distinct particles or aggregated masses; but in this is not peculiarity.

The belly is mostly soft, doughy, and inelastic; sometimes distended and rather tight. Wind may be troublesome and very foetid. Appetite for food differs in different cases, being good, or ravenous, or bad. Heat of the body mostly natural; sometimes children are said to be hot at night, and especially so over the belly.

To diarrhoea alba add emaciation and cachexia and we have a complete picture of the disease. At times the bowel complaint is overlooked: the wasting, weakness, paleness are what is noticed, and are thought to be due to another than the true cause. [...]

The course of the disease is always slow, whatever be its end; whether the patient live or die, he lingers ill for months or years. Death is a common end, and is mostly brought about by some intercurrent disorder; for instance, choleraic diarrhoea. [...]

While the disease is active, children cease to grow; even when it tends slowly to recovery, they are left frail and stunted.

To regulate the food is the main part of treatment. [...]

The allowance of farinaceous food must be small; highly starchy food, rice, sago, corn-flour are unfit. Malted food is better, also rusks or bread cut thin and well toasted on both sides. No kind of fruit or vegetables may be given, except a tablespoonful or two of well-boiled mealy potatoes, mashed or rubbed through a sieve. Mutton and beef, raw or very underdone, pounded and rubbed through a wire sieve, should be given at the rate of from four to six tablespoonfuls daily. [...]

A child, who was fed upon a quart of the best Dutch mussels daily, throve wonderfully, but relapsed when the season for mussels was over: next season he could not be prevailed upon to take them. This is an experiment which I have not yet been able to repeat. [...]

But if the patient can be cured at all, it must be by means of diet. "

12.2 Der Autor Samuel Gee (1839–1911)

Samuel Gee stammte aus der Familie eines nicht sonderlich reichen „Geschäftsmannes". Er wurde am 13. September 1839 in London geboren. Eine höhere Schulbildung bekam er an der University College School, London. Sein Medizinstudium absolvierte er am University College Hospital, wo er 1861 mit einem MB und 1865 mit einem MD abschloss. Anfangs arbeitete er als Chirurg am University College Hospital, um noch 1865 an das Hospital for Sick Children, Great Ormond Street zu wechseln. In seiner beruflichen Entwicklung durchlief er die klassischen Stationen: Assistant Physician (1866), Physician (1875) und schließlich Consulting Physician (1904). Er arbeitete gleichzeitig am Great Ormond Street Hospital, am St. Bartholomew's Hospital und in einer Privatpraxis. An der St. Bartholomew's Medical School war er „Demonstrator" pathologischer Anatomie wie auch Dozent für Pathologie und Innere Medizin.

Gee hatte zusammen mit seiner Ehefrau Sarah Cooper zwei Töchter.

Am 3. August 1911 verstarb er bei einem Ferienaufenthalt in Keswick, an der englischen Südküste, an einem Herzinfarkt.

12.3 Das medizinische und kulturelle Umfeld um das Publikationsjahr 1888

- Friedrich Nietzsche (1844–1900) bricht in Turin mit den Symptomen einer Syphilis im Spätstadium zusammen.
- Die Maler Vincent van Gogh (1853–1890) und Paul Gaugin (1848–1903) versuchen im südfranzösischen Arles zusammen zu arbeiten. Nach wenigen Monaten trennen sie sich im Streit.
- Für das Deutsche Reich ist 1888 das „Dreikaiserjahr" mit Wilhelm I. (stirbt im März), dann Friedrich III., der im Juni an einem Kehlkopfkarzinom stirbt, und Wilhelm II., dem Sohn von Friedrich III.
- Die Bakteriologie revolutioniert die Medizin. Es werden entdeckt: 1873 *Mycobacterium leprae* (Lepra), 1876 *Bacillus anthracis* (Milzbrand), 1879 *Neisseria gonorrhoeae* (Tripper), 1880 *Salmonella typhi* (Typhus), 1880 *Plasmodium malariae* (Malaria), 1882 *Mycobacterium tuberculosis* (Tuberkulose),

1883 *Vibrio cholerae* (Cholera), 1884 *Corynebacterium diphtheriae* (Diphtherie), 1884 *Clostridium tetani* (Tetanus), 1886 *Diplococcus pneumoniae* (Pneumonie), 1887 *Neisseria meningitidis* (Meningitis), 1888 *Salmonella enteritidis* (Paratyphus), 1894 *Pasteurella (Yersinia) pestis* (Pest), 1897 *Clostridium botulinum* (Botulismus), 1898 *Shigella dysenteriae* (Ruhr).

- Theodor Storm (1817–1888), der Hauptvertreter des deutschen Realismus, vollendet die Novelle „Der Schimmelreiter". Er verstirbt im Juli 1888 an einem Magenkarzinom. Zu Storms Zeit gab es noch keinen Kühlschrank. Nahrung musste durch Räuchern, Pökeln oder Trocknen haltbar gemacht werden. Mit dem Räuchern und Pökeln (Nitritpökelsalz mit Nitrosaminbildung im Magen) entstanden Karzinogene, was die damalige Häufung des Magenkarzinoms gegenüber unseren Tagen erklärt.

12.4 Die weitere Entwicklung zum Krankheitsverständnis

1887/1888

- Mit seinem Vortrag am Hospital for Sick Children, Great Ormond Street im Jahr 1887 und seiner Publikation 1888 gab Gee die erste moderne Beschreibung der Zöliakie [1]. Gee sah darin jedoch nicht die Beschreibung einer neu erkannten Erkrankung, sondern er betitelte die Publikation „On the Coeliac Affection" und gebrauchte die Begrifflichkeit von Aretaeus von Kappadokien, der die Erkrankung ca. 2000 Jahre vorher beschrieben hatte.
- Sein medizinhistorisches Interesse wie auch seine klassische Bildung mit Kenntnis des Altgriechischen waren die Ursache, dass Gee das Werk des Aretaeus von Kappadokien kannte, der im 2. Jahrhundert vor Chr. als Erster über „The Coeliac Affection" geschrieben hatte. Er beschrieb den charakteristischen Stuhl, die Häufung beim weiblichen Geschlecht und als Erster das Auftreten bei Kindern. Als Anatom erkannte er die Atrophie der Darmzotten.

1669

- Bei genauerer Durchsicht der medizinischen Niederschriften im Verlauf der Jahrhunderte zeigte es sich, dass der niederländische Arzt Vincent Ketelaer 1669 ein Buch publiziert hatte (Commentarius Medicus de Aphthis Nostratibus seu Belgarum Sprouw), das von einer Durchfallerkrankung berichtet, bei der die Faeces so voluminös waren, dass mehrere Töpfe die Stuhlmengen kaum fassen konnten.

1737

- John Bricknell erwähnt in seinem Buch Patienten, die am „white flux"
  leiden.
- In beiden Fällen, von 1669 und von 1737, handelte es sich wahrscheinlich um frühe Beschreibungen der Zöliakie.

Ab 1887

- In den Jahren nach seinem wegweisenden Vortrag im Jahr 1887, wur-
  den die Bauchspeicheldrüse [2] oder allgemeine intestinale Störun-
  gen verantwortlich gemacht [3, 4]. Ch. A. Herter (1865–1910) und O.
  Heubner (1843–1926) sprachen von einem „intestinalen Infantilismus".
  Otto Heubner schreibt in seinem Lehrbuch der Kinderheilkunde: „*Mit
  Rücksicht auf die Beeinträchtigung der gesamten körperlichen Entwicklung,
  wodurch das Kind gleichsam um Jahre zurückversetzt wird, hat Herter diese
  Erkrankung als Infantilismus bezeichnet.*" [5]

1908

- Herter beschreibt einen Patienten in folgender Weise: „*Case I. Male, aet.
  8 years. Older sister in good health. Normal infancy with average growth.
  During third year reached weight of 31 lbs. At this time irregularities of
  digestion, especially periods of diarrhoea with mucus. Gradual loss of weight,
  increasing abdominal distension, carbohydrate intolerance and fat diarrhoea.
  Between third and seventh years weight did not exceed 31 lbs.*"
  Diätetische Manipulationen waren von Anfang an die Grundlage der
  Therapie. Es wurden Beschränkungen von Fett, Kohlenhydraten und
  auch Milchprodukten empfohlen, die jedoch keinen nachhaltigen Erfolg
  zeigten.

1924

- Haas schlägt seine berühmt gewordene „Bananendiät" vor [6], die bis zur
  Einführung einer glutenfreien Diät ausgiebig angewandt wurde. In England bekamen während des 2. Weltkrieges Kinder mit Zöliakie getrock-
  nete Bananen als Nahrungszulage.
- Es ist interessant, dass in jenen Jahren mehrere Ärzte bemerkten, dass die
  Krankheitssymptome durch Brot verschlechtert wurden, ohne dass sie
  aber eine gedankliche Verbindung zur Ursache herstellten.

1948–1950

- Die Untersuchungen der niederländischen Forschergruppe aus Utrecht
  wurden von dem Pädiater Willem Dicke (1905–1962) geführt. Sie hatten

beobachtet, dass Brot oder Biskuits eine Verschlechterung der Symptome bewirkten. Er berichtete 1947 von diesen Beobachtungen auf dem internationalen Kinderärztekongress in New York; jedoch niemand glaubte ihm. Nach seiner Rückkehr diskutierte Dicke seine Beobachtungen mit einigen Biochemikern, wobei die Tatsache betont wurde, dass die Gabe von Weizen von Zöliakiepatienten mit einer vermehrten Steatorrhö beantwortet wurde. Mitarbeiter von Dicke, der Pädiater H.A. Weijers und der Biochemiker J.H. van de Kamer beobachteten, dass bei der Elimination von Weizen aus der Nahrung die fäkale Fettausscheidung abnahm und die Wiedereinführung von Weizenmehl zu einer Verschlechterung führte. Das gleiche Phänomen konnte nicht mit Weizenstärke erzielt werden. Die ersten Ergebnisse dieser Arbeit stellten sie 1950 auf dem „International Meeting of the International Pediatric Association (IPA)" in Zürich vor. Die Ergebnisse wurden von W. Dicke in einer Dissertationsschrift zusammengefasst [7]. Das daraus resultierende Manuskript wurde bei einer bekannten amerikanischen Zeitschrift eingereicht, aber nicht zur Publikation angenommen. Erst 1953 wurde das unveränderte Manuskript bei *Acta Paediatrica Scandinavica* angenommen [8]. Zu dieser Zeit beobachteten Anderson und Mitarbeiter in Birmingham, dass das fäkale Fett aus der Nahrung stammte und somit ein Absorptionsdefekt vorlag. Eine Besserung der Situation trat erst nach der strikten Elimination des Glutens im Weizenmehl ein [9]. Gluten war der von den niederländischen Autoren genannte sog. „Weizenfaktor".

1954

- Paulley beschreibt erstmals aus intraoperativ gewonnenem Biopsiematerial den Zottenschwund und die Kryptenhyperplasie als morphologisches Korrelat der Erkrankung [10].

1957

- Die Biopsiediagnostik wurde durch die von Crosby und Kugler entwickelte „Crosby Kapsel" [11], eine Methode, die in leicht abgewandelter Form der noch heute gebräuchlichen röntgenologisch kontrollierten Dünndarmsaugbiopsie entspricht, erleichtert.

1992

- Der britische Pathologe Michael N. Marsh klassifiziert die für die Zöliakie charakteristischen histologischen Veränderungen [12].

12.5 Der moderne Blick auf die Erkrankung [13]

Die Zöliakie ist eine Entzündung der Darmschleimhaut, die durch alkohol-löslichе Proteinanteile (Prolamin = Gliadin) von Weizen, Roggen, Gerste und Hafer (geringere Toxizität) ausgelöst wird. Gliadin (Klebereiweiß) macht die Backqualität und nachfolgende Schnittfestigkeit des Weizenproduktes aus. Es entwickelt sich eine Atrophie der Dünndarmzotten, die zu einer Malabsorptionsproblematik mit entsprechenden Mangelerscheinungen führt.

Bei der Zöliakie handelt es sich um eine Autoimmunerkrankung, wobei die Gewebetransglutaminase das Antigen des Endomysiumantikörpers darstellt. Die Funktion der Gewebetransglutaminase ist die Deamidierung von Glutamin zu Glutaminsäure, wodurch die Bindung des Gliadinpeptids an HLA-DQ2 verstärkt wird.

Die Lamina propria der Dünndarmmukosa wird mit Plasmazellen, Eosinophilen, TH1-Lymphozyten, dendritischen (HLA-DQ2-positive) Makrophagen und CD8-Lymphozyten infiltriert.

Mit der Zöliakie sind häufiger andere Autoimmunerkrankungen assoziiert, insbesondere der Diabetes mellitus Typ 1 und die Thyreoiditis Hashimoto. Über die Jahre wurde gelernt, dass das Fehlen von Durchfall und Gedeihstörungen eine Zöliakie nicht ausschließt. Ein hoher Prozentteil der Patienten hat eine „oligosymptomatische" oder sogar „monosymptomatische" Erkrankung.

Die Serologie ist ein Grundpfeiler der Diagnostik. Mit IgA-Endomysium- und IgA-Gewebetransglutaminase-Antikörpern werden ~95 % der Patienten erfasst. Bei ~5 % der Patienten muss jedoch mit einem IgA-Mangel gerechnet werden, wodurch die IgG-Antikörper diagnostisches Gewicht bekommen. Bei HLA-DQ2- und HLA-DQ8-Negativität kann eine Zöliakie ausgeschlossen werden.

Die Diagnose einer gesicherten Zöliakie erfordert eine lebenslange, strikte glutenfreie Diät, d. h. keine Zufuhr von Weizen, Roggen, Gerste, Hafer, Wildreis, Dinkel, Grünkern, Einkorn und Malz.

Offensichtlich hat die allmähliche Zufütterung von Gluten bei gleichzeitigem Stillen einen präventiven Effekt.

Literatur

1. Gee S (1888) On the coeliac affection. Saint Bartholomew's Hospital Reports 24:17–20
2. Braunwell, A (1902/03) Case of infantilism. Clin Stud Edinburgh 1:157

3. Herter CA (1908) On infantilism from chronic intestinal infection characterized by the overgrowth and persistence of flora of the nursling period. A study of the clinical course, bacteriology, chemistry and therapeutics of arrested development in infancy. The Macmilan Company, New York

4. Heubner O (1909) Über schwere Verdauungsinsuffizienz beim Kinde jenseits des Säuglingsalters. Jahrbuch f. Kinderheilkunde 70:667–671

5. Heubner O (1911) Lehrbuch der Kinderheilkunde, Bd II. Verlag von Johann Ambrosius Barth, Leipzig, S 440

6. Haas S (1924) The value of the banana in the treatment of coeliac disease. Amer J Dis Child 28:421–437

7. Dicke WK (1950) Coeliakie: een onderzoek naar de nadelige invloed van sommige graansoorten op de lijder aan Coeliakie. Promotionsarbeit an der Universität Utrecht.

8. Dicke WK, Weijers HA, van de Kamer JH (1953) Coeliac disease. II. The presence in wheat of a factor having a deleterious effect in cases of coeliac disease. Acta Paediatr Scand 42:34–42

9. Anderson CM, Frazer AC, French JM et al (1952) Coeliac disease: gastrointestinal studies and the effect of dietary wheat flour. Lancet i:836-842

10. Paulley LW (1954) Observations on the aetiology of idiopathic steatorrhea. Brit Med J 2:1318–1321

11. Crosby WH, Kugler HW (1957) Intraluminal biopsy of the small intestine. Amer J Dig Dis 2:236–241

12. Marsh MN (1992) Gluten, major histocompatibility complex, and the small intestine. A molecular and immunobiologic approach to the spectrum of gluten sensitivity („celiac sprue"). Gastroenterology 102:330–354

13. Zimmer KP (2008) Zöliakie. In: Rodeck B, Zimmer K-P (Hrsg) Pädiatrische Gastroenterologie, Hepatologie und Ernährung. Springer Medizin, Heidelberg, S 230–236

13

Infektiöse Mononukleose (Pfeiffersches Drüsenfieber), 1888

Inhaltsverzeichnis

Emil Pfeiffer hielt nur zwei kurze Vorträge über das nach ihm benannte „Drüsenfieber"; den ersten 1888 auf der Versammlung Deutscher Naturforscher und Ärzte in Köln, der 1888 im Jahrbuch für Kinderheilkunde unter dem Titel „Drüsenfieber" publiziert wurde.

Der weitschweifige und etwas umständliche Beginn der Arbeit zeugt davon, dass wissenschaftliche Mitteilungen noch mit Bedacht und ohne großen Zeitdruck gemacht wurden.

(Die Rechtschreibung der Erstbeschreibung wurde aus dem Originaltext übernommen).

© Springer-Verlag GmbH Deutschland, ein Teil von Springer Nature 2020
H. Böhles, *Historische Fälle aus der Medizin,*
https://doi.org/10.1007/978-3-662-59833-7_13

13.1 Erstbeschreibung durch Emil Pfeiffer 1888 in Wiesbaden [1]

》 „Drüsenfieber"

Die Arbeit beginnt er mit folgenden Worten:

„Der Gegenstand der Mittheilung, für die ich Ihre Aufmerksamkeit für kurze Zeit in Anspruch nehmen möchte, ist ein bei Kindern sehr häufig vorkommender Krankheitszustand, und ich würde nicht wagen, über denselben hier zu reden, wenn nicht die Literatur und besonders die Hand- und Lehrbücher der Kinderkrankheiten über denselben vollständig schwiegen. Es ist auch nicht meine Absicht, Ihnen ein vollständiges, nach allen Richtungen hin ausgebreitetes Krankheitsbild zu bieten, dazu fehlt bis jetzt alle pathologisch-anatomische Grundlage und besonders fehlen bakteriologische Ermittlungen. Meine Absicht ist nur, Ihnen ein klinisches Bild zu entwerfen, auf Grundlage dessen dann weitere Beobachtungen und Ermittlungen angestellt werden können."

Die klinische Beschreibung beginnt der Autor mit den Worten:

„Sie werden zu einem Kinde, nehmen wir an von 5, 6 oder 8 Jahren gerufen, welches in der Nacht oder am Abende vorher mit heftigem Fieber, Schmerzen in allen Gliedern und großer Unruhe erkrankt ist: vielleicht ist auch Erbrechen dagewesen und es besteht Appetitlosigkeit. [...]

Das Fieber ist beträchtlich, zwischen 39 und 40 °C.; die Zunge ist wenig belegt, Fauces leicht geröthet, jedoch ohne jeden Belag. [...]

Bei der Untersuchung findet man mehrere, bis zahlreiche Lymphdrüsen im ganzen Umfange des Halses, besonders aber am hinteren Rande des Kopfnickers und im Nacken deutlich geschwollen und schmerzhaft. Am anderen Tage ist häufig das Fieber verschwunden und es ist nichts Abnormes mehr nachzuweisen, als die mehr oder weniger zahlreichen geschwollenen und schmerzhaften Lymphdrüsen am Halse; das Kind ist wieder munter und hält nur den Hals noch etwas steif oder klagt über geringe Schmerzen beim Schlingen. [...]

Neben diesen leichtesten Fällen, welche vielleicht die sogenannte 'Fabricula' der älteren Autoren darstellen, giebt es aber eine ganze Reihe von Fällen, welche länger dauern, und die Krankheit kann sich in solchen Fällen durch Nachschübe 8 bis 10 Tage lang hinziehen. In diesen Fällen läßt das Fieber nicht am zweiten Tage nach, sondern hält sich mehrere Tage auf der zuerst erreichten Höhe, die

Drüsen schwellen zuerst nur auf einer Seite des Halses an, um dann am folgenden Tage auch auch auf der anderen Seite schmerzhaft zu werden und sich zu vergrößern, es gesellen sich zu den zuerst erkrankten Drüsen am Nacken noch weitere, die Schleimhaut des Schlundes röthet sich etwas mehr und schmerzt ganz leicht beim Schlingen, auch kann leichter Hustenreiz bestehen und die Erscheinungen eines Schnupfens sich zeigen. Am dritten oder vierten Tage ist jedesmal die Leber und die Milz deutlich vergrössert, beide palpabel, und in der Mehrzahl der Fälle findet sich ein Schmerz am Unterleibe, welcher jedesmal genau in der Mittellinie und genau in die Mitte zwischen Nabel und Symphyse verlegt wird. Derselbe wird mehr spontan als auf Druck empfunden. […]

Die leichte Angina zeigt keine Tendenz zu Belegen und ist nie so intensiv, um das hohe Fieber zu erklären. […]

Die Drüsen, welche bei diesen Fällen anschwellen, sind ausser Leber und Milz nur die Drüsen des Halses, besonders des Nackens. Axillar- oder Inguinaldrüsen habe ich nie geschwellt gefunden. […]

Die klinische Beobachtung charakterisiert die in Frage stehende Erkrankung als Infectionskrankheit, denn sie tritt in Epidemien auf und zwar in Hausepidemien. […]

Ich schildere Ihnen z.B. den Verlauf einer Familienepidemie, welche ich Anfangs dieses Jahres in der Familie eines Fabrikanten beobachtet habe. Da ich täglich in die Familie kam wegen der elektrischen Behandlung einer nervösen Erkrankung der Hausfrau, so wurde mir eines Tages Mitte Januar der eine 13 jährige Sohn der Familie vorgestellt, da er seit einigen Tagen nicht ganz wohl aus der Schule gelassen worden sei. Es fanden sich bei demselben deutlich geschwollene und auch noch etwas schmerzhafte Lymphdrüsen am Nacken hinter dem Kopfnicker: es war kein Fieber vorhanden, dagegen wurde ein unangenehmes Kratzen im Halse und die Empfindungen des Schnupfens geklagt. Die Erscheinungen gingen in den nächsten Tagen zurück, die Drüsen wurden schmerzlos und verschwanden allmählich immer mehr und der Knabe ging wieder zur Schule.

Am 26. Januar erkrankte der älteste, 16 jährige Sohn der Familie unter Frost und Hitze, Appetitlosigkeit, Abgeschlagenheit in den Gliedern und nervöser Unruhe, und die am Abende vorgenommene Messung der Temperatur ergab 39,6 °C. in der Achselhöhle. Bei der Untersuchung am folgenden Morgen fand sich ausser dem noch bestehenden Fieberzustande keinerlei Lokalerscheinung als die Schwellung und deutliche Schmerzhaftigkeit verschiedener Nackendrüsen hinter dem Kopfnicker auf der rechten Seite. Unter Fortbestehen der Appetitlosigkeit und der Gliederschmerzen blieben die Erscheinungen constant bis zum 29. Januar, wo Normaltemperatur eintrat. Am 30. Januar hob sich jedoch die Temperatur von Neuem, es traten zahlreiche schmerzhafte und geschwollene Lymphdrüsen auf der linken Seite des Halses hinter dem Kopfnicker auf, Milz und Leber waren deutlich vergrößert und es zeigte sich ein ausgeprägter spontaner Schmerz zwischen Nabel und Symphyse. Am 1. Februar ging die Temperatur wieder zur Norm zurück und blieb von da an mehrere Tage subnormal. Zugleich bestand eine ganz ausgeprägte Schlaffheit und Energielosigkeit des ganzen Organismus während circa 10 – 14 Tagen, wie nach einer schweren Infectionskrankheit. Der betreffende Junge hatte zwei Jahre vorher den Abdominaltyphus durchgemacht.

Am 30. Januar, also 5 Tage nach ihrem ältesten Bruder, erkrankte die jüngste Tochter, 10 Jahre alt, ebenfalls fieberhaft und mit deutlichen gastrischen Erscheinungen, Abgeschlagenheit und Frost und Hitze. Auch hier waren die Nackendrüsen geschwellt und schmerzhaft, und die Milz und Leber zeigte sich am 4. Tage deutlich angeschwollen. Schmerz zwischen Nabel und Symphyse wurde nicht geklagt.“

In der Kinder- und Jugendmedizin unserer Tage wird neben den Lymphknotenschwellungen vor allem im Auftreten einer Belagangina (Angina lacunaris) ein charakteristischer diagnostischer Hinweis auf ein Pfeiffersches Drüsenfieber gesehen. Interessanterweise ist in der Originalarbeit an keiner Stelle eine Belagangina erwähnt; im Gegenteil, mehrfach wies Pfeiffer auf einen belagfreien Rachen hin.

13.2 Der Autor Emil Pfeiffer (1846–1921)

E. Pfeiffer wurde 1846 in Wiesbaden geboren. Er war das vierte von acht Kindern. Er verbrachte seine Kindheit und Jugend in Wiesbaden. Im Jahr 1865 beendete er seine schulische Ausbildung am heutigen Dilthey-Gymnasium. Er zeigte schon früh eine besondere Liebe zur Pflanzenwelt in und um Wiesbaden.

Ab 1865 studierte er Medizin in Bonn (1865–1866), Würzburg (1866–1867) und Berlin (1867–1869). In Würzburg hörte er Vorlesungen bei Rudolf Albert Kölliker (1817–1905) und in Berlin bei Rudolf Ludwig Karl Virchow (1821–1902). In Berlin wurde er im Frühjahr 1869 mit der Arbeit „Über die sogenannten spontanen Continuitätstrennungen der Röhrenknochen“ promoviert.

Im April 1870 erhielt er die ärztliche Approbation. Im Juni 1870 wurde er einjährig-freiwilliger Arzt beim preußischen Militär in Berlin. Bereits einen Monat später musste er am Deutsch-Französischen Krieg teilnehmen. Er wurde dabei als Feldassistenzarzt bei Metz, Soissons und Epernay eingesetzt. Bis zum Friedensschluss im Mai 1871 war er dann noch in Nordfrankreich tätig, um dann wieder nach Berlin zurückverlegt zu werden.

Im Jahr 1872 ließ sich der 26-jährige Emil Pfeiffer als praktischer Arzt in Wiesbaden nieder. Bereits nach wenigen Monaten wurde er auch städtischer Armenarzt.

Im September 1874 heiratete er die 19-jährige Auguste Wilhelmi (1855–1933), die Tochter des evangelischen Landesbischofs. Aus der Ehe gingen drei Kinder hervor. Pfeiffer machte sich einen Namen als Kur- und Badearzt und beschäftigte sich eingehend mit der heilenden Wirkung der Mineralwässer aus den heimischen Quellen. Als Kinderarzt kümmerte er sich um Fragen der Säuglingsernährung, setzte sich für Kinderheime und Kinderkrippen ein und beschrieb das nach ihm benannte Drüsenfieber.

Von 1887 bis 1905 war er Sekretär der „Gesellschaft für Kinderheilkunde".

Als Internist veröffentlichte er verschiedene Arbeiten über die Gicht und die Probleme der Nierensteinbildung. Auf Empfehlung wurde er 1897 zur Konsultation des schwer an Gicht erkrankten Schah von Persien, Mozaffar ad-Din Shah, nach Teheran gerufen.

Von 1882 bis 1914 war er ständiger Sekretär des 1882 in Wiesbaden gegründeten Kongresses für Innere Medizin; 1900 wurde ihm der Ehrentitel „geheimer Sanitätsrat" verliehen. Im Jahr 1914 beendete er nach fast 32 Jahren als Funktionsträger das Amt des Sekretärs des Kongresses für Innere Medizin. Die damit gewonnene freie Zeit verwendete er für seine kulturellen, historischen und literarischen Interessen. Im Jahr 1921 veröffentlichte Emil Pfeiffer in den Jahrbüchern des Nassauischen Vereins für Naturkunde seine „Flora von Wiesbaden".

Am 13. Juli 1921 stürzte er nach einem Schlaganfall in seinem Garten von einer Leiter und erlitt einen Schädelbruch. Er verstarb am gleichen Abend im Krankenhaus.

13.3 Das medizinische und kulturelle Umfeld des Publikationsjahres 1888

- 1888 war in Deutschland das „Dreikaiserjahr". Wilhelm I. verstarb am 9. März im Alter von 91 Jahren. Sein liberal denkender Sohn Friedrich III. folgte ihm trotz seiner schweren Erkrankung an einem Kehlkopfkarzinom auf dem Thron nach. Nach einer Tracheotomie war er stumm und konnte sich nur schriftlich verständigen. Er verstarb nach nur 99 Tagen der

Regierung am 15. Juni. Über seinen Fall bestand eine große medizinische Kontroverse zwischen dem Chirurgen der Charité Ernst von Bergmann (1836–1907) und dem englischen Laryngologen Morell MacKenzie (1837–1892).

- Frauen „blasen zum Sturm" auf die Männerbastion Universität. Gründung des „Reformbundes" mit dem Ziel, „Mädchen eine solche Schulbildung zu geben, dass sie befähigt und berechtigt sind sich auch Berufen zuzuwenden, die bisher Männern vorbehalten waren".
- Theodor Fontane (1819–1898) schreibt den Roman „Irrungen, Wirrungen" und Theodor Storm (1817–1888) „Der Schimmelreiter".
- Van Gogh (1853–1890) malt sein berühmtes Sonnenblumenbild.
- Erzeugung und Nachweis elektromagnetischer Wellen durch Heinrich Hertz (1857–1894).
- Beginn einer europäischen Bahnverbindung nach Konstantinopel.

13.4 Die weitere Entwicklung zum Krankheitsverständnis

1898

- Die Biologie der Infektionen mit Viren wurde 1898 unabhängig voneinander in Russland (Iwanowski) und den Niederlanden (Beijerinck) (Tabakmosaikvirus) wie auch von Friedrich Loeffler (1852–1915) und Paul Frosch (1860–1928) bei der Untersuchung der Maul- und Klauenseuche unabhängig voneinander aufgeklärt. Löffler und Frosch prägten auch den Begriff „Virus", der im Grunde Gift bedeutet.
- Die Gesellschaft für Virologie verleiht jährlich im Rahmen der Jahrestagung den „Loeffler-Frosch-Preis".
- Der Russe Dimitri Iwanowski (1864–1920) und der Niederländer Martinus Beijerinck (1851–1931) homogenisierten vom Tabakmosaikvirus infizierte Tabakblätter und pressten die Aufschlemmung durch einen Filter. Das Filtrat blieb weiterhin infektiös. Iwanowski glaubte, dass es sich beim Erreger wohl um ein noch kleineres Bakterium handeln müsse, das den Filter passieren konnte.
- Ende des 19. Jahrhunderts wurde Deutschland von einer Maul- und Klauenseuche-Epidemie heimgesucht. Friedrich Loeffler (1852–1915) und Paul Frosch (1860–1928) haben in Berlin Kontakt zu Robert Kochs japanischen Schüler Shibasaburo Kitasato (1853–1931), der einen neuen Filter

mit noch kleinerer Porengröße entwickelt hatte, aufgenommen. Loeffler und Frosch filterten Lymphflüssigkeit ihrer mit Maul- und Klauenseuche infizierten Versuchstiere. Nach Gebrauch des Kitasato-Filters blieb die Flüssigkeit steril. 1898 schreiben sie in ihrem Bericht zur Erforschung und Bekämpfung der Maul- und Klauenseuche: *„Wenn es also solche winzigen Lebewesen wirklich gebe, dann seien diese möglicherweise auch für andere Infektionskrankheiten verantwortlich, deren Erreger bislang unbekannt sind. Beispielsweise für Pocken, Kuhpocken, Masern und Rinderpest."*

Historische Meilensteine der Virologie ab 1900
1901
* Walter Reed (1851–1902) entdeckt den Erreger des Gelbfiebers; das Gelbfiebervirus ist das erste bekannte Humanvirus.

1903
* Beschreibung des Tollwutvirus beim Menschen.

1915
* Frederick Twort (1877–1950) entdeckt Viren bei Bakterien; Félix d´Herelle (1873–1949) bezeichnet die bakteriellen Viren als Bakteriophagen.

1939
* Erste Darstellung eines Virus (Tabakmosaikvirus) im Elektronenmikroskop durch Helmut Ruska (1908–1973).

1949
* John F. Enders (1897–1985) zeigt, dass das Poliovirus in Kultur vermehrt werden kann.

1950
* Die Weltgesundheitsorganisation (WHO) startet ein Programm, die Pocken durch Schutzimpfungen auszurotten.

1952
* Jonas Salk (1914–1995) entwickelt einen Polio-Impfstoff, indem er das abgeschwächte Virus in Kultur vermehrt.

1953
* Beschreibung des ersten humanen Rhinovirus (Erkältungserkrankungen).

1970

- Howard Temin (1934–1994) und David Baltimore (* 1938) entdecken die reverse Transkriptase, ein Enzym der Retroviren, das RNA in DNA umschreibt.

1976

- Erster Bericht über einen Ausbruch von Ebola in Zaire. Erste Sequenzierung eines Virus-RNA-Genoms (Bakteriophage MS2).

1979

- Die Pocken werden für ausgerottet erklärt.

1980

- Entdeckung des ersten menschlichen Retrovirus.

1983

- Die Polymerasekettenreaktion (PCR) revolutioniert den molekularen Nachweis von Viren.

1998

- Das Abschalten von Genen wird als antivirale Reaktion entdeckt.

13.5 Der moderne Blick auf die Erkrankung [3]

Das Pfeiffersche Drüsenfieber wird durch das Epstein-Barr Virus (Humanes-Herpes-Virus 4; HHV 4) verursacht, das ein doppelsträngiges DNA-Virus ist und zur Familie der Herpesviren gehört. Es wurde erstmals 1964 von Michael Anthony Epstein (*1921) und Yvonne M. Barr (1932–2016) beschrieben [2].
Klinik der EBV-Infektion.

- Eine vor der Pubertät erworbene Infektion verläuft in der Regel leichter.
- Im Jugend- und Erwachsenenalter verläuft die Erkrankung schwerer mit Fieber, Halsschmerzen, Lymphadenopathie und „atypischen" mononukleären Zellen, woraus sich der Name „infektiöse Mononukleose" erklärt.
- Nach Gabe von Ampicillin tritt fast immer ein makulopapulöses Exanthem auf.

- Mögliche Komplikationen sind Meningitis, Enzephalitis, Guillain-Barré-Syndrom, Hepatitis, Milzruptur.
- Hämolytische bzw. aplastische Anämie und Thrombozytopenie bei chronischer Mononukleose.
- Das EBV weist ätiologische Assoziationen mit einer Reihe maligner Erkrankungen auf: Burkitt-Lymphom, nasopharyngeales Karzinom, orale Haarzellleukoplakie, Hodgkin-Lymphome.

Labordiagnostik

- Heterophile Antikörper; AK erscheinen mit Erkrankungsbeginn und verschwinden nach der Abheilung (Paul-Bunnell-Test).
- „Virus capsid antigen" (VCA), „early antigen" (EA), Epstein-Barr-nukleäres Antigen (EBNA).
- Anti-VCA-IgM-Antikörper weisen auf eine frische Infektion hin. IgA-AK treten bei einer Reaktivierung auf. Anti-VCA-IgG-Antikörper dienen als Durchseuchungsmarker.
- Anti-EBNA-Antikörper werden erst einige Monate nach erfolgter Primärinfektion positiv.

Literatur

1. Pfeiffer E (1888) Drüsenfieber. Jahrbuch f Kinderheilk XXIX:257–265
2. Epstein MA, Achong BG, Barr YM (1964) Virus articles in cultured lymphoblasts from Burkitt´s lymphoma. Lancet 1:702–703
3. Grist NR, Ho-Yen DO, Walker E, Williams GR (Hrsg) (1994) Diseases of Infection, 2. Aufl. Oxford University Press, S 36–38

14

Neurogene Muskelatrophie Typ Werdnig-Hoffmann, 1891

Inhaltsverzeichnis

Zwei Neurologen beschreiben im gleichen Jahr, 1891, an verschiedenen Orten die gleiche Erkrankung, ohne etwas voneinander zu wissen. Gegen Ende des 19. Jahrhunderts kommt es zur Beschreibung einer Vielzahl neurologischer Erkrankungen, die mit den Eigennamen der Erstbeschreiber sich auch noch heute in der modernen Literatur finden. In Frankreich ist dies vor allem das Umfeld von Martin Charcot (1825–1893) an der Salpêtrière in Paris und in Deutschland die entstehende Neurologie an der Universität Heidelberg im Umfeld von Wilhelm A. Erb (1840–1921).

_____

(Die Rechtschreibung der Erstbeschreibung wurde aus dem Originaltext übernommen).

© Springer-Verlag GmbH Deutschland, ein Teil von Springer Nature 2020
H. Böhles, *Historische Fälle aus der Medizin*,
https://doi.org/10.1007/978-3-662-59833-7_14

14.1 Erstbeschreibung durch den Neurologen Guido Werdnig 1891 in Graz [1]

» *„Zwei frühinfantile hereditäre Fälle von pro-gressiver Muskelatrophie unter dem Bilde der Dystrophie, aber auf genetischer Grundlage"*

14.1.1 Fall 1

„Wilhelm Bauer, 3 Jahre alt, stammt von gesunden Eltern ab. Sein Vater, Zimmermann und Bauzeichner, leidet (im Originaltext fehlerhaft: 'leider') schon seit seiner Jugend an häufigen Kopfschmerzen. Sein 1¾ jähriger Bruder Georg ist an den Beinen gelähmt (seine Krankengeschichte folgt weiter unten). Der 10 Monate alte Bruder Franz ist gesund.

Patient kam im Mai 1885 als kräftiges Kind zur Welt, das mit den Extremi-täten lebhafte Bewegungen ausführte. Bald nach der Geburt kam er auf's Land, wo er mit Kuhmilch ernährt wurde, überstand leicht einen nach den ersten vier Wochen auftretenden Gastrointestinalcatarrh, und bekam mit 7 Monaten die ers-ten Zähne. Die Mutter sagt aus, dass sie das Kind bei jedem Besuche munter und l e b h a f t z a p p e l n d gefunden habe. Später sass es zumeist und h i e l t das S a u g f l ä s c h c h e n m i t d e n H ä n d e n. Im Alter von 10 Monaten kam das Kind wieder zur Mutter, welche bald darauf bemerkte, dass das Fettpolster beider Fußrücken des Kindes und die Gegend über der Schoossfuge auffallend voll, wie 'geschwollen' aussah. Am Ende des ersten Lebensjahres begann das Kind ein wenig zu sprechen. Um diese Zeit stellte sich S c h w ä c h e der u n t e r e n E x t r e m i t ä t e n ein. Im Sommer 1886 wurde es wieder zu Bekannten auf's Land gegeben, wo es gut genährt, und am ganzen Körper a u f f a l l e n d d i c k wurde. Aber es waren alle W e i c h t h e i l e wie teigig, so dass die Mutter erklärt, der Knabe sei ihr im mageren Zustande gesünder und kräftiger vorgekommen, als später. Auch nahm die Schwäche der unteren Extremitäten zu, und erstreckte sich die Kraftlosigkeit auch auf den Rücken, so dass dem Kinde selbst das Sit-zen erschwert wurde. Im Herbste 1886 wurde der Knabe von Tussis convulsiva befallen. Die Mutter nahm ihn bald darauf wieder zu sich, und der Husten wich nach einiger Zeit. Dessenungeachtet nahm die Schwäche des Kindes überhand, es stellte sich Z i t t e r n d e r H ä n d e ein, und die Weichtheile wurden noch wei-cher und teigiger, als früher. Das Tragen des immer sehr grossen Kopfes wurde dem Kinde unmöglich, sein Benehmen wurde wie blöde. An den unteren Extremitäten hatte mittlerweile bis auf geringe Bewegungen im Sprunggelenke, Beugung und Streckung der Zehen jede willkürliche Bewegung aufgehört, der Knabe konnte die

Hände nicht mehr zum Munde führen, er war nicht mehr im Stande, das Bett zu verlassen, und während er früher an Reinlichkeit gewöhnt war, liess er nun wieder Harn und Stuhl unter sich gehen. D i e A u g e n w u r d e n i m S c h l a f e u n v o l l s t ä n d i g geschlossen, das Schlingen war erschwert. Am 4. April 1888 erfolgte die Aufnahme des Kindes in das hiesige Anna-Kinderhospital, und ich entnehme die folgenden daselbst gemachten Beobachtungen der mir von Herrn Prof. von Jaksch gütigst zur Benutzung überlassenen Krankheitsgeschichte.

S t a t u s p r a e s e n s , aufgenommen am 4. April 1888. Das Kind ist seinem Alter entsprechend gross, besitzt einen besonders an den Extremitäten stark entwickelten Panniculus adiposus, welcher teigig weich anzufühlen und beträchtlich verschiebbar ist. Die Muskulatur daselbst ganz atrophisch, gar nicht zu fühlen. Große Fontanelle seit einem Jahre geschlossen. Schädel sehr beträchtlich vergrössert, namentlich in der Längen- Höhendimension. Stirnhöcker stark prominent. Circumferenz an den Stirnhöckern 52,5 Ctm. Querbogen von einem Proc. Mastoid. zum anderen 37, Längsbogen von der Nasenwurzel bis zur Protuberantia occip. ext. ebenfalls 37 Ctm. In Folge des sehr bedeutenden Gewichtes des Kopfes ist das Kind kaum im Stande, denselben länger als ein paar Minuten zu tragen. Nach Ablauf dieser Zeit fällt der Kopf wie eine Bleikugel nach vorne, nach hinten oder nach den Seiten. – Hals kurz, keine Struma vorhanden. Thorax breit, die beiden Sternoclaviculargelenke sind als knopfförmige Vorsprünge sehr deutlich zu fühlen.

Das Kind hält die unteren Extremitäten stets im Hüft- und Kniegelenke gebeugt. Leichte Contracturen in den Flexoren der Ober- und Unterschenkel, deren gewaltsame Ueberwindung dem Kinde schmerzhaft ist. Beide Füsse in Equinovarusstellung. Beide unteren Extremitäten erscheinen difformirt, indem die unter normalen Verhältnissen bestehende Differenz in der Dicke des Ober- und Unterschenkels ausgeglichen ist. An den oberen Extremitäten dasselbe Verhältniss. Active Bewegungen der unteren und oberen Extremitäten in sehr geringem Grade möglich, erfolgen aber sehr langsam, mit wurmförmigen Contractionen der Muskeln. An den unteren Extremitäten ist mit Ausnahme leichter Plantarflexion und Supination des Fusses keine active Bewegung wahrzunehmen.

Die Sensibilität am Rumpfe und den Extremitäten erhalten. Hautreflexe schwach, Patellar-, Biceps- und Tricepsreflex erloschen. Faradische Erregbarkeit an den Muskeln der Extremitäten vorhanden, aber sehr abgeschwächt. Bei Anwendung des galvanischen Stromes erfolgt mehr minder deutliche Zuckung, die aber immer sehr träge abläuft.

Reichliche Schweisssecretion. Harnbefund normal. Untersuchung des Augenhintergrundes ergiebt nichts Abnormes.

22. April. Schweisssecretion nunmehr unbedeutend. Das Kind sieht sehr blass aus und hustet. Dämpfung nirgends nachweisbar, aber Schnurren und Rasselgeräusche in allen Partien der Lunge.

26. Reichliches Rasseln. Die Intercostalräume werden beim Inspirium stark eingezogen. Seit zwei Tagen Fieber.

28. Hochgradige Dyspnoe. Fieber.
29. Die Hinfälligkeit des Kindes gross. Cyanose des Gesichts, Dyspnoe, hohes Fieber.
1. Mai. Sensorium nicht benommen. Pupillen gleich weit, Reaction träge. Herztöne dumpf, an den Lungen crepitirendes Rasseln. Harn eiweisshaltig. Exitus letalis.

Auszüge aus dem Sektionsbefund und der mikroskopischen Untersuchung
Sektionsbefund

Körper gross, schwächlich gebaut. Haut blass. Schädel sehr gross, länglich. Nähte ohne Fontanelle und Worm'sche Knochen gebildet. Innere Meningen an der Oberfläche des Gehirns verdickt und getrübt, blass. Gehirn 1480 Grm. schwer. Hirnoberfläche stark durchfeuchtet, Furchen zwischen den Stirn- und Scheitelgyri weiter, Gyri breit. Seitenventrikel sehr erweitert, links stärker als rechts. Ependym verdickt und zart granulirt. Hirnsubstanz weich, sehr brüchig, mässig blutreich. Plexus hellroth, und über den Vierhügeln mittelst zarter Verdickungen angeheftet. Art. foss. Sylvii durchgängig. Kleinhirn weich, brüchig, mässig blutreich. [...]
Muskulatur dünn, auffallend blass. Wadenmuskulatur auffallend mit Fett durchsetzt [...].

In Kurzem zusammengefasst, lautet das Ergebniss der mikroskopischen Untersuchung: Symmetrische Systemerkrankung des Rückenmarkes, betreffend die grauen Vordersäulen, unter wechselnder geringer Betheiligung der Vorder-Seitenstränge, Degeneration der vorderen Wurzeln, einfache Atrophie des untersuchten Muskels. "

14.1.2 Fall 2

„Krankengeschichte.

Georg P r e s s l e r (die Mutter beider Knaben hatte inzwischen geheirathet), 20 Monate alt, wurde von der Mutter durch 3 Monate gestillt, dann bis zum 10. Monate mit Kuhmilch ernährt. Bis zu dieser Zeit war das Kind vollkommen gesund, konnte die Extremitäten gut bewegen und auch schon stehen. Bald jedoch war dies nicht mehr möglich. Ohne auffallende begleitende Erscheinungen konnte das Kind die Füsse nicht mehr recht gebrauchen. Auch dies Mal bemerkten die Eltern, dass das Kind an beiden Fussrücken und in der Gegend über der Symphyse 'wie geschwollen' aussah. Die oberen Extremitäten waren vollkommen gesund. Mit 15 Monaten pflegte das Kind vor dem Erwachen Zuckungen am ganzen Körper zu haben. Appetit mässig. Harn- und Stuhlentleerung in Ordnung. Manchmal etwas Husten. Im April 1888 wurde das Kind in das Anna Hospital aufgenommen, und bot laut der mir von Herrn Prof. v. Jaksch gütigst überlassenen Krankheitsgeschichte folgenden S t a t u s   p r a e s e n s: Schädel gross, Fontanelle geschlossen. Allgemeiner Ernährungszustand vortrefflich. Panniculus sehr stark entwickelt, fühlt sich fest an; an den unteren Extremitäten ist er noch massenhafter, als an den oberen. – Muskulatur an den unteren Extremitäten deutlich durchzufühlen, aber mit Ausnahme der ziemlich ausgiebigen Bewegungen der Zehen und solcher in den Fussgelenken die willkürliche Bewegung nur in geringem Grade vorhanden, am wenigsten im Hüftgelenke. Contracturen sind nicht vorhanden. Die elektrische Prüfung an den unteren Extremitäten ergiebt herabgesetzte Erregbarkeit vom Nerven wie vom Muskel für beide Stromesarten. – Auffällig ist der Tremor an beiden oberen Extremitäten, der sowohl bei Bewegungen, als in der Ruhe zu Tage tritt. Bei intendirten Bewegungen nimmt er nicht zu, sondern eher ab. Die grobe motorische Kraft der Fingerbeuger scheint nicht alterirt zu sein.

Bezüglich der übrigen Muskeln ist die Prüfung nicht ausführbar, da das Kind die gewünschten Bewegungen und Haltungen nicht ausführt. Keine Veränderungen von Seite der Hirnnerven. Patellarreflexe fehlen. Hautreflexe vorhanden. Sensibilität ungestört.

Vom 21. April bis zum 5. Mai litt das Kind an einer leichten Bronchitis und wurde dasselbe, nachdem diese Erkrankung behoben war, am letztgenannten Tage entlassen. Während des Aufenthaltes im elterlichen Hause sass das Kind tagüber meist am Boden, wo es sich nur durch Rutschbewegungen weiter bewegte. Im September 1889 Fieber, Halsweh, danach ein eclamptischer Anfall. Besserung. Zu Weihnachten wieder Fieber. Die Mutter bemerkt im Winter 1889/90 Zittern der Nackenmuskeln bei Kopfbewegungen. Wurde das Kind von der Mutter auf den Arm genommen, so sank der Rumpf förmlich in sich zusammen. Zunge etwas schwerfällig beim Sprechen. Nach Angabe der Mutter schluckte der Knabe nun viel schwerer, als sie es sonst bei Kindern gewohnt war; sie sei oft versucht gewesen, ihm beim Hinunterbringen des Bissens behülflich zu sein. Im Schlafe halbgeöffnete Augen, Rollen der Bulbi, Zuckungen an den Extremitäten. Schmerzen sind niemals beobachtet worden. Die Mutter will in den letzten Monaten eine rasch zunehmende Verschlimmerung wahrgenommen haben.

Bei der am 27. April 1890 neuerlich vorgenommenen Untersuchung hatte ich Gelegenheit zu constatiren, dass die beiden lebenden Geschwister des Kranken, ein 3 jähriger Knabe und ein jüngeres Mädchen gesund seien. Da die Eltern des Patienten ziemlich entfernt von der Stadt wohnen, so hatte Herr Prof. v. Wagner die Gefälligkeit zu gestatten, dass der Knabe zum Zwecke einer leichteren Beobachtung auf die hiesige Nervenklinik aufgenommen werde.

S t a t u s   p r a e s e n s,   a u f g e n o m m e n   a m   1 5.   M a i   1 8 9 0. Der nun vier Jahre alte Knabe ist 93 Ctm. lang, seine Muskulatur ziemlich abgemagert. Panniculus durchgehends reichlich, an den unteren Extremitäten stark entwickelt.

Schädel von mässiger Grösse. Umfang über den Tuber. 49,5, Längsbogen von der Nasenwurzel bis zur Protuber. Ext. 36, Querbogen zwischen beiden Proc. mastoidei 36,5 Ctm. Intelligenz nicht beeinträchtigt. Gesicht und Gehör gut. Pupillen gleich weit, reagiren prompt. Lidschluss ausreichend. Augenmuskeln normal functionirend. Kein Nystagmus. Habituelles Herabhängen des Unterkiefers mit etwas vorgestreckter Zunge. Schwäche der Kaumuskeln. Vibriren derselben beim Beissen auf den Finger des Untersuchers. Sensibilität im Gesichte normal. Lippen können zugespitzt werden. Pfeifen möglich. Mund offenstehend mit blossstehender oberer Zahnreihe. Lidschluss im Schlafe und in der Chloroformnarkose unvollständig. Mimik erhalten, kein starrer Gesichtsausdruck. Schlingen nicht auffallend erschwert. Zunge von normalem Umfange. Keine Parese derselben, dagegen starke wurmförmige Bewegungen, hier und da auch Zittern in derselben. Sprache gut. Anstossen der Zunge bei Zischlauten. […]

Die Nackenmuskeln vibriren beständig, besonders dann, wenn sie zu einer Bewegung innervirt werden. Es ist ein lebhaftes Zittern im Splenius, das aber auch im Omohyoideus, den Scalenis, ferner im Sternocleidomastoideus und Cucullaris deutlich hervortritt. […]

Auf den Arm genommen knickt das Kind im Rumpfe etwas zusammen, der Kopf fällt nach rückwärts, die Wirbelsäule weicht in der unteren Hälfte nach hinten seitlich ab. Wenn möglich stützt sich das Kind dabei mit den Armen auf, um dem Rumpfe einen Halt zu geben. In sitzender Stellung, welche das Kind tagüber zumeist einnimmt, ist bei Betrachtung der Wirbelsäule zunächst nichts Auffallendes wahrzunehmen. Kommt man aber an das sitzende Kind nur ganz leise an, so fällt es wie eine leblose Masse um und kann sich nur durch Kunstgriffe mit den oberen Extremitäten wiederaufrichten. […]

Am ganzen Körper nirgends Erscheinungen von Muskelhypertrophie. Durchgehends schlaffe Lähmungen. Patellarreflex beiderseits erloschen. Plantar-, Cremaster- und Bauchreflex vorhanden. […]"

14.2 Weitere Erstbeschreibung durch den Neurologen Johann Hoffmann 1891 und 1893 in Heidelberg [2, 3]

Die vorliegenden Beschreibungen wurden der Publikation aus dem Jahr 1893 entnommen [3].

» **„Ueber chronische spinale Muskelatrophie im Kindesalter, auf familiärer Basis"**

14.2.1 Fall 1

„In den Osterferien 1891 wurde das wenig über 4 Jahre alte Cigarrenarbeiterskind Käthchen Dreiling von Neckarhausen wegen ,Lähmung' von ihrer Mutter in die medicinische Ambulanz gebracht. Es war unmöglich, die Eltern dazu zu bewegen, das Kind in der Klinik zu lassen. Aus diesem Grunde konnte die Krankengeschichte erst nach und nach aufgenommen werden

Die Mutter erzählte, dass das Kind am Ende einer normal verlaufenen Schwangerschaft ohne Kunsthülfe geboren wurde und sich, was die Bewegungen anbelangt, in den ersten ¾ Jahren wie ein gesundes Kind verhielt. Es zappelte mit den Beinen, setzte sich im Bettchen auf, bewegte Arme und Hände in normaler Weise, liess sich mühelos in sitzender Haltung auf dem Arm tragen und konnte schliesslich mit ¾ Jahr stehen. Das einzige Krankhafte, was den Eltern und der Grossmutter, welche Hebamme ist, an dem Kind nach an den früheren Kindern gemachten Erfahrungen auffiel, war die ,Fettsucht', welche bei diesem Kinde noch stärker gewesen sein soll, als bei dem später zu beschreibenden Bruder.

Von ¾ Jahr ab erfolgte verhältnissmässig rasch, innerhalb Wochen bis Monate – genaue Angaben können von den Angehörigen darüber nicht gemacht werden –, jedenfalls aber nicht unter den Erscheinungen der gewöhnlichen spinalen Kinderlähmung, eine Abnahme in den Bewegungen, so dass es bald nicht mehr stehen, sich nicht mehr im Bett aufsetzen und umdrehen konnte. Die Füsse konnte es noch bewegen und auch die Bewegungen der Arme waren noch ziemlich frei. Zu dieser Zeit und auch später schrie das Kind viel, hatte jedoch kein Fieber, nie Gelenkschwellungen u. s. w. Die motorischen Störungen nahmen bis jetzt ganz allmählich an Intensität zu. An Stelle der Fettsucht trat Abmagerung an den Extremitäten und am Rumpfe, während das Gesicht voll blieb. Die Thätigkeit der Sphincteren bildete sich mit Zunahme der Geistesfunctionen in normaler Weise aus und blieb bis jetzt ungestört. Geistig entwickelte es sich gut, lernte zur richtigen Zeit sprechen, spielte, war lebhaft, nahm an Allem Antheil, lernte Liedchen u. s. w. Krankheitserscheinungen Seitens des Gehirns waren nie vorhanden, weder Convulsionen, noch epileptische Anfälle, noch Strabismus, noch Kau-, noch Schlingbeschwerden u. s. w.

Folgender Status wurde im Frühjahr 1891 aufgenommen und später vervollständigt.

Geistig ist das Kind seinem Alter entsprechend entwickelt. Der Gesichtsausdruck ist freundlich. Die Stimme ist laut, die Sprache normal; es erzählt von seinem kleinen Bruder, von daheim u. s. f.

Die höheren Sinne sind ungestört; die Schädelbildung ist normal; ebenso die Function der Augen-, Gesichts-, Kau-, Zungen- und Schlingmuskeln; der Unterkieferreflex vorhanden. Die Pupillen sind weit, reagiren prompt auf Licht und Accomodation; kein Nystagmus.

Das Tragen des Kindes macht der Mutter trotz des geringen Körpergewichtes desselben – 121/4 Kgrm. im November 1891 – grosse Mühe, weil dasselbe völlig hülflos dem Körper der Mutter anliegt. Noch beschwerlicher ist das Aus- und Ankleiden aus dem gleichen Grunde.

Nach dem völligen Entkleiden fällt in erster Linie die starke, ziemlich gleichmässige, wenn auch gegen den Rumpf hin etwas stärkere Abmagerung der oberen und unteren Extremitäten und des Rumpfes auf bei vollem, wenn auch blassem Gesicht.

Da die Krankheit früher für Rachitis gehalten worden war, wurde daraufhin besonders untersucht, ein Anhaltspunkt für diese Annahme aber weder an den Rippen, noch an den Epiphysen u. s. w. der Extremitätenknochen gefunden. Es war im Gegentheil das Skelet ebenfalls sehr schmächtig, dünn, gracil.

Die Schilddrüse war weder zu sehen, noch deutlich zu fühlen; ebensowenig konnte eine auf Vergrösserung der Thymusdrüse hinweisende Dämpfung über dem entsprechenden Abschnitt des Brustbeins nachgewiesen werden.

Das Kind dreht den Kopf im Liegen noch seitlich, vermag ihn aber absolut nicht von dem Kissen zu erheben; zieht man es an den Schultern in die Höhe, so fällt der Kopf zurück und kommt erst nach vorn, wenn die Haltung des Rumpfes eine, völlig aufrecht oder wenig nach vorn gebeugte ist. Dann wird der Kopf, solange das Kind sitzt, gerade gehalten.

Es besteht eine recht beträchtliche Parese und Atrophie ohne jedwede Spur einer Hypertrophie, Pseudohypertrophie oder Lipomatose eines ganzen oder eines Abschnittes eines Muskels in folgender Verbreitung: in den tiefen Halsmuskeln, dem M. sternocleido-mastoid., dem M. ocullaris, dem M. levator scapul., den MM. supra- und infraspinati und dem M. subscapularis, wenn auch schwache Ein- und Auswärtsrollung des Armes noch geblieben ist, dem M. rhomboid., dem Latissim. Dorsi, von welchem ein noch kaum nachweisbares Bündelchen geblieben ist, dem M. serratusantic. major, welcher etwas besser erhalten zu sein scheint.

[…]

Aus diesen Maassen, wie aus der soeben gegebenen Beschreibung geht hervor, dass die Parese und Atrophie eine symmetrische ist. Die Lähmung ist eine völlig schlaffe; die Muskeln fühlen sich, soweit sie überhaupt zu palpiren sind, als dünne Bündel oder Züge an, sind an der Hand und am Oberarm weich. Von Muskelspannungen und Contracturen besteht an den Armen nichts. Fibrilläre Zuckungen fehlen ganz und gar, konnten zu keiner Zeit an irgend einem Muskel wahrgenommen werden. […]

Die Prüfung der elektrischen Erregbarkeit des Nervenmuskelapparates stösst bei der Furcht des Kindes auf grosse Schwierigkeiten. Constatirt wurde starke Herabsetzung der elektrischen Erregbarkeit in den NN. median. und ulnar., vom M. biceps brachii exquisit träge galvanische Zuckungen unter Ueberwiegen der AnSZ über die KaSZ; jedenfalls EaR. Von der weiteren elektrischen Untersuchung musste abgesehen werden, da das Kind Anfälle von Dyspnoe bekam und blau im Gesicht wurde unter fortwährendem matten Hüsteln. […]

Bronchialkatarrh ist eine Folge der Parese der Brustmusculatur; ob daran das Diaphragma theilnimmt, lässt sich nicht mit genügender Sicherheit feststellen.

Die Lähmungserscheinungen sollen sich im Winter 1891/92 nicht wesentlich verändert haben. Die Lungenerscheinungen nahmen zu und führten in der Nacht vom 14.–15. März den Tod herbei.

Die Autopsie wurde am 15. März Nachmittags 2 Uhr von mir gemacht.

Hochgradige Abmagerung am ganzen Körper; auch jetzt contrastirt noch die Völle des Gesichts mit der Magerkeit des übrigen Körpers….

Das Rückenmark ist nur in seinem lumbalen Abschnitt weniger voluminös, als es unter normalen Verhältnissen getroffen wird, […] fällt die sehr starke Atrophie der vorderen Rückenmarkswurzeln auf. […]

Nur ein kleines Stückchen des Halsmarks wurde in 96proc. Alkohol gehärtet, da es zur Untersuchung mit der Nissl'schen Methode dienen sollte.

Nach der Härtung ist am Rückenmark die Atrophie der vorderen Wurzeln immer wieder das auffallendste krankhafte Zeichen. […]

Bei der mikroskopischen Untersuchung wurden am Gehirn völlig normale Verhältnisse gefunden […]."

14.2.2 Fall 2

„Louis Dreiling, der Bruder des als Fall I beschriebenen Kindes, ist zur Zeit der genaueren Untersuchung im November 1891 2¾ Jahr alt.

Der Junge machte wie seine Schwester in den ersten Lebensmonaten lebhafte Bewegungen mit seinen Extremitäten und soll auch im Alter von 2¾ Jahren ohne allgemeine Krankheitserscheinungen erkrankt sein. Er lernte nicht stehen und nicht gehen, verlernte aber auch das Aufsetzen in der Wiege, was er bis dahin konnte. War er schon vorher fett, so nahm die Adipositas jetzt erst recht zu, bei in der ersten Zeit nicht merklich vorschreitender Schwäche. Es fiel die auffallende Schlaffheit seines Körpers damals schon auf. Schmerzen hatte dieses Kind während des ganzen Krankheitsverlaufes nicht; es lernte ganz ordentlich sprechen, entwickelte sich geistig normal, schluckte ohne Beschwerden u. s. w. Auch Seitens seiner Sinnesorgane wurde nie etwas Krankhaftes wahrgenommen.

Status praesens. Das Kind ist gross, blass. Körperlänge 86 Cm., Körpergewicht 14¼ Kgrm. Gesicht voll, rund. Gesichtsausdruck freundlich. Nichts erinnert an eine Störung der geistigen Entwicklung. Die Stimme ist laut, die Sprache dem Alter entsprechend. […]

Am ganzen Körper ist der Junge sehr fett. Die Fettentwicklung kommt aber vorwiegend dem subcutanen Gewebe zu gute, denn man kann mehrere Centimeter

dicke Falten an den verschiedenen Gliedern und am Rumpfe mit Leichtigkeit auf-
heben. Dabei macht man die Wahrnehmung, dass die Muskeln in einem gleich
schlechten, atrophischen Zustande sich befinden wie bei dem erwähnten, schon
beim ersten Blick als abgemagert erscheinenden Schwesterchen. […]

Liegt der Junge horizontal, so vermag er den Kopf nicht von der Unterlage
aufzuheben, sich nicht aufzurichten, sich wohl aber noch etwas auf die Seite zu
drehen. Sitzend hält er den Kopf gerade. Er wie seine Schwester sitzen zu Hause
gewöhnlich zwischen der Wand und einem dicht an eine schmale Bank hin-
gerückten Tisch, so dass sie nach vorn wie hinten hin eine Stütze haben.

Die Nacken- und Halsmuskeln und alle Schultergürtelmuskeln sind paretisch.
Wie weit die Atrophie geht, lässt sich bei dem starken Fettpolster hier nicht gut fest-
stellen. Das Heben des Armes und das In-die-Höhe-reichen, um nach einem vor-
gehaltenen Gegenstand zu greifen, geschieht höchst mangelhaft; es können alle diese
beabsichtigten Bewegungen durch die leichteste Gegenwirkung vereitelt werden. An
dem Latissimus dorsi lässt sich die Atrophie schon leichter feststellen. Die MM. pec-
torales sind in allen ihren Theilen noch vorhanden und, wenn auch geschwächt,
doch kräftiger als die übrigen Schultergürtelmuskeln. […]

Fibrilläre Zuckungen waren nie zu sehen.

Die Rücken- und Bauchmuskeln sind paretisch, die ersteren auch atrophisch.
Die Bauch- und Hodenreflexe, welche im Frühjahr noch auszulösen waren, sind
jetzt erloschen. […]

Am stärksten ausgesprochen ist die Lähmung an den Gesässmuskeln und den-
jenigen am Oberschenkel.

Februar 1892: Die Mutter giebt an, dass seit 2–3 Wochen der Kleine nicht
mehr allein sitzen kann, und dass er nicht mehr aufkommt, wenn er sich auf den
Ellbogen gestützt hat. Setzt man ihn auf den Boden, so fällt er leicht seitlich um
und kommt dann nicht mehr in die Höhe […]

April 1892: Mattes Hüsteln infolge der zunehmenden Parese der Brustmuskeln.
[…]

23. Mai 1892: Es ist insofern eine Veränderung eingetreten, als die Parese der
linken, etwas weniger der rechten Schulter- und Oberarmmuskeln bereits so weit
zugenommen hat, dass der Junge Gegenstände, welche man ihm in Kinnhöhe
und noch etwas tiefer vorhält, nur so erreichen kann, dass er den linken Arm am
Ellbogengelenk mit der rechten Hand unterstützt und in die Höhe heben hilft.
[…]

22. August 1892: Langsame Zunahme der Parese, auch an den Unterschenkeln.
Sehnenreflexe fehlen."

14.3 Der Autor Guido Werdnig (1844–1919)

Guido Werdnig wurde als Sohn eines österreichischen k.u.k.-Beamten in Ratschach im slowenischen Krain geboren. Er begann das Medizinstudium 1863 an der Joseph Akademie, die 1785 von Kaiser Josef II. zur Ausbildung von Militärärzten gegründet worden war.

Im Jahr 1868, nach Abschluss des Medizinstudiums diente Werdnig zunächst über 10 Jahre als Militärarzt in der Armee. Er war zuerst mit der Führung mehrerer Militärkrankenhäuser beauftragt und stand dann einer medizinischen Schulungsanstalt seines Regiments vor. In jenen Tagen war Werdnig sehr an der Hals-Nasen-Ohren-Heilkunde interessiert. Im Jahr 1877 heiratete Werdnig Franziska Pummer, mit der er eine Tochter und einen Sohn hatte. Im Jahr 1879 verließ er den Militärdienst im Rang eines Bataillonsarztes und lebte in der Folge als Allgemeinarzt in Wien. In dieser Zeit fand er zunehmend Interesse an der Neurologie. Er arbeitete im Labor von Heinrich Obersteiner (1847–1922), der an der Universität Wien das Institut für Anatomie und Physiologie des Zentralnervensystems gegründet hatte. Im Jahr 1888 zog Werdnig mit seiner Familie nach Graz, wo er eine Privatpraxis betrieb. Wissenschaftlich arbeitete er am Pathologischen Institut der Universität. Er stand im Austausch mit dem späteren Nobelpreisträger Julius Wagner-Jauregg, der von 1889 bis 1893 der Klinik für Neurologie und Psychiatrie der Universität Graz vorstand. Werdnig überwies Patienten in die neurologische Klinik, wo er sie auch selbst untersuchte und hierdurch Erfahrung mit neurologischen Krankheitsbildern bekam. Am 12. Mai 1890 hielt er bei einem Ärztekongress einen Vortrag mit dem Titel „Über einen Fall von Dystrophia musculorum mit positivem Rückenmarksbefund". Hierbei berichtete er bereits über die wesentlichen Krankheitsmerkmale. Im folgenden Jahr folgte seine erste Publikation [1]. Im Jahr 1896 kehrte er nach Wien zurück, wo er in einer Privatpraxis weiterarbeitete. Es folgten aber keine weiteren Publikationen.

Im Jahr 1907 entwickelte er plötzlich eine spastische Paraplegie der unteren Extremitäten und war die nächsten zwölf Jahre bettlägerig. Nach dem Tod seiner Ehefrau wurde er bis 1918 von seiner Tochter gepflegt, als er dann in ein Sanatorium aufgenommen wurde. Er verstarb dort im April 1919 im Alter von 75 Jahren.

14.4 Der Autor Johann Hoffmann (1857–1919)

Johann Hoffmann wurde 1857 in der Region Rheinhessen in Deutschland geboren. Er war Sohn eines Landwirts, der auch Bürgermeister des Ortes Hahnheim war. Anfangs wurde Johann Hoffmann zu Hause unterrichtet, besuchte dann aber das Gymnasium in Worms. Er studierte Medizin in Heidelberg, Straßburg und Berlin. Das Examen legte er im Winter 1882/1883 mit Auszeichnung ab. Im Jahr 1884 wurde er in Berlin mit der Arbeit „Ein Fall von acuter aufsteigender Paralyse" promoviert. Dabei handelte es sich nach moderner Beurteilung um einen Patienten mit Guillain-Barré-Syndrom.

Während seiner Studienzeit in Heidelberg arbeitete Hoffmann bereits als Assistent des Internisten Prof. Friedreich. Nach dessen Tod im Wintersemester 1882/1883 kam im Frühjahr als neuer Direktor der medizinischen Klinik Prof. Erb aus Leipzig zurück (s. unten). Hoffmann bekam bei Erb eine Anstellung als Assistenzarzt. Er arbeitete eng mit Wilhelm Erb, der Hoffmann sehr schätzte, in der neurologischen Abteilung der Klinik zusammen. Im Januar 1888 wurde Hoffmann habilitiert, und 1891 wurde er zum apl. Professor ernannt; 1892/1893 nahm er ein akademisches Freijahr, in dem er nach London und Paris reiste. In London tauschte er sich mit dem Neurologen Victor Horsley (1857–1916) aus, mit dem er nach seiner Rückkehr nach Heidelberg engen Kontakt hielt. Hoffmann wurde im Frühjahr 1907 zum ordentlichen Professor für Neurologie und Elektrotherapie berufen. Im Jahr 1902, im Alter von 45 Jahren, heiratete er Fanny L. Clemm; die Ehe blieb kinderlos.

Später in seinem Leben folgte er Erb auf dem Lehrstuhl für Neurologie an der Universität Heidelberg nach. In den letzten Monaten seines Lebens wurde Hoffmann zum Professor für Neuropathologie berufen. Er hat sein Berufsleben ausschließlich seiner Spezialität gewidmet und gilt als der erste reine Neurologe in Deutschland. Er wurde von Kollegen und Studenten sehr geschätzt. Der Schwerpunkt von Hoffmanns Interessen lag auf dem Rückenmark und dem neuromuskulären System. Er arbeitete an der Differenzierung der Neuromyopathien, welche von Erb begonnen worden war.

Hoffmann stellte seine Autopsiebefunde vor, mit denen er die Degeneration der spinalen Vorderhornzellen und die ausgeprägte Skelettmuskelatrophie nachweisen konnte. Im Jahr 1919 entwickelte er einen Maxillarabszess, der zunächst nicht beachtet wurde, dann aber zu einer Sepsis führte, von der er sich nicht mehr richtig erholte. Im November 1919 verstarb Hoffmann im Alter von 62 Jahren in Heidelberg.

14.5 Das medizinische und kulturelle Umfeld des Publikationszeitraumes 1890–1894

1890
- Robert Koch (1843–1910) empfiehlt Tuberkulin als Heilmittel gegen Tuberkulose.
- Emil von Behring (1854–1917) und sein japanischer Kollege Shibasaburo Kitasato (1853–1931) entwickelten die Serumtherapie gegen Diphtherie.

1891
- Heinrich Quincke (1842–1922) entwickelt die Technik der Lumbalpunktion.
- Frank Wedekind (1864–1918) veröffentlicht sein Schauspiel „Frühlings Erwachen" und Oscar Wilde (1854–1900) seinen Roman „Das Bild des Dorian Gray".
- Erste erfolgreiche Behandlung eines Myxödems mit Schilddrüsenextrakt durch den englischen Arzt George R. Murray (1865–1939).

1892
- Durch ungereinigtes Elbwasser in den Wasserrohren der Stadt Hamburg kommt es zu einer Choleraepidemie.
- Die Münchner Malergruppierung „Sezession" mit Fritz von Uhde (1848–1911), Franz Stuck (1863–1928) u. a. wird gegründet.

1894
- Der Leipziger Internist Heinrich Curschmann (1846–1910) beginnt mit der medizinischen Fotografie und publiziert sein Buch: „Klinische Abbildungen" mit 57 Schwarzweiß-Tafeln.
- Max Rubner (1854–1932) formuliert den Lehrsatz der Energieerhaltung für Lebewesen.

14.6 Die weitere Entwicklung zum Krankheitsverständnis

1888
A. Strümpell (1853–1925) beschreibt eine spinale, progressive Muskelatrophie mit amyotropher Sklerose des Seitenstrangs [4].

1891

Eine erste Publikation von J. Hoffmann (1857–1919) war in der gleichen Zeitschrift aber bereits 1891 erfolgt [2].

Die gleichzeitigen Beschreibungen dieser Fälle hat zur Bezeichnung Morbus Werdnig-Hoffmann geführt. Beide Forscher wussten offensichtlich nichts von ihren gleichzeitigen Beschreibungen.

In seiner Publikation verwendete Hoffmann erstmalig dem Begriff „progressive spinale Muskelatrophie".

1942

G. Wohlfart beschreibt zwei Patienten mit progressiver muskulärer Dystrophie mit fibrillären Zuckungen [5].

1956

Die schwedischen Neurologen Eric Kugelberg (1913–1983) und Lisa Welander (1909–2001) beschreiben die juvenile Verlaufsform der SMA [6].

1990

Brzustowicz et al. klären den Genort der Erkrankung auf Chromosom 5q11.12-13.3 [7].

1995

Durch die französische Arbeitsgruppe um Lefèbre et al. wird die Diagnosestellung durch DNA-Analyse möglich [8].

1996

Liu und Dreyfus beschreiben das Genprodukt, bei dem es sich um ein vor allem in den Kernen der motorischen Vorderhornzellen vorkommendes Protein handelt [9]

14.7 Der moderne Blick auf die Erkrankung [10]

Die spinale Muskelatrophie (SMA) beschreibt eine Gruppe angeborener degenerativer Erkrankungen, die selektiv die motorischen Vorderhornzellen des Rückenmarks, also des 2. Motoneurons, sowie die motorischen Kerne der Hirnnerven 5 und 7–12 betreffen. Die SMA mit Beginn im Kindesalter ist nach der zystischen Fibrose eine der häufigsten autosomal-rezessiv vererbten Erkrankungen. Die Prävalenz wird mit 1:6000 geschätzt. Alle SMA-Verlaufsformen sind auf dem Genort 5q11.12-13.3 codiert.

Die Klassifikation der SMA erfolgt nach klinischen Kriterien. Die schwere spinale Muskelatrophie Typ 1 (Werdnig-Hoffmann) mit Beginn im ersten Lebenshalbjahr, einer frühen respiratorischen Insuffizienz hat eine Lebenserwartung von unter zwei Jahren. Patienten mit SMA Typ 2 fallen im Allgemeinen im Alter zwischen 6 und 18 Monaten auf, und die Lebenszeit kann bis ins Jugend- und frühe Erwachsenenalter reichen. Patienten mit SMA Typ 3 (Morbus Kugelberg-Welander) entsprechen der juvenilen Erkrankungsform und werden erst nach dem 18. Lebensmonat auffällig. Sie beginnen sogar zu laufen, fallen aber durch häufiges Stürzen auf. SMA Typ 4 ist die adulte Erkrankungsform mit einem Beginn nach dem 20. Lebensjahr und nicht eingeschränkter Lebenserwartung. Als Erstsymptome treten rumpfnahe Paresen auf.

Die Diagnostik basiert auf dem klinischen Bild, den elektrophysiologischen Zeichen der akuten oder chronischen Denervierung und muskelbioptischen Befunden, die eine Atrophie von Typ-1- und Typ-2-Fasern aufweisen.

Literatur

1. Werdnig G (1891) Zwei frühinfantile hereditäre Fälle von progressiver Muskelatrophie unter dem Bilde der Dystrophie, aber auf genetischer Grundlage. Arch Psychiatr 22:437–480. https://doi.org/10.1007/bf01776636 (© Verlag A. Hirschwald 1891)
2. Hoffmann J (1891) Weitere Beiträge zur Lehre von der progressiven neurotischen Muskeldystrophie. Dtsch Z Nervenheilk 1:95–120
3. Hoffmann J (1893) Ueber chronische spinale Muskelatrophie im Kindesalter, auf familiärer Basis. Dtsch Z Nervenheilk 3:427–470
4. Strümpell A (1888) Über spinale, progressive Muskelatrophie und amyotrophische Seitenstrangsklerose. Dtsch Arch klein Med (Leipzig) 42:230–260
5. Wohlfart G (1942) Zwei Fälle von Dystrophia musculorum progressiva mit fibrillären Zuckungen und atypischem Muskelbefund. Dtsch Z Nervenheilk 153:189–204
6. Kugelberg E, Welander L (1956) Heredofamilial juvenile muscular atrophy simulating muscular dystrophy. Arch Neurol Psychiatry 75:500
7. Brzustowicz LM, Lehner T, Castilla LH et al (1990) Genetic mapping of chronic childhood-onset spinal muscular atrophy to chromosome 5q11.2-13.3. Nature 344:540–541 (PMID 2320125)
8. Lefebre S, Bürglen L, Reboullet S et al (1995) Identification and characterization of a spinal muscular atrophy-determining gene. Cell 80:155–165

9. Liu Q, Dreyfuss G (1996) A novel nuclear structure containing the survival of motor neurons protein. EMBO J 15:3555–3565 (PMID 8670859 PMCID: PMC451956)
10. Sommer C, Sitzer M, Reiner SK (2018) Erkrankungen des peripheren Nervensystems. In: Sitzer M, Steinmetz H (Hrsg) Neurologie. Elsevier, Deutschland, S 351–352

15

Marfan-Syndrom, 1896

Die nachfolgende Erstbeschreibung skeletaler Auffälligkeiten wurde von Dr. Marfan erstmals als Vortrag in der Sitzung der „Société Médicale des Hôpitaux" vom 28. Februar 1896 gehalten. Die außergewöhnlich langen schmalen Gliedmaßen waren von der Mutter schon bei der Geburt des Kindes bemerkt worden. Im Alter von sechs Jahren wurde die Patientin von weiteren Ärzten untersucht, denen dann bereits die Diagnostik mit den 1895 von Röntgen entdeckten X-Strahlen zur Verfügung stand.

(Die Rechtschreibung der Erstbeschreibung wurde aus dem Originaltext übernommen).

© Springer-Verlag GmbH Deutschland, ein Teil von Springer Nature 2020
H. Böhles, *Historische Fälle aus der Medizin*,
https://doi.org/10.1007/978-3-662-59833-7_15

15.1 Erstbeschreibung durch Antoine Marfan 1896 in Paris [1]

>> *„Un cas de déformation congénitale des quatre membres, plus prononcée aux extrémités, caractérisée par l'allongement des os avec un certain degré d'amincissement"*

„Je présente à la Société une petite fille de cinq ans et demi, atteinte d'une déformation congénitale des quatre membres, dont je n'ai pas trouvé d'exemple dans les auteurs qu'il m'a été possible de consulter.

Gabrielle P… est agée aujourd'hui de cinq ans et demi.

Antécédents héréditaires. – Le père, agé de trente-huit ans, est alcoolique et absinthique. La mère se dit un peu nerveuse et sujette à la migraine. Elle a eu six grossesses; elle a fait une fausse couche à trois mois et demi et a eu cinq enfants vivants; deux sont morts, l'un à neuf jours sans qu'on ait pu savoir de quelle maladie, l'autre, à dix-neuf mois, de méningite; trois sont vivants; une fille a eu des convulsions en nourrice et a du strabisme dont elle a été opérée; un garçon a eu une cataracte congénitale; le dernier enfant est notre petite malade.

Antécédents personnels. – Notre malade est née à terme. La déformation des extrémités et des membres a été remarquée à la naissance de l'enfant par la sage-femme qui a pratiqué l'accouchement.

Pendant que la mère était grosse de notre petite malade, elle raconte que, dans le premier mois, elle fut fortement impressionnée par la vue d'un homme brulé. L'accouchement a été difficile; l'enfant s'est présentée par les pieds, le cordon était enroulé autour du cou et il y aurait eu ‚commencement d'asphyxie'.

La fillette a été nourrie au sein par sa mère et sevrée à deux ans; elle a mis sa première dent à quatre mois; elle n'a jamais marché; elle n'a commencé à parler qu'à trois ans et jusque-là on craignait qu'elle ne fut idiote. Elle n'a jamais eu aucune maladie de l'enfance.

La déformation singulière qu'elle présente aux quatre membres et surtout à leurs extrémités a été constatée par la mère dès les premiers jours de la vie et nous l'avons toujours vue avec les mèmes caractères depuis trois ans qu'elle est sous nos yeux; je dois dire toutefois qu'elle semble avoir en ce moment une certaine tendance à l'amélioration.

Déformation des membres. – La déformation que présente notre fillette frappe d'une manière parfaitement symetrique, les quatre membres; elle est plus prononcée aux extremités qu'à la racine des membres. Elle consiste dans un allongement notable des os, avec un certain degré d'amincissement.

C'est surtout aux mains que ces déformations sont caractéristiques et vraiment curieuses. Les mains sont remarquables par l'allongement très grand de tous les os qui en constituent le squelette. En consultant les tableaux qui suivent, on verra que la longueur de chaque os pris en particulier dépasse la longueur du même os d'une fillette saine du même âge. Les métacarpiens, les premières, deuxièmes et troissièmes phalanges sont très allongés; les métacarpiens sont proportionnellement plus allongés que les phalanges; l'annulaire est plus long que le médius. En même temps qu'ils sont allongés, les os de la main sont amincis et déformés. La déformation est légère; elle consiste en un élargissement de l'extrémité inférieure de la première phalange et de l'extremité superieure de la deuxième, élargissement qui n'existe d'ailleurs que si on compare l'épiphyse au corps de l'os qui est notablement aminci. On a dû se demander si l'amincissement des os n'était pas seulement apparent, et ne tenait pas à la maigreur et à l'émaciation musculaire. Quelques comparaisons, malgré les difficultés qu'elles présentaient, m'ont convaincu que réellement les phalanges étaient amincies.

Les quatre derniers doigts sont d'ordinaire fléchis au niveau de l'articulation de la première avec la deuxième phalange. Au pouce, il n'y a pas de flexion habituelle, mais la deuxième phalange est inclinée sur le bord radial. Quand on cherche à étendre les quatre doigts, on n'y parvient pas complètement, en raison des rétractions fibreuses des tendons qui limitent les mouvements de l'articulation de la phalange avec la phalangine. Il en résulte une attitude un peu spéciale.

L'aspect général est celui d'une main très longue, très mince, aux doigts fléchis, de ,pattes d'araignée'. Toutes les masses musculaires de la main ont un petit volume; mais, ici comme ailleurs, M. Larat a vu que toutes les réactions électriques étaient normales. Malgré ces obstacles, nous avons vu l'enfant apprendre peu à peu à se servir de ses mains; aujourd'hui elle habille sa poupée avec assez d'adresse; elle prend sa cuillère et mange sa soupe toute seule.

De même, les avant-bras sont très longs; les deux os qui les constituent paraissent amincis, si on en juge surtout d'après les épiphyses; celles du poignet et du coude sont d'une extrême gracilité; comme il y a peu ou pas de graisse et que les masses musculaires sont émaciées, l'avant-bras paraît très aminci et très allongé.

Le bras est aussi très allongé, moins toutefois proportionnellement que l'avant-bras, en sorte que la déformation paraît aller en diminuant de l'extrémité à la racine du membre où cesse toute anomalie. Quant à l'amincissement de l'humérus au moins au niveau des épiphyses, quant au petit volume des muscles, memes remarqués que pour l'avant-bras.

Les mouvements du poignet sont libres; ceux du coude sont un peu limités dans l'extension par des rétractions fibreuses; ceux de l'épaule sont libres.

Aux membres inférieurs, nous constatons des déformations analogues à celles des membres supérieurs.

Dans son ensemble, le pied est extrêmement allongé; la distance qui sépare extrémité posterieure du calcanéum de l'extrémité antérieure des orteils est vraiment *énorme (18 centimètres au lieu de 14 ou 15). De plus, la saillie du calcanéum en arrière est très considérable. Aussi le pied parait très aminci et très allongé. [...]*

Im weiteren Text beschreibt Marfan das Aussehen von Beinen und Zehen und er stellt Längenmessungen von Fingern, Zehen und Füssen der Patientin den Maßen eines gleichaltrigen gesunden Mädchens gegenüber.

État des divers appareils. Un fait remarquable est l'absence, au moin l'enfant, il y a en ce moment et en apparence, de troubles nerveux.

Quand nous avons réçu l'enfant, il y a bientôt trois ans, elle était agée de deux ans et demi; nous croyon elle ne parlait pas et ne paraissait pas très éveillée; nous avons pensé qu'elle était et qu'elle resterait idiote. Nous nous sommes trompés; son intelligence s'est développée tardivement, mais parfaitement, même dans le pauvre milieu d'une salle d'hôpital. L'enfant a appris à demander à manger; puis elle a retenue le nom de toutes les personnes qui l'approchaient; aujourd'hui elle parle correctement; quand elle n'est pas intimidée, on converse facilement avec elle; dans la journée, elle est très gaie; elle chante, cause, joue avec sa poupée. L'humeur est très égale. Le sommeil est très bon. Elle est très propre.

L'état des muscles et de la motilité est très singulier. Les muscles des membres sont dans un état d'émaciation qui appelle tout de suite le nom d'atrophie; et pourtant aucun de ces muscles n'est paralysé. Bien plus, M. Larat nous a montré qu'ils réagissaient normalement à toutes les formes de l'éctricité. Malgré les difficultés qu'on éprouve à rechercher l'état des réflexes tendineux, nous croyons pouvoir affirmer qu'ils sont à peu près normaux.

La sensibilité est intacte dans tous ces modes. Les yeux ne présentent aucune anomalie. Les oreilles sont assez bien conformées; mais leur implantation est un peu vicieuse: la direction générale du pavillon est très oblique de haut en bas et d'arrière en avant. Les dents de lait dont l'éruption a été normale, sont de mauvaise qualité. La pluspart sont atteintes de carie. La peau est pâle et fine; mais elle ne présente aucune altération.

Les appareils digestif, circulatoire et respiratoire n'offrent pas d'anomalie. Les urines ont une composition normale.

En terminant je dois dire que depuis quelques mois, il semble que la situation de notre fillette s'améliore; les mouvement sont plus libres et peut-être la déformation est-elle un peu moins caractéristique ou un peu moins saisissante qu'il y a un an."

15.2 Der Autor Antoine Bernard-Jean Marfan (1858–1942)

Bernard Marfan wurde 1858 in Castelnaudary, Aude, Frankreich, geboren, wo sein Vater als Allgemeinarzt tätig war. Dieser wollte seinen Sohn zunächst vom Medizinstudium abhalten. Er willigte jedoch schließlich seinem insistierenden Sohn ein, sodass Marfan ab 1877 die medizinische Fakultät in Toulouse besuchen konnte. Nach zwei Jahren in Toulouse wechselte er nach Paris. Nach einer Unterbrechung durch den Militärdienst schloss er 1886 das Studium ab und wurde ein Jahr später mit einer Dissertation über Schädigungen des Magens bei Lungentuberkulose promoviert. Diese Arbeit führte zur Formulierung des „Marfan-Gesetzes", das besagt, dass Patienten, die in ihrer frühen Kindheit von einer Kehlkopftuberkulose betroffen waren, später nur sehr selten an Lungentuberkulose erkranken. Diese Erkenntnis führte dann später zur gedanklichen Entwicklung der BCG-Impfung.

Er arbeitete als Kinderarzt und wurde 1892 zum Assistenz-Professor für Pädiatrie an der Universität Paris ernannt. In den Wintermonaten vertrat er Jacques-Joseph Grancher (1843–1907), den Direktor des Hôpital des Enfants Malades, wo auch sein tiefes Interesse an der Kinderheilkunde geweckt wurde. Er wurde Leiter der Diphtherie-Abteilung und 1910 Professor für Therapie.

Im Jahr 1914, im Alter von 56 Jahren, wurde Marfan in Paris zum Professor für Hygiene im Kindesalter berufen. Sein gesamtes Berufsleben bis zur Pensionierung im Jahr 1928 hat er im „Hôpital des Enfants Malades" in der Rue de Sèvres verbracht.

Marfan wird als exemplarischer Kliniker und angenehmer und geduldiger Mensch beschrieben. Er hat große Verdienste in der Etablierung der Pädiatrie als eigenständiges Fach. Sein klinisches Hauptinteresse lag im Bereich der Säuglingsernährung und der Behandlung der Diphtherie. Er erforschte die schädliche Wirkung der Ziegenmilch in der Ernährung des Säuglings. Aus seiner klinischen Forschung über Rachitis stammt das „Marfan-Zeichen", die Tastbarkeit der Osteoidauflagerungen an Meta- und Epiphyse der Hand- und Fußgelenke. Unter den zahlreichen Publikationen war auch die Mitherausgabe des Lehrbuches „Traité des maladies de l'enfance". Er war Gründer und Herausgeber der Zeitschrift *Le nourrisson* (Der Säugling) und zusammen mit Charcot und anderen Mitherausgeber der Zeitschrift: *System der Medizin*.

Er war ein sehr kultivierter Mensch mit großem Interesse an vor allem italienischer Kunst und Literatur. Im Ruhestand verfasste er die Biografie seines Freundes Emile Broca und dessen Vater. Marfan verstarb 1942 im Alter von 84 Jahren. Das Mädchen Gabrielle aus seiner Erstbeschreibung starb im Jugendalter an Tuberkulose.

15.3 Das medizinische und kulturelle Umfeld des Publikationszeitraums 1890–1896

1890
- Der kanadische Internist William Osler (1849–1919) bekämpft die Addisonsche Krankheit infolge einer Nebennierenschädigung erfolgreich mit Nebennierenextrakt.
- J B. Dunlop (1840–1921) produziert luftgefüllte Gummireifen.

1891
- Heinrich Quincke (1842–1922), Professor der Inneren Medizin an der Christian-Albrechts-Universität Kiel, entwickelt die Technik der Lumbalpunktion, die er zunächst zur Absenkung des Gehirndrucks einsetzt [2].

1894
- Der Schweizer Arzt Alexandre Yersin (1863–1943) aus Genf entdeckt in Hongkong den Erreger der Pest, der jetzt *Yersinia pestis* heißt.

1896
- Der italienische Kliniker und Pathologe Scipione Riva-Rocci (1863–1937) entwickelt die moderne Blutdruckmessung.
- Der belgische Hygieniker und Bakteriologe Emile Pierre Marie van Ermengem (1851–1932) entdeckt an der Universität Gent den Erreger des Botulismus, das *Clostridium botulinum*.
- Die erste Naht am Herzen wird durch den Frankfurter Chirurgen Ludwig Rehn (1849–1930) bei einer Messerstichwunde durchgeführt.
- Erste neuzeitliche Olympische Spiele in Athen.
- Alfred Nobel (1833–1896) der schwedische Chemiker und Unternehmer stiftet den „Nobelpreis", der ab 1901 vergeben wird.
- Der russische Arzt und Schriftsteller Anton Tschechow (1860–1904) schreibt das Schauspiel „Die Möve".

15.4 Die weitere Entwicklung zum Krankheitsverständnis

1879
Williams, ein Augenarzt aus Cincinnati, beschreibt Geschwister mit Ectopia lentis, die beide ungewöhnlich groß waren und überstreckbare Gelenke hatten [3].

1887
Sir Arthur Conan Doyle (1859–1930) beschreibt in seinem Roman „A study in scarlet" wahrscheinlich den Fall eines Marfan-Syndroms.

1896
Marfan beschreibt das nach ihm benannte Krankheitsbild, das er selbst jedoch als „Dolichostenomelie" (lange, dünne Extremitäten) bezeichnet [1].

1902
Charles Achard (1860–1944) prägt den Namen „Arachnodaktylie" (Spinnenfingrigkeit) [4], und die Originalpatientin Gabrielle P. wird von Méry und Babonneix im Alter von 11½ Jahren nachuntersucht [5].

1914
Boerger beschreibt die Ectopia lentis als klaren Bestandteil des Marfan-Syndroms [6].

1931
H. Weve benennt die Erkrankungsproblematik nach Marfan und zeigt das dominante Vererbungsmuster auf [7].

1943
Die Dilatation der Aorta und das dissoziierende Aneurysma werden erstmals von Baer, Taussig und Oppenheimer [8] sowie Etter und Glover [9] beschrieben.

1962
Dr. A M. Gordon, US-amerikanischer Arzt aus Cincinnati, vermutet erstmals, dass bei dem 16. US-Präsidenten Abraham Lincoln (1809–1865) ein Marfan-Syndrom vorgelegen haben könnte [10].

1968
Bentall und DeBono zeigen eine Technik zum operativen Aortenersatz auf [11].

1984
Victor McKusick arbeitet die drei beteiligten Organsysteme heraus: 1) Linsenluxation, 2) Skelettveränderungen mit langen, dünnen Gliedern („Spinnenfingrigkeit") und 3) Schwäche der Media der Aortenwand [12].

1991

H.C. Dietz et al. zeigen, dass das Marfan-Syndrom durch eine auf Chromosom 15 lokalisierte Mutation des *Fibrillin*-Gens bedingt ist [13, 14].

1996

Es wird erkannt, dass Doxycyclin die Degeneration der Aortenwand hemmt [15].

2008

Es wird zur Therapie des Marfan-Syndroms eine selektive Hemmung des Angiotensin-II-Typ-1-Rezeptors (AT1R) vorgeschlagen [16].

15.5 Der moderne Blick auf die Erkrankung [16]

Das Marfan-Syndrom ist eine schwerwiegende Störung des Bindegewebes. Es ist durch eine Mutation des *Fibrillin*-Gens auf Chromosom 15 bedingt. Sowohl ein autosomal-dominanter als auch ein autosomal-rezessiver Erbgang wurden beschrieben. Die charakteristischen klinischen Merkmale sind extrem lange und schmale Finger (Arachnodaktylie = Spinnenfingrigkeit), Hände und Füße; Überstreckbarkeit der Gelenke, Luxatio lentis nach kranial und eine Schwäche der Aortenmedia. Lebensgefahr besteht durch ein Aneurysma und eine Dissektion der Aortenwand. Durch die neuere Entwicklung besteht durch den Einsatz von Doxycyclin wie auch durch den Angiotensin-II-Typ-1-Rezeptorblocker Losartan (Cozaar®) eine Form der Mediaprotektion.

Literatur

1. Marfan MA-B (1896) Un cas de déformation congénitale des quatre membres, plus prononcée aux extrémités, caractérisée par l'allongement des os avec un certain degré d'amincissement. Bull Mem Soc Méd Hop Paris 13:220–226
2. Quincke H (1872) Zur Physiologie der Cerebrospinalflüssigkeit. Arch Anat Physiol Wiss Med 15:153–177
3. Williams E (1879) Rare cases, with practical remarks. Trans Am Ophthalmol Soc 2:291–301
4. Achard C (1902) Arachnodactylie. Bull Mem Soc Med Hop 19:834
5. Méry H, Babonneix L (1902) Un cas de déformation congénitale des quatre membres: hyperchondroplasie. Bull Mém Soc Méd Hôp Paris 19:671

6. Boerger F (1914) Über zwei Fälle von Arachnodaktylie. Monatsschr Kinderheilkd 12:161–184
7. Weve HJM (1931) Über Arachnodaktylie (Dystrophia mesodermalis congenita, Typus Marfanis). Augenheilkunde 104:1–46
8. Baer RW, Taussig HB, Oppenheimer EH (1943) Congenital aneurysmal dilation of the aorta associated with arachnodactyly. Bull Johns Hopkins Hosp 72:309–331
9. Etter LE, Glover LP (1943) Arachnodactyly complicated by dislocated lens and death from rupture of dissecting aneurysm of the aorta. JAMA 123:88
10. Gordon AM (1962) Abraham Lincoln – a medical appraisal. J Ky Med Assoc 60:249–253
11. Bentall H, DeBono A (1968) A technique for complete replacement of the ascending aorta. Thorax 23:338–339
12. McKusick VA (1984) Mendelian disorders. In: Harvey AM, Johns RJ, McKusick VA, Owens AH, Ross RS (Hrsg) The principles and practice of medicine. Prentice-Hall, London, S 413–459
13. Dietz HC et al (1991) Marfan syndrome caused by a recurrent de novo missense mutation in the fibrillin gene. Nature 352:337–339
14. Dietz HC (1991) The Marfan syndrome locus: confirmation of assignment to chromosome 15 and identification of tightly linked markers at 15q15-q21.3. Genomics 9:355–361
15. Petrinec D, Liao S, Holmes DR et al (1996) Doxycycline inhibition of aneurysmal degeneration in an elastase-induced rat model of abdominal aortic aneurysm: preservation of aortic elastin associated with suppressed production of 92 kD gelatinase. J Vasc Surg 23:336–346
16. Matt P, Habashi J, Carrel T et al (2008) Recent advances in understanding Marfan syndrome should we now treat surgical patients with losartan? J Thorac Cardiovasc Surg 135:389–394

16

Koplik-Flecke bei Masern, 1896

Inhaltsverzeichnis

Mein Professor für Kinderheilkunde an der Universität Erlangen, Professor Windorfer, fragte uns neue Studenten in der ersten Stunde: „Was sind Kinderkrankheiten?" Seine Antwort war: „Das sind derartig ansteckende Erkrankungen, dass eine Person keine Chance hat, durch die Kindheit zu kommen, ohne angesteckt zu werden." Exemplarisch für diese hohe Infektiosität sind die Masern.

Die Krankheitsbezeichnung Masern leitet sich von lateinisch „morbilli" ab und ist im Grunde die Verkleinerungsform von „Morbus", dem Ausdruck für Krankheit. Die Masern sind weltweit immer noch für die höchsten Sterblichkeitszahlen im Kindesalter verantwortlich. Die Thematisierung der Masernerkrankung ist wegen der unverständlicherweise hohen Zahl von „Impfverweigerern" von allergrößter gesundheitspolitischer Bedeutung.

(Die Rechtschreibung der Erstbeschreibung wurde aus dem Originaltext übernommen).

© Springer-Verlag GmbH Deutschland, ein Teil von Springer Nature 2020
H. Böhles, *Historische Fälle aus der Medizin*,
https://doi.org/10.1007/978-3-662-59833-7_16

16.1 Erstbeschreibung durch Henry Koplik 1896 in New York [1]

» *„The diagnosis of the invasion of measles from a study of the exanthema as it appears on the buccal mucous membrane"*

„It is indeed very late in the day to describe something connected with the diagnosis of the exanthemata. It will be seen from what follows that one of the most, if not the most, reliable sign of the invasion of measles has fully failed to receive due attention. My experience leads me to believe that the sign to be described is fairly ignored. This has led me to describe it here. Its importance in making a positive diagnosis of measles cannot be over-estimated. The text-books on diseases of infancy and childhood describe the appearances of the exanthema of measles both on the skin and also in fragmentary ways on the mucous membranes. Scant attention is given to the most important elements of the eruption as it appears on the mucous membrane of the inside of the cheeks and on that of the lips. A thorough understanding of the cheeks and on that of the lips. A thorough understanding of the eruption on the buccal mucous membrane will aid in separating and invading measles from a mass of eruptions resembling measles which appear on the skin in infancy and childhood. Any positive sign of the invasion of any infectious or contagious disease is a step to proper isolation and prophylactic hygiene.

The eruption of the exanthemata of measles on the buccal mucous membrane, is spread and decline, forms a sort of cycle which can be verified by any one who will study it. The hight of the eruption is reached just as the skin eruption has appeared and is spreading. When the skin eruption of measles is at its efflorescence, the eruption on the buccal mucous membrane has begun its decline. I have looked in all the classical text-books, but fail to find any extended mention of these facts, or any minute description of the buccal eruption. [...]

The Mouth. – If we look in the mouth at this period, we see a redness of the fauces; perhaps, not in all cases, a few spots on the soft palate. On the buccal mucous membrane and the inside of the lips, we invariably see a distinct eruption. It consists of small, irregular spots, of a bright red color. In the centre of each spot, there is noted, in strong daylight, a minute bluish white speck. These red spots, with accompanying specks of a bluish white color, are absolutely pathognomonic of beginning measles, and when seen can be relied upon as the forerunner of the skin

eruption. These bluish white specks have, I believe, been described by French wri-
ters, though the author has described them to students before he has seen mention
of them elsewhere. No one, however, has to my knowledge called attention to the
pathognomonic nature of these small bluish white specks, and their background of
red irregular shaped spots. They cannot be mistaken for sprue, because they are not
as large nor as white as sprue spots. These specks of bluish white, surrounded by a
red area, are seen on the buccal mucous membrane and on the inside of the lips, not
on the soft or hard palate. Sometimes only a few red spots, with the central bluish
point, may exist, six or more, and in marked cases they may cover the whole inside
of the buccal mucous membrane. If these bluish white specks, on a red spotted back-
ground, are at the height of their development, they never become white opaque as
sprue, and in this respect, when once seen, are diagnostic, nor do they ever coalesce
to become plaque like in form. They retain the punctate character. I have noted and
demonstrated these spots on the buccal mucous membrane when the other symptoms
were so slight that physicians have doubted the diagnosis. I have been invariably
confirmed in my diagnosis by the subsequent appearance of the skin eruption.

Cycle. – The eruption just described is of greatest value at the very outset of the
disease, the invasion. As the skin eruption begins to appear and spreads, the erup-
tion on the mucous membrane becomes diffuse, and the characters of a discrete
eruption disappear and lose themselves in an intense general redness. When the skin
eruption is at the efflorescence, the eruption on the buccal mucous membrane has
lost the characters of a discrete spotting and has become a diffuse red background
with innumerable bluish white specks scattered on its surface. The buccal eruption
begins to fade even while the skin exanthema is at its hight, or at least while it is
running a late course. The mucous membrane retrogrades to the normal appearan-
ces long before the eruption on the skin has disappeared. This being the case, it will
be seen that the buccal eruption is of greatest diagnostic value at the outset of the
disease, before the appearance of the skin eruption and at the outset and height of
the skin eruption. [...] "

Im weiteren Verlauf macht Koplik differenzialdiagnostische Überlegungen und führt Vergleiche zu Scharlach, einfachen Aphthen, Röteln und der Grippe. Er beendet die Arbeit mit folgender Bemerkung:

„A few words may be added, calling attention to the fact that in some cases of
beginning measles, the spots on the buccal mucous membrane are so few as to escape
notice, if not carefully looked for. It is, therefore, advisable in all cases, to place the
patient opposite a strong light from a window, and, in opening the mouth, to evert
as it were, the buccal mucous membrane with a spatula or with the thumb and
index finger, pressing the while on the outside of the cheeks."

16.2 Der Autor Henry Koplik (1858–1927)

Henry Koplik wurde 1859 in New York City geboren. Seine allgemeine Schulbildung erhielt er am College der Stadt New York, wo er 1878 seinen Abschluss machte. Danach studierte er am „College of Physicians and Surgeons" der „Columbia University New York" Medizin. Das Studium schloss er dort auch 1881 ab. Kurze Zeit nach seinem „Internship" am Bellevue Hospital New York reiste er für eineinhalb Jahre nach Europa, wo er in Berlin, Prag und Wien die renommiertesten medizinischen Fakultäten aufsuchte. Unter allen diesen hervorragenden Lehrern, die er an diesen Orten antraf, beeinflusste ihn Professor Alois Epstein, der Direktor des Findlingsheimes an der Deutschen Universität in Prag, am meisten.

Im Jahr 1887 wurde er „Attending Physician to the Good Samaritan Dispensary". Zu der Zeit waren in dieser Institution die Abteilungen für Gynäkologie und Kinderheilkunde noch zusammen. Dies erklärt, weshalb eine der ersten Arbeiten von Henry Koplik sich noch mit dem „Wert der Massage von Uterus und Adnexen" beschäftigte. In diesen Jahren betrieb er auch bakteriologische und pathologisch-anatomische Studien. Er hatte sich dafür von erspartem Geld an der „Dispensary" ein Labor eingerichtet. In Fachkreisen wurde er schnell bekannt, sodass Ärzte bis von San Francisco anreisten, um bei ihm zu studieren. Im Jahr 1889 richtete er an seiner Institution als Erster ein „Milchdepot" („gouttes de lait") zur Versorgung von bedürftigen Kindern ein.

Nachdem er einige Jahre als „Visiting Physician" auf der Kinderstation des Mount Sinai Hospitals tätig war, arbeitete er dort weitere 25 Jahre als „Attending Pediatrician" und schließlich als „Consulting Pediatrician". Er beschäftigte sich dabei sehr mit Hygienefragen auf „Kinderstationen". Koplik war auch „Attending Physician" am jüdischen Waisenhaus, am Hospital für Deformitäten und an der jüdischen Geburtsklinik.

Er war einer der Gründer der Amerikanischen Pädiatrischen Gesellschaft sowie auch zeitweise ihr Präsident. Von den medizinischen Gesellschaften in Wien und Budapest war er Ehrenmitglied.

Als Kliniker war Koplik ein scharfer Beobachter und Dokumentator seiner Untersuchungsbefunde. Er publizierte 36 Jahre lang, von 1887 bis 1923, kontinuierlich zu Fragen von Infektionskrankheiten, wobei seine Arbeiten im Bereich der Diphtherie hervorzuheben sind. Im Jahr 1896 publizierte er seine wohl bekannteste Arbeit über weiße, „kalkspritzerartige" Flecke an der Wangenschleimhaut im katarrhalischen Frühstadium einer Maserninfektion [1]; 1898 folgte eine zweite Arbeit über das gleiche Thema. Seine Beobachtung wurde von der Ärzteschaft sofort angenommen und umgesetzt.

Im Jahr 1902 erschien sein Lehrbuch „Diseases of infancy and childhood", das vier Auflagen erlebte. Kopliks Persönlichkeit wurde als von vornehmer Ausstrahlung, geistiger Frische und voller humorvoller Anekdoten beschrieben.

Henry Koplik verstarb im April 1927 im Alter von 69 Jahren an einer Herzinsuffizienz als Folge einer schweren Koronarsklerose.

16.3 Das medizinische und kulturelle Umfeld des Publikationsjahres 1896

- Der dänische Arzt Niels Ryberg Finsen (1860–1904) gründet in Kopenhagen ein Institut für Lichttherapie. Er erforscht die Wirkung von Licht unterschiedlicher Wellenlängen. Im Jahr 1895 wendet er eine erstmals von ihm konstruierte Bestrahlungslampe („Finsenlampe", Kohle-Bogenlampe) zur Erzeugung ultravioletten Lichtes an, womit er den Lupus vulgaris, die Tuberkulose der Haut, zu heilen vermag. Ihm waren die Zusammenhänge von UV-Strahlung und intradermaler Vitamin-D-Bildung noch nicht bekannt. Für seine Arbeit erhielt er 1903 den Nobelpreis für Medizin. Finsen litt selbst an einer „Polyserositis", auf die Sonnenlicht einen positiven Einfluss hatte. Ebenfalls entdeckte er den Nutzen von Rotlicht bei der Pockenbehandlung.
- Entdeckung der radioaktiven Strahlung des Urans durch Antoine Henri Becquerel (1852–1925).
- Theodor Herzl (1860–1904) publiziert das Buch „Der Judenstaat", in dem die zionistische Forderung nach einer Heimstätte für Juden in Palästina gestellt wird.
- Alfred Nobel (1833–1896) verstirbt. Der von ihm gestiftete „Nobelpreis" wird ab 1901 vergeben.
- In Athen werden die ersten Olympischen Spiele der Neuzeit abgehalten.

16.4 Die weitere Entwicklung zum Krankheitsverständnis

- Der persische Philosoph und Arzt Ar-Razi (~865–925) macht eine erste Beschreibung der Masern, indem er sie von den Pocken abgrenzte. Er hielt die Masern im Vergleich zu den Pocken für die bedrohlichere Erkrankung.
- Im Mittelalter bedeutete „Morbilli" die kleine Pest.

- Nach der Entdeckung Amerikas 1492 wurden die Masern neben Pocken, Keuchhusten und Typhus eine der gefährlichsten eingeschleppten Seuchen in die „Neue Welt". Da die Ureinwohner keine Abwehrkräfte gegen die Masern hatten, starben sie in verheerenden Epidemien. Es zeigte sich bis heute immer wieder das Phänomen, dass das Masernvirus dann eine besonders hohe Tödlichkeit aufweist, wenn es auf eine nicht immunisierte Bevölkerung trifft. Mit diesem Wissen ausgestattet, ist es unverständlich, wie es zu den derzeit in Deutschland geführten Diskussionen um die Masernimpfung kommen kann.

1594

- Der heutige Begriff „Masern" wurde erstmals 1594 von dem Berliner protestantischen Pfarrer Johannes Colerus (1566–1639) gebraucht. Seine Schriften, die auch Rezepte und Verhaltensmaßregeln enthalten, geben einen breiten Überblick über das Leben vor dem Dreißigjährigen Krieg. Er schrieb: „Es gibt auch breite Exantheme, die von Plinius Morbilli vari genannt werden, auf deutsch die Mahsern […]."

1676

- Die erste neuzeitliche, sehr genaue Beschreibung der Masern erfolgte durch den Londoner Arzt Thomas Sydenham (1624–1689).

1758

- Der schottische Arzt Francis Home (1710–1801), der um die extreme Ansteckungsfähigkeit der Masern wusste, versuchte Menschen zu inokulieren und benutzte dazu 1758 eine ähnliche Art der „Variolation" wie einige Jahrzehnte später Edward Jenner (1749–1823) bei der Pockenimpfung.

1832/1833

- Die beiden Kinder des Orientalisten und romantischen Dichters Friedrich Rückert (1788–1866) versterben zum Jahreswechsel 1832/1833 innerhalb von zwei Wochen an den Masern. Der Dichter verarbeitet seine Trauer in den „Kindertotenliedern", die dann später von Gustav Mahler (1860–1911) vertont werden. Auch Mahler verlor eine Tochter durch die Masern.

1846

- Im Jahr 1846 wurden die Masern von einem von Kopenhagen kommenden Tischler nach den Färöer-Inseln eingeschleppt, was vom April bis
zum Oktober des Jahres zu einer verheerenden Epidemie führte, die über
6000 der 7782 Inselbewohner befiel (77 %). In den 65 Jahren vorher, seit
1781, waren keine Masern mehr vorgekommen. Der Tischler erkrankte
an einem der ersten Tage nach seiner Ankunft. Er hatte in Kopenhagen
kurz vor seiner Abreise Masernkranke besucht. Es wird von 98 alten Personen berichtet, die 1781 die Masern durchgemacht hatten. Von ihnen
erkrankte niemand. Die dänische Regierung schickte Peter Ludvig Panum
(1820–1885), einen jungen Arzt, um diese Masernepidemie zu studieren. In seinem Bericht gab er sehr gute Einzelheiten zu Inkubationsdauer
und Exanthemstadium und stellte fest, dass nach einer durchgemachten
Maserninfektion eine lebenslange Immunität besteht [2].

1911

- Es gelang erstmalig, Affen mit Masern zu infizieren.

1954

- Dem US-amerikanischen Mikrobiologen John Franklin Enders (1897–
1985) und seinem Mitarbeiter Peebles gelang es, das Masernvirus zu isolieren.

1958

- Entwicklung des ersten Masernimpfstoffs, der ab 1963 im Handel erhält-
lich ist.

1962

- Die Zahl der Masernerkrankungen in den USA verringerte sich nach Einführung der Impfung drastisch. Entsprechend den WHO-Angaben ging
die weltweite Zahl der Maserntodesfälle durch die Impfprogramme von
ca. 750.000 im Jahr 2000 auf 164.000 im Jahr 2008 zurück [3]

16.5 Der moderne Blick auf die Erkrankung [4]

Das Masernvirus gehört zur Familie der *Paramyxoviridae*. Es ist empfindlich gegenüber Umwelteinflüssen wie erhöhte Temperaturen, Licht, UV-Strahlung, Lösungs- und Desinfektionsmittel. Die Übertragung erfolgt durch Tröpfcheninfektion (Husten, Niesen, Sprechen) mit hoher Kontagiosität (Kontagiositätsindex 100 %).

Die Inkubationszeit beträgt 8 bis 10 Tage bis zum katarrhalischen Stadium und 14 Tage bis zum Ausbruch des Exanthems. Erkrankte sind vor allem im katarrhalischen Stadium bis ca. 4 Tage nach Exanthembeginn ansteckend. Im katarrhalischen Stadium, noch vor Auftreten des Exanthems sind an der Wangenschleimhaut neben der oberen Zahnreihe blau-weiße, „kalk-spritzerartige" Flecken sichtbar (Koplik-Flecken).

Im katarrhalischen Prodromalstadium stehen uncharakteristische Symptome wie Fieber, Husten, Schnupfen und Konjunktivitis im Vordergrund. Nach einem kurzen Fieberabfall fiebern die Patienten wieder auf und entwickeln ein makulöses, evtl. leicht papulöses Exanthem, das hinter den Ohren beginnt und sich zentrifugal ausbreitet. Wenige Tage nach Exanthembeginn, beginnt sich das Befinden der Erkrankten zu bessern.

Masern bei Patienten mit primärer oder sekundärer Abwehrschwäche können vom klassischen Krankheitsverlauf völlig abweichen. Bei schweren T-Zell-Insuffizienzen kann das Exanthem ganz fehlen („weiße Masern"). Es entwickelt sich eine Riesenzellpneumonie, die in der Regel zum Tode führt. Außerdem wird eine besondere Enzephalitisform beschrieben (MIBE: „measles inclusion body encephalitis"), die auf einer direkten Virusinvasion beruht, sich aber im Gegensatz zur subakuten sklerosierenden Panenzephalitis (SSPE) bereits nach einer Latenz von Wochen bis wenigen Monaten klinisch manifestiert.

Masern, meistens verbunden mit einem Vitamin-A-Mangel, sind bei afrikanischen Kindern eine führende Ursache der Erblindung. In Europa sind die angesprochene Enzephalitis (1:1000) und die Pneumonie gefürchtete Komplikationen. Häufige Komplikationen sind die Otitis media und die Laryngobronchitis („Masern-Krupp").

Eine Spätkomplikation, die mit sehr hohen Maserntitern einhergeht, ist die subakute sklerosierende Panenzephalitis (SSPE), eine degenerative Erkrankung des Zentralnervensystems. Sie ist eine Slow-virus-Erkrankung, die im Durchschnitt 7 Jahre nach einer Masernerkrankung (Schwankungsbreite: 1 Monat bis 27 Jahre) auftritt.

Literatur

1. Koplik H (1896) The diagnosis of the invasion of measles from a study of the exanthema as it appears on the buccal mucous membrane. Arch Pediatr 13:918–922

2. Panum PL (1847) Beobachtungen über das Maserncontagium. Arch Pathol Anat Physiol Klin Med Bd 1:492–512

3. WHO, UNICEF, World Bank (2009) State of the world's vaccines and immunization, 3. Aufl. World Health Organization, Genf

4. Kreth HW, Nanan R, Tischer A (2009) Masern. In: DGPI – Deutsche Gesellschaft für Pädiatrische Infektiologie e. V. (Hrsg) DGPI Handbuch, 5. Aufl. Georg Thieme Verlag, Stuttgart, S 364–367

17

Morbus Still (systemische juvenile idiopathische Arthritis), 1897

Inhaltsverzeichnis

Das Wort „Rheumatismus" wurde 1642 erstmals von dem französischen Arzt Guillaume de Baillou (1538–1616) gebraucht. Er betonte dabei, dass es sich bei der „Arthritis" um eine systemische Erkrankung handeln würde. Seine Gedanken legte er in seinem Buch „Liber de Rheumatismo et Pleuritide dorsali" nieder. De Baillou sollte auf Wunsch von Heinrich IV. Arzt des „Dauphins" werden, was er jedoch ablehnte, um sich seinen Studien widmen zu können. Er war 1578 auch der Erste, der den Keuchhusten („Tussis quintina") beschrieb. Er gilt außerdem mit seinem Buch „Epidemorium & Ephemeridium Libri duo" als Begründer der modernen Epidemiologie.

Die erste Beschreibung einer juvenilen Arthritis wird Cornil 1864 zugeschrieben. Er berichtete über eine 29-jährige Frau, die seit dem 12.

(Die Rechtschreibung der Erstbeschreibung wurde aus dem Originaltext übernommen).

© Springer-Verlag GmbH Deutschland, ein Teil von Springer Nature 2020
H. Böhles, *Historische Fälle aus der Medizin*,
https://doi.org/10.1007/978-3-662-59833-7_17

Lebensjahr an chronischen Gelenkentzündungen litt. Nachfolgend wird die erste Beschreibung der systemischen Erkrankungsform im Kindesalter vorgestellt.

17.1 Erstbeschreibung durch George Frederic Still 1897 in London [1]

» *„On a form of chronic joint disease in children"*

„Alice C -, at the age of two years and four months began to limp in walking, and it was noticed that the ankles were swollen. A week or two later the elbows, and then the knees, became stiff and swollen; stiffness of the neck also was noticed almost from the first onset. The joints affected became steadily worse, and the child quickly lost the power of standing.

There had been no previous illness, except whooping-cough; the child had been carefully hand-fed after it was four weeks old; up to this time it had been breast-fed. There had been no privations, but the house was damp. The family history showed nothing of importance except a doubtful history of rheumatism in two maternal uncles.

When first seen at the age of three and a half years, the child was fairly nourished, with round face and slightly prominent eyes. All the joints of the limbs were affected; extension of the knees, hips, and elbows was considerably limited, there was thought to be a little fluid in the knees, ankles and wrists, and there was obvious fusiform elastic thickening of all these joints except the shoulders and hips. I could not find any definite bony enlargement, and there was no grating. The sterno-clavicular and temporo maxillary joints, and dorsal and lumbar spine, were unaffected.

Gland enlargement was marked; the axillary, supracondylar, cervical, iliac, and inguinal were affected; the axillary were easily visible. The glands were hard, separate, and not tender.

The spleen was one finger's breadth below the costal margin. Heart and lungs were normal.

For nearly two years the child has been in the Hospital for Sick Children, and the joint condition has slowly become worse (as will be seen from the photograph shown), so that the child is unable even to turn herself in bed. The progress of the disease has, however, not been steady; at one time there was a slight improvement in the joint condition, and synchronously with this the glands and spleen became much smaller.

The temperature chart has shown the recurrent attacks of pyrexia described above."

Der Autor legt anschließend die klinischen Punkte dar in denen sich die Patientin von einer Rheumatoiden Arthritis des Erwachsenenalters unterscheidet:

„*Pathologically, however, the joints show marked differences. In the children's disease there is complete absence, even in an advanced case, of the cartilage changes which are seen quite early in the rheumatoid arthritis of adults. In the children's disease, also, there is a very considerable thickening of the capsule, and of the connective tissue just outside this, which is a much less prominent feature in the disease of adults.*

On the enlargement of glands I lay great stress. It is, I think, one of the most important points of distinction clinically between this disease and rheumatoid arthritis. It is, as far as I know, never found in the rheumatoid arthritis of adults, whereas it is a constant symptom in the disease of children here described.

The enlargement of the spleen, associated with the glandular enlargement, is another important distinction, and like the proceeding symptom is, I believe, unknown in adults.

Other minor differences are the following:

The incidence on the sexes is different. The proportion of females to males affected by rheumatoid arthritis in adult life was found by Sir A. Garrod to be 5:1, whereas in the disease described above the proportion is barely 1.5:1; my numbers, however, are so small that no great weight can be attached to this difference.

The order of affection of joints is different. In adults rheumatoid arthritis affects the small joints of the hands quite early, and often begins here; whereas the disease of children begins nearly always in the knees or wrists, and the fingers remain often free for months or even years. The very early and almost constant occurrence of affection of the cervical spine is also, I fancy, far more common in the disease here described.

Lastly, the occurrence of adherent pericardium, certainly in three, probably in five cases out of twelve, with no clinical evidence of endocarditis in any case, and only a slight thickening of the mitral valve of very doubtful significance found post mortem in one case, and also the occurrence of pleurisy in four out of twelve cases, suggests some peculiar liability of children with this disease to inflammation of serous membranes, a liability which is not shared by the rheumatoid arthritis of adults. [...]"

17.2 Der Autor George Frederic Still (1868–1941)

G. F. Still wurde 1868 in Highbury, London, als Sohn eines Zollinspektors geboren. Dieser arbeitete zunächst in Dublin und dann im Hafen von London. Er hatte elf Geschwister, von denen vier bereits als Säuglinge verstarben. Als ältestes überlebendes Kind und einziger Sohn spielte er in der Familie eine besondere Rolle, vor allem nach dem Tod des Vaters, der starb, als Frederic Still 17 Jahre alt war. Die finanziellen Möglichkeiten waren sehr eng bemessen. Aufgrund seiner guten schulischen Leistungen erhielt er Förderung durch ein Stipendium für das Caius College, Cambridge. Sein ganzes Leben lang war er an klassischer Geschichte und Sprachen interessiert. Er pflegte seine Kenntnisse in Hebräisch, Arabisch, Latein und Griechisch. Seine medizinische Ausbildung erhielt er am Guy's Hospital, wo er 1893 auch graduierte. Er arbeitete als Klinikassistent von James F. Goodhart (1845–1916), der sehr an Pädiatrie interessiert war. Ein Jahr später wechselte er in London an das Hospital for Sick Children, Great Ormond Street.

Er arbeitete dort als „Medical Registrar" und Pathologe. Während dieser Zeit berichtete er über 22 Fälle einer speziellen Arthritisform, die er 1897 publizierte.

Im Jahr 1899 wurde er zum Arzt für Erkrankungen des Kindesalters an das King's College London, die erste universitäre Einrichtung mit einer Pädiatrieabteilung, bestellt und 1906 auf den ersten englischen Lehrstuhl für Kinderheilkunde am King's College berufen.

Im Jahr 1902 beschrieb er im Rahmen der „Goulstonian Lecture" die Symptome des Aufmerksamkeitsdefizit-Hyperaktivitätssyndroms (ADHS) [2], das gerade in unseren modernen Tagen eine extrem häufig gestellte Diagnose ist. Die Goulstonian Lecture ist ein jährlicher Vortrag im Rahmen des „Royal College of Physicians" in London, der von einem der vier jüngsten Ärzte des College gehalten wird. Die Vortragsreihe, die seit 1639 durchgeführt wird, ist nach Theodore Goulston (1572–1632), einem englischen Arzt und Wissenschaftler, benannt.

Im Jahr 1909 erschien sein Lehrbuch „Common Disorders and Diseases of Childhood" [3].

Still hatte ein großes Interesse an der hypertrophischen Pylorusstenose [3], die er in ihrer klinischen Präsentation ins zentrale Bewusstsein der Kinderärzte bringt:

„The salient features of the disorder are briefly these: an infant under the age of four months has been vomiting his food. The vomiting began at the age of three or four weeks and for the first week or so was thought to be no more than a little indigestion might account for. But it persisted and soon began to attract notice more by its persistency than by its frequency, for it occurred perhaps only two or three times in the twenty-four hours. Then the food was thought to be at fault and change after change was made in the feeding, each time perhaps with temporary diminution of the vomiting. But still the vomiting persisted and at times was noticed to be so sudden, copious and forcible that the vomit was shot out a foot or more from the mouth and perhaps through the nostrils as well.

Since the vomiting began the bowels have been costive, perhaps only opened with enemata. And now the infant is wasting to a marked degree and perhaps it is this wasting rather than any alarm at the vomiting which leads the parents to seek medical advice. Such is the history which leads one to examine especially for the two characteristic signs – visible and very marked peristalsis of the stomach and a palpable thickening of the pylorus – upon which the diagnosis rests... In 248 out of 250 cases I have noted the hard pylorus as palpable. [...]

During peristalsis it becomes almost as hard as a calcareous gland [...]. It can be felt to soften and disappear under the finger, and then to appear again from time to time.“

Still erhielt in der Folgezeit viele ehrenvolle Auszeichnungen. Im Jahr 1931 erschien sein großes Werk „A history of Paediatrics", das auf seinen Vorträgen für das Royal College of Physicians basiert.

Im Jahr 1936 zog sich Still von den meisten seiner medizinischen Aktivitäten zurück, und 1937 wurde er zum Ehrenmitglied der Royal Society of Medicine ernannt. In seinem Ruhestand kehrte er wieder zu seinen kulturellen Interessen, den klassischen Sprachen, der Musik und der Dichtung, zurück.

Im Zweiten Weltkrieg wurde sein Haus in London bombardiert. Danach zog er nach Salisbury. Im Juni 1941 verstarb er in Harnham Croft. Seine Asche ist im Friedhof der Kathedrale von Salisbury begraben.

17.3 Das medizinische und kulturelle Umfeld um das Publikationsjahr 1897

1895

- Der Physiker Wilhelm Conrad Röntgen (1845–1923) entdeckt die „X-Strahlen".

- Sigmund Freud (1856–1939) und Josef Breuer (1842–1925) publizieren „Studien über Hysterie".
- Kubanischer Aufstand gegen Spanien.
- Theodor Fontane (1860–1904) veröffentlicht den Roman „Effi Briest".

1897

- Gründung der Zeitschrift *Archiv für Schiffs- und Tropenhygiene*. Drei Jahre später, 1900, wird in Hamburg das Institut für Schiffs- und Tropenhygiene unter Bernhard Nocht (1857–1945) gegründet. Heute kennen wir das Bernhard-Nocht-Institut für Tropenmedizin in Hamburg.
- In England schreibt Joseph Conrad (1857–1924) den Roman „The Nigger of the Narzissus. A tale of the sea".
- Der Komponist Johannes Brahms (1833–1897) stirbt.

1898

- Der in Indien lebende englische Militärarzt Ronald Ross (1857–1932) klärt die Malariaübertragung durch die *Anopheles*-Mücke auf.
- Der deutsche katholische Wohlfahrtsverband „Caritas" wird gegründet.
- Der Unternehmer Wilhelm Krische (1859–1930) und der Chemiker Adolph Spitteler (1846–1940) erfinden den ersten Kunststoff „Galalith" (Caseinkunststoff aus Casein und Formaldehyd; „Gala" griech. Milch).
- Die Farbe Indigo kann künstlich hergestellt werden.

17.4 Die weitere Entwicklung zum Krankheitsverständnis

1896

- Der Pariser Internist Anatole Marie Émile Chauffard (1855–1932) beschreibt, dass die progrediente Polyarthritis mit Lymphknotenschwellungen einhergehen kann [4].

1897

- Am Hospital for Sick Children, Great Ormond Street hat Still 12 Kinder mit einer speziellen Arthritisform gesehen, die er publizierte [1]. Gleichfalls waren sie Gegenstand seiner Dissertation. Diese bis dahin unbekannte Erkrankung bezeichnen wir heute als Morbus Still. Er definierte sie als progressive Gelenkveränderungen, allgemeine

Lymphknotenvergrößerung und Splenomegalie. Aus moderner Sicht ist interessant, dass die charakteristischen, fieberbezogenen Hautausschläge keine Erwähnung finden.

1924

- Der 1895 in Connecticut geborene Augustus Roi Felty (1895–1964) beschreibt die Assoziation einer rheumatoiden Arthritis mit einer Spleno-megalie und einer Leukopenie [5].
- Das Still-Syndrom und das Felty-Syndrom sind wahrscheinlich nur durch das Lebensalter bedingte verschiedene Manifestationsformen der gleichen Krankheitsursache.

1935–1940

- Von verschiedenen Arbeitsgruppen wird Cortison aus tierischen Neben-nieren, die von den nahe gelegenen Schlachthöfen Chicagos erhalten wur-den, isoliert und unterschiedlich bezeichnet:
  – Compound F von Oskar Wintersteiner,
  – Substanz Fa durch Tadeus Reichstein,
  – Compound E durch Edward Calvin Kendall.

1948

- Der Mediziner Philip S. Hench (1896–1965) von der Mayo-Klinik injiziert erstmals einer Patientin, „Missis G", mit schwerem Rheuma Cortison. Die Beschwerden waren bereits nach einer Woche wesentlich gebessert.

1950

- Edward Kendall (1886–1972), Tadeus Reichstein (1897–1996) und Phi-lip Hench (1896–1965) erhalten gemeinsam den Nobelpreis für Medizin „für ihre Entdeckungen bei den Hormonen der Nebennierenrinde, der Klärung ihrer Struktur und ihrer biologischen Wirkungen".

1951

- Robert Woodward (1917–1979) entwickelt die Totalsynthese von Corti-son.

1964

- Rheumaklassifizierung der American Rheumatism Association (ARA) [6].

17.5 Der moderne Blick auf die Erkrankung [7]

Die chronisch juvenile Arthritis ist kein einheitliches Krankheitsbild. Es werden verschiedene Serotypen differenziert. Man unterscheidet zwischen oligoartikulärem (bis zu vier Gelenke) und polyartikulärem Verlauf.

Morbus Still ist die Bezeichnung für die systemische Form der chronisch juvenilen Arthritis mit Erstmanifestation überwiegend im Kleinkindesalter. Die Diagnose gilt als klinisch gesichert, wenn neben der Arthritis und dem remittierenden hohen Fieber mindestens eines der vier folgenden systemischen Zeichen vorliegt [6]:

- Bei Fieber tritt ein flüchtiges, lachsfarbenes Exanthem auf,
- generalisierte Lymphadenopathie,
- Splenomegalie, evtl. Hepatosplenomegalie,
- Serositis.

Die Erkrankung verläuft in Schüben. Eine häufige Erstvorstellungsdiagnose ist „Fieber unbekannter Ursache".

Literatur

1. Still GF (1897) On a form of chronic joint disease in children. Med Chir Trans 80:47–59
2. Still GF (1902) The Goulstonian lectures on some abnormal psychical conditions in children. Lancet 159:1008–1012
3. Still GF (1909) Common disorders and diseases of childhood, 4. Aufl. Oxford University Press, Oxford (Erstveröffentlichung 1924)
4. Chauffard A, Ramon F (1896) Des adénopathies dans le rhumatisme chronique infectieux. Rev Méd (Paris) 16:345–359
5. Felty AR (1924) Chronic arthritis in the adult, associated with splenomegaly and leukopenia; a report of 5 cases of an unusual clinical syndrome. Bull Johns Hopkins Hosp 35:16–20
6. Petty RE, Southwood TR, Manners P et al (2004) International league of associations for rheumatology classification of juvenile idiopathic arthritis: second revision, Edmonton, 2001. J Rheumatol 31:390–392
7. Frosch M, Roth J (2007) Juvenile idiopathische arthritis; systemische Verlaufsform (Morbus Still). In: Wagner N, Dannecker G (Hrsg) Pädiatrische Rheumatologie. Springer Medizin, Berlin, S 181–194

18

Morbus Fröhlich (Dystrophia adiposogenitalis), 1901

In der klinischen Praxis der Kinder- und Jugendmedizin gibt es kaum eine Diagnose, die so häufig aus fehlendem Wissen und damit Verlegenheit gestellt wurde, wie „Morbus Fröhlich". Insbesondere bei Knaben mit einer konstitutionellen Entwicklungsverzögerung und einem gewissen Übergewicht war es bisher geläufig, „Morbus Fröhlich" als Diagnose zu lesen.

Die nachfolgend dargestellte Arbeit von Fröhlich, die konstant fehlverstanden und falsch zitiert wurde, zeigt, dass Tumoren mit großem suprasellärem Anteil unter Einbezug hypothalamischer Kerngebiete zu einer hormonellen Störung bei gleichzeitiger Adipositasentwicklung führen können [1].

(Die Rechtschreibung der Erstbeschreibung wurde aus dem Originaltext übernommen).

© Springer-Verlag GmbH Deutschland, ein Teil von Springer Nature 2020
H. Böhles, *Historische Fälle aus der Medizin*,
https://doi.org/10.1007/978-3-662-59833-7_18

18.1 Erstbeschreibung durch Alfred Fröhlich 1901 in Wien [2]

» *„Ein Fall von Tumor der Hypophysis cerebri ohne Akromegalie"*

„R.D., ein 14 jähriger Knabe, steht seit November 1899 in unserer Beobachtung. Damals gab seine Mutter an, dass er zweimal wöchentlich, zuweilen in 14 tägigen Intervallen von der Schule mit Kopfschmerz nachhause kam. Er mußte sich zu Bett legen; zwei Stunden nachher Erbrechen, mitunter Erbrechen gleich beim Nachhausekommen. Dieser Zustand bestand seit April 1899. Kopfschmerz links, zuweilen beiderseits, meist im Vorderkopf. Er lernt gut, gutes Gedächtnis, keine Zeichen von Nervosität oder Hysterie. Keine früheren Erkrankungen, kein vorangegangenes Trauma. Sehen gut. Sonst keinerlei subjective Beschwerden.

Keine Blasen- und Mastdarmstörungen. Objektiv konnte keinerlei pathologischer Befund festgestellt werden. In der Krankengeschichte erscheint der Status, des negativen Befundes ungeachtet, detaillirt erhoben. Fundus normal. Der Augenhintergrund ist, wie die Mutter mittheilt, zu jener Zeit auch von Professor Königstein untersucht und normal befunden worden. Wir nahmen angesichts des negativen Befundes einen Zustand von Hemicranie an und ertheilten dementsprechende therapeutische Rathschläge. Dann verloren wir Pat. aus den Augen. Am 19. August 1901 erschien er wieder, diesmal mit einer Reihe ernster Beschwerden. Die Mutter giebt Folgendes an: Seit März 1899 begann Pat., der bis dahin ein mageres Kind war, rapid an Körpergewicht zuzunehmen. Jänner 1901 klagte er über Herabsetzung der Sehkraft am linken Auge, der aber keine weitere Beachtung geschenkt wurde. Juli 1901 begannen die Kopfschmerzen neuerdings aufzutreten und in der Folgezeit an Intensität zuzunehmen. Gleichzeitig klagte er über Mattigkeit. Oefters Erbrechen, besonders im Anschluß an Mahlzeiten. Weitere Abnahme der Sehkraft des linken Auges, dann Erblindung links. Später nahm auch die Sehkraft rechts ab. Am 23. September 1901 konnte ich folgenden Befund erheben: Seit einigen Wochen subjectiv Besserung. Weniger Kopfschmerz, kein Schwindel. Seit 10 Tagen kein Brechreiz, Körpergewicht nimmt ab: 51½ kg gegen 54 kg im Mai 1901. Appetit, Schlaf gut. Objectiv: Intelligenz, Sprache durchaus normal. Kopfbewegungen frei. Die linke Schläfengrube und nur diese auf Percussion schmerzempfindlich.

Keine Störungen des Geschmacks, Geruchs, sowie der Sensibilität im Gesichte. Gehör normal. Uebrige Hirnnerven normal. Motilität und Sensibilität an den

Extremitäten und am Rumpfe durchaus normal. Sehnenreflexe, namentlich Knie-reflexe lebhaft. Kein Fussclonus, kein Romberg'sches Phänomen. Sphincteren 0. Innere Organe normal. Urin frei von Zucker und Eiweiss. Augenuntersuchung (Doc. Dr. Kunn): Pupillen ca. 4 mm weit, gleich. Die linke Pupille reagiert auf Lichteinfall nicht, auf Accomodation sehr gut. Rechts prompte Reaction auf Licht und Accomodation. Bulbi frei beweglich, kein Nystagmus. Fundus: genuine Atrophia N. optici sin.; rechts normal. Links Amaurose, rechts 5/20 (Gläser bessern nicht); temporale Hemianopsie rechts. [...]

Zu der in den letzten Wochen aufgetretenen Besserung im Befinden, sowie zur Gewichtsabnahme muss bemerkt werden, dass Pat. seit 9. September mit Schilddrüsentabletten behandelt wurde.

Die Deutung dieser Symptome bietet wohl keinerlei nennenswerte Schwierigkeit. Alle weisen auf einen Process hin, der an der Schädelbasis localisiert ist, u. zw. in der Gegend des Chiasma opticum. Der Beginn mit Kopfschmerz und Erbrechen, der langsame Verlauf deuten auf einen allmählig fortschreitenden raumbeschränkenden Process daselbst; das ungleichmässige Befallensein beider Augen (Atrophia N. optici und reflectorische Pupillenstarre links, temporale Hemianopsie rechts, Herabsetzung der Sehschärfe rechts) lässt die Annahme einer Neubildung der Hypophysis cerebri oder wenn man genauer sein will, der Hypophysengegend wohl als sicher erscheinen. [...]

Wir haben es mit einem gut entwickelten und anscheinend überaus wohlgenährten Individuum zu thun. Das Körpergewicht dieses 14 jährigen Knaben betrug im August d. J. 54 kg; das Durchschnittsgewicht eines gleichaltrigen Knaben von gleicher Größe beträgt 39–40 kg. Wir müssen aus der Anamnese hervorheben, dass die ersten Zeichen seiner Erkrankung vor 2½ Jahren mit Kopfschmerz und Erbrechen einsetzten, und dass erst nach dem Auftreten dieser Symptome Patient, der bis dahin ziemlich mager war, rapid an Körpergewicht zuzunehmen begann. Er wiegt gegenwärtig 51 kg. Drei Kilogramm hat er seit der vor 3 Wochen eingeleiteten Schilddrüsentherapie verloren. Dessenungeachtet bietet er noch immer das Bild eines sehr wohlgenährten Menschen. Die Finger sind mit Ausnahme der Endphalangen dick, die Hände erscheinen wohlgepolstert. Dabei ist das Knochensystem in keiner Weise an der Volumenzunahme betheiligt. Die stärksten Anhäufungen von Fett finden sich in der Haut des Rumpfes, namentlich am Abdomen und in der Nähe des Genitale. Daselbst sind die Fettmassen so mächtig, dass sie sich rund um das Genitale stark vorwölben. Der Penis, der übrigens normal entwickelt ist, erscheint dermassen zwischen diese Fettanhäufungen eingelagert, dass das Genitale sich dem femininen Typus nähert. Die Hoden sind in der Tiefe der Fettmassen palpabel und bieten infantile Verhältnisse dar. In der Gegend der Mamillen finden sich ebenfalls namhafte Fettansammlungen. In den Brustdrüsen sind einige Knötchen palpabel, Flüssigkeit lässt sich nicht ausdrücken. Die Behaarung der Achselhöhlen fehlt, am Genitale finden sich nur vereinzelte Härchen.

Die Haare am Schädel sind spröde, kurz, spärlich und sind seit dem Beginne der Erkrankung in continuierlichem Ausfall begriffen.

Zur Charakteristik der Haut sei noch angeführt, dass sie trocken, stellenweise schilfernd ist. An vielen Stellen, so namentlich am Rumpfe, lässt sie sich mit dem unter ihr liegenden Fette in dicken Falten abheben. [...]

Als ich den Kranken im September 1901 sah, dachte ich zunächst an einen mit Myxoedem verbundenen Tumor der Hypophyse. Aber das Fehlen einer charakteristischen Ausbildung der Hautveränderungen, die vollkommene Intelligenz, das Vorhandensein der Schilddrüse, mussten Zweifel aufkommen lassen. Immerhin muss der spärliche Haarwuchs, der seit Beginn der Erkrankung eingetretene Haarausfall, der Umstand, dass stellenweise, so namentlich an Fingern und Hand die Haut deutlich verdickt und schwer in Falten aufzuheben ist, sowie die Angabe, dass es unseren Pat. auch im Sommer ungeachtet hoher Lufttemperatur stets fröstelte, wenigstens als Andeutung eines myxoedematösen Zustandes aufgefasst werden. Jedenfalls bleibt die Adipositas das hervorstechende Symptom.“

18.2 Der Autor Alfred Fröhlich (1871–1953)

Alfred Fröhlich wurde 1871 in Wien geboren. Im Jahr 1895 schloss er das Medizinstudium an der Universität Wien ab. Er arbeitete danach als Assistenzarzt an der 1. Medizinischen Klinik (Direktor: Hofrat Prof. Dr. H. Nothnagel [1841–1905]). Die Fallbeschreibung stammt aus der Zeit in der Nervenambulanz bei Frankl-Hochwart (1862–1914).

Im Jahr 1901 erfolgte ein Aufenthalt bei Sir Charles Scott Sherrington in Liverpool, wo er auch den amerikanischen Neurochirurgen Harvey Cushing (1869–1939) kennenlernte. Beide blieben ein Leben lang befreundet.

Im Jahr 1904 begann er bei John Newport Langley (1852–1925) in Cambridge Untersuchungen über das vegetative Nervensystem.

Ab 1905 arbeitete er im Institut für Pharmakologie der Universität Wien. Zusammen mit Otto Loewi (1873–1961) entdeckte er die Sensibilisierung der Iris gegenüber Adrenalin durch Kokain. Außerhalb seines Laboratoriums in Wien verbrachte er Zeit in der zoologischen Station in Neapel, im meeresbiologischen Institut Helgoland sowie im meeresbiologischen Laboratorium Woods Hole.

Im Jahr 1906 habilitierte er sich an der Universität Wien für experimentelle Pathologie und 1910 für Pharmakologie. Aufgrund seiner Arbeiten auf dem Gebiet der Pharmakologie des vegetativen Nervensystems und der Endokrinologie wurde er 1911 zum außerordentlichen und 1922 zum ordentlichen Professor ernannt.

Nach dem Anschluss Österreichs an Nazi-Deutschland emigrierte er 1939 zusammen mit seiner Frau in die USA. Dort setzte er am May Institute of Medical Research des Jewish Hospital of Cincinnati seine Forschungen über das Zentralnervensystem fort.

Alfred Fröhlich begann in seinen letzten Lebensjahren zu erblinden; er verstarb nach kurzer Krankheit im März 1953 in Cincinnati.

Fröhlich war ein kulturell sehr engagierter Mensch, der Literatur und Musik liebte. Er studierte Harmonielehre bei Anton Bruckner und war mit Rudyard Kipling befreundet.

18.3   Das medizinische und kulturelle Umfeld des Publikationsjahres 1901

- Der erste Nobelpreis für Medizin wird an Emil von Behring (1854–1917) und Wilhelm Conrad Röntgen (1845–1923) vergeben.
- Karl Landsteiner (1868–1943), Assistent am pathologisch-anatomischen Institut der Universität Wien, entdeckt die Blutgruppen. Er wird 1930 dafür den Nobelpreis erhalten.
- Der britische Tropenarzt Joseph Everett Dutton (1874–1905) entdeckt das *Trypanosoma gambiense*, den Erreger der Schlafkrankheit.
- Tod der britischen Königin Victoria (1819–1901) und von Giuseppe Verdi (1813–1901).
- Theodore Roosevelt (1858–1919) wird Präsident der USA.
- Der belgische Dichter und biologische Philosoph Maurice Maeterlinck (1862–1949) publiziert „Das Leben der Bienen“. Im Jahr 1911 wird er dafür den Nobelpreis für Literatur erhalten.
- Der Maler Arnold Böcklin stirbt (1827–1901). Gustav Klimt (1862–1918) formt die Plastik „Der Kuß“. Max Liebermann (1847–1935) malt sein Selbstbildnis. Es beginnt die „blaue Periode“ von Pablo Picasso (1881–1973), die bis 1905 reichen wird.

18.4   Die weitere Entwicklung zum Krankheitsverständnis

Die Bedeutung der Mitteilung von Fröhlich lag darin, dass er eine Verbindung zwischen der Schädigung der Hirnanhangsdrüse und der Adipositas und anderen Hormonausfällen herstellte. Heute folgern wir, dass ein

Hypophysentumor mit evtl. fehlender Bildung von Wachstumshormon und gonadotropem Hormon vorlag.

Im Jahr 1901 war der Indexpatient 14 Jahre alt und 54 kg schwer. Er war sexuell infantil, moderat übergewichtig und moderat wachstumsverzögert. Er hatte ebenfalls einen Diabetes insipidus und Sehstörungen. Auf einer modernen Perzentilenkurve läge er mit 54 kg und einem Alter von 14½ Jahren bei ca. P 50. Eine Körperhöhe hat Fröhlich nicht angegeben.

Bei einer Wiedervorstellung mit 16 Jahren war weder eine Entwicklung der Geschlechts- noch der Gewichtsentwicklung erkennbar. Im Alter von 20 Jahren erfolgte eine operative Exploration des Schädels. Dabei fand man eine zystische Neoplasie im Bereich des Hypothalamus mit knöcherner Destruktion des Sphenoids und des Dorsum sellae. Im Alter von 26 Jahren wurde der Patient nachuntersucht. Weiterhin zeigte er eine fehlende Geschlechtsentwicklung und einen unveränderten Status des Körperfettes.

18.5 Der moderne Blick auf die Erkrankung

Die diagnostische Bezeichnung Morbus Fröhlich gehört sicherlich zu den am häufigsten gestellten pädiatrischen Fehldiagnosen. Fröhlich selbst sprach korrekterweise von einem Hypophysentumor, aber in der Zeit danach wurde es zur Gewohnheit, übergewichtige Jungen mit einem infantil erscheinenden Genitale mit der Diagnose Morbus Fröhlich zu belegen, ohne dass das Entwicklungsalter berücksichtigt worden wäre. Die Abschätzung des Skelettalters in der täglichen Routine ist erst seit der Veröffentlichung der skeletalen Normentwicklung durch W. Greulich und S. Pyle über eine Röntgenaufnahme des Handskeletts möglich [3].

Literatur

1. Lustig RH, Post SR, Srivannaboon K et al (2003) Risk factors for the development of obesity in children surviving brain tumors. J Clin Endocrinol Metab 88:611–616. https://doi.org/10.1210/jc.2002-021180
2. Fröhlich A (1901) Ein Fall von Tumor der Hypophysis cerebri ohne Akromegalie. Wien klinische Rundsch 47:883–908
3. Greulich WW, Pyle SI (1950) Radiographic atlas of skeletal development of the hand and wrist. Stanford University Press, Stanford

19

Kuhmilchproteinintoleranz, 1905

Inhaltsverzeichnis

Hippocrates (460–370 BC) beschrieb als Erster die Beziehung zwischen dem Auftreten von Erbrechen, Urtikaria, Kopfschmerzen und Milch. Etwa 100 Jahre vor unserer Zeitrechnung schrieb der römische Dichter Titus Lucretius: *„was für den einen Nahrung ist, ist für andere Gift".*

Nach jahrhundertelangem „Schweigen" berichtet Thomas Willis (1621–1675) von einem durch Nahrungsaufnahme ausgelösten Asthmaanfall.

Mit dem Beginn des 20. Jahrhunderts mehren sich die Beobachtungen von gastrointestinalen Störungen bei Säuglingen nach dem Genuss von Kuhmilch.

Allergische Reaktionen auf Nahrungsmittel treten bei 6–8 % der Kinder in den ersten Lebensjahren auf [1]. Die Prävalenzrate nimmt dann ständig ab und pendelt sich bei Erwachsenen auf 2–3 % ein. Im Kindesalter sind

---

(Die Rechtschreibung der Erstbeschreibung wurde aus dem Originaltext übernommen).

© Springer-Verlag GmbH Deutschland, ein Teil von Springer Nature 2020
H. Böhles, *Historische Fälle aus der Medizin*,
https://doi.org/10.1007/978-3-662-59833-7_19

nur wenige Nahrungsmittel wie Kuhmilch, Hühnerei, Soja, Weizen, Nüsse und Fisch für über 90 % der allergischen Reaktionen verantwortlich. Lange, bis zum Beginn des 20. Jahrhunderts, hatte man jedoch keine Vorstellungen über die Ursachen auffälliger klinischer Krankheitsbilder, wie z. B. die Kuhmilcheiweiß-Allergie.

19.1 Erstbeschreibung durch Arthur Schloßmann 1905 in Dresden [2]

>> *„Über die Giftwirkung des artfremden Eiweißes in der Milch auf den Organismus des Säuglings"*

„M a r t h a R., 2 Monate alt, wird am 30. Juni in jammerbarem Zustande aufgenommen. 6 Tage von der Mutter gestillt worden, dann allerlei künstliche Präparate, da es Kuhmilch nicht vertrug. Gewicht 2250 g. Das Kind wird angelegt und repariert sich an der Brust langsam aber gut. Temperatur andauernd normal. Am 26. Juli wiegt das Kind 2640 g und erhält 80 g einer Kuhmilchmischung 1:1, also 40 g Kuhmilch im ganzen. Sofortiger Temperaturanstieg auf 38,1 °, schwere Intoxicationserscheinungen, verfallenes Aussehen, 3 maliges Erbrechen. Es wird sofort zur Brusternährung zurückgekehrt und in kürzester Zeit ist das Kind ganz erholt. Am 3. August abermaliger Versuch, dem Kinde Kuhmilch zu geben, diesmal 50 g Sahnemischung, also 0,5 g Kuhmilcheiweiß und 1,5 g Kuhmilchfett. Nach 1 Stunde acuter Verfall, fliegender Puls, Temperatur 39,3 °, kalter Schweiß, alsdann gelegentliches Erbrechen, langsame Erholung; bis Abends ist das Kind wieder ganz in Ordnung und trinkt gut an der Brust. Später langsam und ganz allmählich mit Buttermilch abgestillt und mit 3430 g Gewicht entlassen.
M a r g a r e t e B., aufgenommen am 31. December 1902, 7 Wochen alt, 3 Wochen gestillt, dann künstliche Nahrung. Sobald es Milch erhält, Erbrechen. Gewicht 2290 g. Wird angelegt, rasche Reparation und gute Zunahme. Nach 8 Wochen Versuch abzustillen. Nach einer Flasche verdünnter Sahne (80 g, enthaltend 0,8 g Rindereiweiß, 2,4 g Kuhmilchfett) Temperaturanstieg auf 38,8 °, Verfall, Erbrechen. Sofortige Rückkehr zur ausschließlichen Brusternährung. Nach 12 Tagen wird der Versuch wiederholt mit genau demselben Erfolg. Darauf dauernde Brusternährung bis zum 15. April. Sodann läßt sich das Kind leicht abstillen und wird mit einem Gewicht von 4810 g entlassen.

Am besten habe ich die Vorgänge bei einem 6 Monate alten Kinde studieren können, H a n n a R. Das Kind wird erst von seiner Mutter gestillt. Als nach 10 Tagen die Milch bei der Mutter nachläßt, wird es mit künstlicher Nahrung versucht, auf die das Kind aber so schwer reagiert, daß sofort eine Amme genommen wird. Bei dieser gedeiht das Kind sehr gut, so daß man nach 5 Monaten abstillen will. Bei der ersten Flasche wieder schwere Erscheinungen. Das Kind wird aufgenommen und jedesmal, wenn wir versuchen Kuhmilch zu geben, tritt Fieber, Unruhe und Erbrechen ein. Auch nach Verabreichung von völlig fettfreier Kuhmagermilch in kleinsten Mengen dieselben Erscheinungen. Das Kind wird dann wieder ausschließlich angelegt und nach 2½ Monaten vollzieht sich das Abstillen glatt und ohne Schwierigkeiten.

Ich könnte eine ganze Reihe weiterer derartiger Beobachtungen anführen, besonders solche, wo wenigstens die erste Darreichung von Kuhmilch zu Intoxicationserscheinungen geführt hat. Ich halte es für ganz sicher, daß hier ein Eindringen des artfremden Eiweißes in die Blutbahnen stattgehabt hat und wenn sich wieder Gelegenheit bietet, so werden wir es nicht versäumen zu versuchen, den Beweis hierfür experimentell zu erbringen. Den Grund freilich, warum bei manchen Kindern die Darmwand, die sich sonst als ziemlich schweres Hindernis für das Durchpassieren der unassimilierten Proteine erweist, doch hierfür durchgängig ist, vermag ich nicht mit Sicherheit anzugeben. Möglich wäre es, daß es unter Umständen zu disseminierten Schädigungen der Epithelschicht des Darmes kommt und daß alsdann an diesen Stellen die Passage des artfremden Eiweißes in den Saftstrom hinein erfolgt, ähnlich etwa wie die Haut des Körpers für gewisse Stoffe leicht durchgängig ist, die sonst nicht einzudringen vermögen, wenn die obersten Epithellagen zerstört sind.

Ist die Ausheilung des Darmes erfolgt, so kommt es bald dazu, daß eine directe Resorption des artfremden Eiweißes in irgendwie größeren Mengen, die zu lebhaften Abwehrerscheinungen des gesamten Organismus führen, nicht mehr zu beobachten ist. Dann gelingt es verhältnismäßig leicht dasselbe Kind abzustillen, das bisher gegen alle diesbezüglichen Versuche energisch protestiert hat. Die Tatsache, daß man im Blute von mit Kuhmilch ernährten Kindern das artfremde Eiweiß durch die Präcipitinreaction nicht hat nachweisen können, besagt nichts gegen die angeführten Anschauungen; in der überwältigenden Mehrzahl der Fälle ist die in den Saftstrom eingedrungene Menge des giftig wirkenden andersartigen Eiweißes eben so gering, daß der versuchte Nachweis mißlang. Da aber, wo heftige klinische Erscheinungen uns darauf hinweisen, daß eine stärkere Intoxication stattgefunden hat, ist die experimentelle Untersuchung in dieser Richtung bislang noch unterblieben. Ich glaube, daß hier für die Forschung noch ein weiter Raum offen steht; je tiefer wir die Erkenntnis auf diesem Gebiete aber vordringen, desto sicherer dürfte man die hier kurz angedeuteten Anschauungen bestätigt finden."

19.2 Der Autor Arthur Schloßmann (1867–1932)

Arthur Schloßmann ist uns heute als hervorragender Pionier der Kinderheilkunde und der Entwicklung der Pädiatrie in Dresden und Düsseldorf in Erinnerung.

Schloßmann wurde im Dezember 1867 als Sohn eines Kaufmanns in Breslau geboren; er ist aber in Dresden aufgewachsen. Ab 1874 besuchte er dort die Kreuzschule, wo er auch 1886 das Abitur ablegte. Von 1886 bis 1891 studierte er Medizin in Freiburg, Leipzig, Breslau und München. In München wurde er auch promoviert. Ab 1891 wurde er unter Prof. Adolf Baginsky (1843–1918) am Kaiser- und Kaiserin-Friedrich-Kinderkrankenhaus in Berlin zum Kinderarzt ausgebildet. Im Herbst 1893 wechselte er von Berlin nach Dresden und ließ sich dort als Kinderarzt in Johannstadt, im Osten der Stadt, einem Arbeiterwohnviertel nieder. Dort versorgte er unter schlechten sozialen und hygienischen Bedingungen lebende Kinder. Ab 01.03.1894 eröffnete er in der Pfotenhauerstrasse 26 eine „Poliklinik für Säuglinge und Kinder". Mit seiner wissenschaftlichen und praktischen Arbeit konzentrierte er sich auf Probleme des Säuglingsalters. Er gründete einen Verein zur Errichtung einer eigenen Säuglingsheilanstalt; mit dessen Mitteln er am 01.08.1898 das erste Dresdener Säuglingsheim (Arnoldstrasse 1) eröffnete. Er schrieb dazu die auch noch heute, zu Zeiten der Abrechnung im System der „Diagnosis Related Groups" (DRG), gültigen Sätze: *„In zwei Kardinalpunkten wird sich ein Säuglingshospital stets von anderen Krankenanstalten zu unterscheiden haben: einmal in dem höheren Bedarf an Pflegepersonal und zweitens in der Notwendigkeit, Ammen zur Ernährung mit heranzuziehen."* Dort hat er die vorgestellte Erstbeschreibung über die „Giftwirkung artfremden Eiweißes" auch durchgeführt.

Im Jahr 1898 habilitierte sich Schloßmann für physiologische Chemie und allgemeine Physiologie, und 1902 erfolgte seine Ernennung zum a. o. Professor.

Im Jahr 1904 richtet er an der tierärztlichen Hochschule einen Musterstall ein, in dem Kühe zur Gewinnung möglichst keimfreier Milch gehalten werden. Die von ihm gegründeten Einrichtungen hatten Vorbildfunktion im In- und Ausland und führten zu einer erheblichen Senkung der Säuglingssterblichkeit.

Im Jahr 1906 gab er zusammen mit Meinhardt v. Pfaundler das erste „Handbuch der Kinderheilkunde" heraus. Dieses Werk umfasste zwei Bände zu je zwei Teilen. Das Buch war sehr erfolgreich und erlebte insgesamt vier Auflagen (1906, 1910, 1923 und 1931).

Im Oktober 1906 wurde er als Direktor der Kinderabteilung an den Städt. Krankenanstalten nach Düsseldorf berufen. Er leistete dort hervorragende organisatorische Arbeit im Bereich der Säuglingsfürsorge, der Ausbildung von Fürsorgerinnen und Hebammen und bei einer Schule für Säuglingspflegerinnen. Er gründete eine Frauenakademie, eine Sozialhygienische Akademie für Amtsärzte. Er war politisch engagiert und war Abgeordneter der Deutschen Demokratischen Partei im Preußischen Landtag.

Im Jahr 1923 wurde er an der neu gegründeten „Medizinischen Akademie Düsseldorf" zum o. Professor für Kinderheilkunde ernannt. In seiner klinischen Tätigkeit wendete er systematisch die „Freiluftbehandlung" an. Er schrieb: *„Es gibt für mich keine Krankheit, die man nicht gut in der freien Luft behandeln kann, es gibt viele, die man nur in der freien Luft behandeln sollte."*

Schloßmanns Bedeutung liegt in seiner Begabung als Organisator und der wortführenden Teilnahme an allen Problemen der Kinderheilkunde seiner Zeit.

Ab 1931 erfolgte die zunehmende Kritik an dem Wirken seiner Person durch NS-Mitglieder in der Düsseldorfer Stadtverordnetenversammlung. Im April 1932 wurde Schloßmann auf eigenen Wunsch emeritiert. Er verstarb zwei Monate später am 05.06.1932.

Die Errichtung eines im März 1933 fertiggestellten Denkmals für Arthur Schloßmann auf dem Klinikgelände wurde von den neuen Machthabern abgesagt. Die feierliche Einweihung erfolgte erst im Juli 1948 [3].

19.3 Das medizinische und kulturelle Umfeld des Publikationsjahres 1905

- Der deutsche Zoologe Fritz Schaudinn (1871–1906) entdeckt in Zusammenarbeit mit seinem Kollegen Erich Hoffmann (1868–1959) den Syphiliserreger, der zunächst *Spirochaeta pallida* und später *Treponema pallidum* genannt wird.
- Der russische Militärarzt Nikolai Sergejewitsch Korotkow (1874–1920) ergänzt die Blutdruckmessung des italienischen Internisten Scipione Riva-Rocci (1863–1937) durch die Auskultation der Armarterie.
- Der Pariser Professor für Geburtshilfe Pierre-Constant Budin (1846–1907) leitet den 1. Kongress für Säuglingsschutz.
- Der Chemiker Alfred Einhorn (1856–1917) erhält das Patent für das Lokalanästhetikum Procainhydrochlorid (Novocain).

- Hermann Hesse (1877–1962) publiziert den autobiografischen Roman „Unterm Rad" und Heinrich Mann (1871–1950) den Roman „Professor Unrat". Christian Morgenstern (1871–1914) schreibt die „Galgenlieder".
- Robert Koch (1843–1910) erhält den Nobelpreis für Medizin.

19.4 Die weitere Entwicklung zum Krankheitsverständnis

1901
- Eine der ersten Berichte über starke Reaktionen auf Kuhmilch erfolgte 1901 durch F. Hamburger. In seinem Artikel beschreibt er Patienten mit anhaltendem Durchfall und Gedeihstörung.

1905
- Finkelstein hält die Kuhmilch für die Ursache von Ernährungsstörungen bei Säuglingen.

1906
- Clemens Peter Freiherr von Pirquet (1874–1929) prägt an der Universitätskinderklinik Wien für *„Befunde von Ueberempfindlichkeit am immunisierten Organismus"* den Begriff *„Allergie"* [4].

1921
- Prausnitz beschreibt ein Experiment mit seinem allergischen Patienten und Kollegen Küstner. Er transferiert Serum von seinem gegen Fisch allergischen Kollegen auf seinen eigenen Arm. Am nächsten Tag wurde Prausnitz Fischextrakt injiziert und dadurch eine positive Hautreaktion ausgelöst, die als „Prausnitz-Küstner Reaktion" in die Medizingeschichte eingegangen ist [5].

1960
- D.C. Heiner (McGill University, Montreal) beschreibt eine nicht-IgE-vermittelte Überempfindlichkeit gegen Kuhmilch, die bei Säuglingen und Kleinkindern eine chronische Lungenerkrankung verursacht. Eine Fehldiagnose ist häufig: „chronische Bronchopneumonie" [6].

1967
- K. Ishizaka entdeckt IgE [7].

1976

- N.I.M. Kjellman benutzt Serum-IgE zur Unterscheidung allergischer und nichtallergischer Personen [8].

1993

- Eine chronische Verstopfung kann das alleinige Symptom einer Kuhmilchproteinintoleranz sein.

19.5 Der moderne Blick auf die Erkrankung [12]

Die Eiweiße der Kuhmilch sind am häufigsten Ursache einer Nahrungsmittelintoleranz im Säuglingsalter. Ab dem Schulalter ist es dann vor allem das Eiprotein. Es wurden viele Nahrungsproteine als Allergieursache identifiziert, aber Milch, Eier, Nüsse, Fisch, Soja, Weizen und Meeresfrüchte repräsentieren ~90 % der Auslöser [9]. Kuhmilch enthält über 20 Proteinfraktionen, darunter 4 Kaseinfraktionen, die ca. 80 % der Milchproteine ausmachen. Die verbleibenden 20 % sind vor allem Globuline, wie z. B. Laktalbumin, Laktoglobulin und Serumalbumin. Historisch gesehen, wurde Laktoglobulin als die Hauptursache der Kuhmilchproteinintoleranz angesehen. Heute wissen wir aber, dass bei ca. 75 % der Patienten Empfindlichkeiten gegen mehrere Eiweiße bestehen. Die häufigsten und intensivsten IgE-vermittelten Reaktionen bestehen durch die Laktoglobulin- und die Kaseinfraktion. Von einer stillenden Mutter aufgenommene Kuhmilchproteine, insbesondere bovines Laktoglobulin, können unverändert in die Muttermilch transferiert werden und bei einem ausschließlich gestillten Kind eine Reaktion gegen Kuhmilch auslösen. Der Darm ist für intakte Eiweiße durchlässig. Die Antigenaufnahme erfolgt durch Endozytose, an der intrazelluläres Lysozym beteiligt ist. Betroffene Säuglinge fallen meistens durch eine hämorrhagische Proktokolitis auf. Bei Kindern mit einer atopischen Dermatitis kann in ca. 30 % von einer Kuhmilchallergie ausgegangen werden [10]. Kuhmilchproteinunverträglichkeiten sind in der Lage, viele andere Erkrankungen zu imitieren. Bei allen chronischen intestinalen, kutanen und respiratorischen Problemen sollte daran gedacht werden.

Die meisten Kinder mit einer Nahrungsmittelallergie entwickeln eine klinische Toleranz, wenn sie älter werden [11].

Literatur

1. Sampson HA (2004) Update on food allergy. J Allerg Clin Immunol 113:805–819. https://doi.org/10.1016/j.jaci.2004.03.014
2. Schloßmann A (1905) Über die Giftwirkung des artfremden Eiweißes in der Milch auf den Organismus des Säuglings. Arch Kinderheilk 4:99–103
3. Seidler E (Hrsg) (2007) Jüdische Kinderärzte 1933–1945. Entrechtet/Geflohen/Ermordet. Karger, Berlin, S 245–247
4. von Pirquet C (1906) Allergie. Münch Med Wochenschr 30:1457–1458
5. Prausnitz C, Küstner H (1921) Studien über die Überempfindlichkeit. Zbl Bakteriol 86:160
6. Heiner DC, Sears JW (1962) Chronic respiratory disease associated with multiple circulating precipitins to cow's milk. Am J Dis Child 103:634–654
7. Ishizaka K, Ishizaka T, Terry WD (1967) Antigenic structure of gamma-E-globulin and reaginic antibody. J Immunol 99:849–858
8. Kjellman NIM (1976) Predictive value of high IgE levels in children. Acta Paediatr 65:403–655
9. Boyce JA, Assaád A, Burks AW et al (2012) Guidelines for the diagnosis and management of food allergy in the United States: report of the NIAID-sponsored expert panel. J Allergy Asthma Rep 12:621–629
10. Bachmann KD, Dees SC (1957) Milk allergy I: observation on incidence and symptoms in „well" babies. Pediatrics 20:393
11. Nowak-Wegrzyn A, Sampson HA (2006) Adverse reactions to foods. Med Clin North Amer 90:97–127
12. Zimmer K-P (2008) Nahrungsmittelallergie. In: Rodek B, Zimmer K-P (Hrsg) Pädiatrische Gastroenterologie, Hepatologie und Ernährung. Springer Medizin, Heidelberg, S 222–230

20

Galaktosämie, 1908

Inhaltsverzeichnis

Die Anfänge der Kohlenhydratchemie gehen ins frühe 19. Jahrhundert zurück. Im Jahr 1811 beobachtete Gottlieb Sigismund Constantin Kirchhoff (1764–1833), Apotheker am Hof des Zaren in St. Petersburg, dass nach dem Erhitzen von Stärke mit Schwefelsäure ein Sirup entsteht, aus dem Glukose isoliert werden konnte. Analysen von Joseph Louis Gay-Lussac (1778–1850) und Louis Jacques Thénard (1777–1857) ergaben, dass Zucker, Stärke und Zellulose Wasserstoff und Sauerstoff zu gleichen Anteilen wie in Wasser enthielten. Diese Verbindungen wurden 1827 von William Prout (1785–1850) als „Saccharine" zusammengefasst. Erst 1844

(Die Rechtschreibung der Erstbeschreibung wurde aus dem Originaltext übernommen).

© Springer-Verlag GmbH Deutschland, ein Teil von Springer Nature 2020
H. Böhles, *Historische Fälle aus der Medizin*,
https://doi.org/10.1007/978-3-662-59833-7_20

jedoch wurde von Carl Schmidt (1822–1894) erstmals die Bezeichnung „Kohlenhydrate" gebraucht. Andere Verbindungen wurden entweder der „öligen" oder der „albuminären" Klasse zugeordnet. Erst in den 3 letzten Jahrzehnten des 19. Jahrhunderts erhielten die Kohlenhydrate wieder verstärkte Aufmerksamkeit. Zu Beginn dieser Zeit waren die einfachen Zucker Glukose, Fruktose, Galaktose und Sorbose bekannt. Saccharose war ein kommerziell verfügbarer Zucker, der zu Fruktose und Glukose hydrolysiert werden konnte. Erst 1871 jedoch wurde seine Struktur als Disaccharid von Rudolf Fittig (1835–1910) vorgeschlagen. Gleichfalls war Laktose der Milch geläufig, und es war bekannt, dass sie in Galaktose und Glukose gespalten werden konnte. Im Jahr 1875 hat Emil Fischer (1852–1919) Phenylhadrazin entdeckt, welches mit einfachen Zuckern reagiert und kristallisierbare Verbindungen bildet, die getrennt werden können und dadurch eine Darstellung unterschiedlicher Zucker möglich machen. Zwischen 1883 und 1894 hatte er die Strukturformeln der meisten Zucker dargestellt.

20.1 Erstbeschreibung der Galaktosämie durch August von Reuss 1908 in Wien [1]

 „Zuckerausscheidung im Säuglingsalter"

„Ein Brustkind mit einem Geburtsgewicht von 4500 g begann nach anfänglich befriedigender Entwicklung im Alter von etwa acht Wochen abzumagern. Nach vier Monaten war das Gewicht auf 3500 g gesunken. Da trotz genauer Regelung der Ernährung keine Besserung eintrat, wurde von einem Arzt Zwiemilchernährung eingeleitet; der stetig fortschreitende Verfall konnte jedoch durch keinerlei diätetische Maßregeln aufgehalten werden. Mit acht Monaten auf die Säuglingsabteilung unserer Klinik aufgenommen, bot das Kind das Bild schwerster Abmagerung. Das Gewicht betrug 3300 g. Die Untersuchung der inneren Organe ergab eine bedeutende Vergrößerung und deutliche Konsistenzvermehrung der Leber und einen beträchtlichen Milztumor. Im Blute nichts Abnormes. Das Kind erhielt als Nahrung eine in ihrer prozentischen Zusammensetzung der Frauenmilch ähnliche Kuhmilchmischung, bei der es klinisch keine Zeichen einer Verdauungsstörung darbot. Im Harn fand sich reichlich Zucker. Im Polarisationsapparat bestimmt, schwankte seine Menge zwischen 1.6 und 3.6 pCt. (berechnet als Glykose), bei der Gärungsprobe im Lohnstein'schen Apparat fiel das verhält-

nismäßig geringe Gärungsvermögen des Harnes auf (max. = 0.6 pCt. Glykose).
Das Osazon krystallisierte in langen, in heißem Wasser unlöslichen Nadeln, welche
nach mehrmaliger Reinigung bei 190° schmolzen (Schm.-P. der Galaktose = 193°).
Bei der Oxidation mit Salpetersäure nach der von B a u e r angegebenen Methode
schied sich ein weißer Niederschlag ab, welcher intensive Pyrrolreaktion gab, somit
als Schleimsäure anzusprechen war. Dies alles spricht dafür, daß es sich um Galak-
tose (vielleicht neben kleinen Mengen Dextrose) handelte. Die Zuckerausscheidung
sistierte sofort, wenn das Kind statt der Milch mit Traubenzucker versetzten Tee
oder eine dünne Mehlabkochung erhielt. Weitere Variationen der Ernährung
verbot der elende Zustand des Kindes. Es starb nach dreiwöchigem Spitalaufent-
halt. Mit Rücksicht auf die Galaktosurie und den klinischen Befund wurde die
Wahrscheinlichkeitsdiagnose auf L e b e r c i r r h o s e gestellt. Die Obduktion
(Prof. G h o n) bestätigte die Diagnose: Die Leber war beträchtlich vergrößert, ihre
Oberfläche gleichmäßig fein gekörnt, die acinöse Zeichnung undeutlich. Die histo-
logische Untersuchung ergab: Verbreiterung des interlobulären Bindegewebes mit
kleinzelliger Infiltration, mäßige Gallengangswucherung. Degeneration des Paren-
chyms, also typisch cirrhotische Veränderungen. Der Vater des Kindes ist in einem
Weinhause angestellt, es wurde zugegeben, daß das Kind in den ersten Lebenstagen
Tee mit Cognac erhalten habe: die Annahme einer alkoholischen Cirrhose ist somit
anamnestisch nicht ausgeschlossen [...]"

20.2 Der Autor August von Reuss (1879–1954)

August von Reuss entstammte einer bekannten österreichischen Gelehrtenfamilie. Er war der Sohn des herausragenden Professors für Augenheilkunde
August Leopold v. Reuss. Er studierte an der Universität Wien Medizin, wo
er 1903 promoviert wurde. Im Jahr 1908, zur Zeit der Fallbeschreibung, war
er Assistent in der von Escherich geleiteten Universitätskinderklinik Wien;
1914 habilitierte er sich und war ab 1924 a.o. Professor an der Universität
Wien; 1925 wurde er Chefarzt (Vorstand) des Kaiser-Franz-Josef-Spitals in
Wien. Im Jahr 1930 erfolgte die Berufung auf den Lehrstuhl für Kinderheilkunde nach Graz; 1934 ging er zurück nach Wien, um als ärztlicher
Direktor die Kinderklinik Glanzing zu leiten. Seine Tätigkeit verlegte er
zunehmend in den Bereich der Gesundheitspolitik. Von 1934 bis 1938 war
er für die Überwachung der Gesundheitspflege zuständig und wurde Leiter
der Reichsanstalt für „Mutterschutz und Säuglingsfürsorge" in Wien-Glan-
zing. Nach dem „Anschluss", im März 1938, stellte er den Aufnahmeantrag
zur Mitgliedschaft in der NSDAP, der jedoch trotz Unterstützung durch den
lokalen Ortsverein im Herbst des Jahres abgelehnt wurde.

Von Reuss hat das „eugenische Gedankengut" der Nationalsozialisten abgelehnt. Auf einer Tagung äußerte er: *„[…] auch lebensschwache aus Sicht der Bevölkerungspolitik nicht erwünschte Säuglinge können sich zu 'vollwertigen' Menschen entwickeln. Solche Säuglinge verfügen über eine besondere Lebenskraft, die sie befähige, die 'Lebensschwäche zu überwinden'. Es sollte daher von ärztlicher Seite alles Notwendige unternommen werden, denn was wirklich nicht lebensfähig ist, sterbe ohnehin ab."* Er warnte: *„Also keine spartanischen Grundsätze, denen manches wertvolle Leben zum Opfer fallen könnte!"*

Von Reuss hat vor allem im Bereich der Säuglingsmedizin wertvolle Beiträge geleistet. Hervorzuheben sind dabei vor allem folgende Buchtitel, die ihn zum Pionier der Wiener Neonatologie machten:

- Die Krankheiten des Neugeborenen, Springer. Wien 1914
- Die Ernährung des Neugeborenen. Springer. Wien 1925
- Die Aufzucht der frühgeborenen und lebensschwachen Kinder. Springer. Wien 1925

Von Reuss verstarb 1954 in Wien und wurde in einem Ehrengrab auf dem Neustifter Friedhof bestattet.

Neun Jahre später, 1917, wurde von dem Pädiater Göppert in Göttingen mit dem nachfolgenden Text eine erste eingehendere klinische Beschreibung dieser Erkrankung gegeben:

20.3 Die erste klinische Beschreibung der Galaktosämie durch Friedrich Göppert 1917 in Göttingen [2]

» *„Galaktosurie nach Milchzuckergabe bei angeborenem, familiärem, chronischem Leiden"*

„A d o l p h   G., 4. Sohn seiner Eltern. Das erste Kind erkrankte einige Tage nach der Geburt unter Icterus mit zunehmender Leberschwellung. Bei der rituellen Beschneidung eine lebensbedrohende Blutung. Tod in der 6. Woche. Bei der

Sektion fand sich ein riesenhafter Lebertumor, der für luetisch erklärt wurde. Als Todesursache wurde Nephritis und Pyelitis bezeichnet. Das 2. Kind schien gesund, war aber etwas auffällig gefärbt (Café au lait) und soll auch eine etwas grössere Leber gehabt haben. Im 6. Lebensjahr war es ein etwas zartes, aber sonst gesundes Kind. Das 3. Kind war wohl etwas früh geboren, wurde ikterisch und starb mit 4 Wochen. Das 4. Kind ist der Patient. Die Eltern wurden ebenso wie der Patient in verschiedenen Jahren und in den verschiedensten Instituten auf Wassermann'sche Reaktion untersucht. Sie war stets negativ.

1913. Patient zeigte schon bei der Geburt (Februar 1913) einen grossen Lebertumor. Ein Icterus entwickelte sich erst und zwar in extremer Form einige Tage nach der Geburt. Schwerster Icterus, von dem noch bis zum 8. Monat und etwas darüber subikterische Färbung zurückblieb. Ersatz der Mutterbrust durch Ammenmilch. Da erhebliche Durchfälle bestanden und an eine toxische Wirkung der Mutterbrust gedacht wurde, kurze Zeit Kuhmilchernährung. Diese bewirkt erneut schwere Durchfälle. Wieder Ammenmilch bis zum 6.–7. Lebensmonat, dann vorsichtige künstliche Ernährung. Jetzt erst geringer Anwuchs, der im November durch eine Kalomelkur gestört wurde. Das Kind erholte sich davon nur schwer, doch wurde die subikterische Färbung geringer. Das ganze Jahr bestand Neigung zu Ekzemen, Rhinitis posterior. Stets grosse Schwierigkeiten in der Nahrungsaufnahme durch Verstopfung der Nase und Anorexie.

1914. [...] Nierenblutungen. Juni Adenotomie, die jedoch nur eine teilweise Besserung der Nasenatmung brachte.

1915. Januar. Calomelkur auf Wunsch der Eltern. Danach absolute Anorexie und nephritische Symptome. In den ersten 2 Lebensjahren ist das Kind nur mit Mühe durch sorgfältige Beaufsichtigung seitens des Hausarztes am Leben erhalten worden. Auch in den Monaten Februar bis April gelang es ihm, das Kind wieder in leidlichen Zustand zu bringen. Es bekam etwa 650 g Milch, 30 g Zwieback, etwa 50 g Liebigzucker. Mittagessen: Gemüse, Obst, Schleimbrühe.

1. Aufnahme 1. Mai bis 9. Juli 1915. Leidlich gute Gesichtsfarbe. Gewicht 6260 g. Spricht nicht, gibt nur schnarchende Töne von sich. Die Farbe ist die eines normalen Säuglings, wie er auch von Gestalt völlig einem Kinde von 6–8 Monaten gleicht. Nimmt nichts Festes zu sich, hält auch noch nicht die Flasche. Nur wenige kleine Kunststücke kann er machen. Freut sich über Töne, Klatschen mit der Hand usw. Ist beweglich und aufmerksam, doch entspricht seine geistige Tätigkeit nur etwa seiner körperlichen Entwicklung. Keine Zeichen von rachitischer Knochenauftreibung. Kyphose beim Sitzen, das er jedoch nur mit Unterstützung fertig bringt. Stellt die Beine nicht auf. Hebt, auf dem Rücken liegend, knapp den Kopf. Die Atmung durch recht erhebliche Adenoiden beschränkt. Vordere Nase frei, doch dauernd starke Schleimsekretion.

Gering ausgeprägte Bauchvenenzeichnung. Doch sind die einzelnen Venen nicht besonders dick, auch entspringen sie nicht in der Nabelgegend. Die Milz ist als kleiner, spitzer Tumor zu fühlen, etwa 2 bis 3 cm den Rippenbogen überragend. Die Leber reicht bis zur Crista iliaca, überschreitet in der Mammillarlinie den Rippenrand um 10 cm, in der Mittellinie um 7 cm. Ihr Rand ist härter und fühlt sich ziemlich spitz an. Im Urin, wie schon monatelang vom Hausarzt beobachtet, mittlere Trübung bei Essigsäure Kochprobe. Kein Kältekörper. Es zeigt sich jedoch dauernd eine Ausscheidung von Zucker, und zwar schwankt der Gehalt zwischen 0,3 und 0,8 pCt., ist meist aber über 0,5 und steigt gegen Ende Mai bis zeitweise über 2–3 pCt. Auch im Juni trotz Weglassen des Nährzuckers die Nachmittags- zuckerausscheidung meist über 1, zeitweise über 2 pCt. Während die morgendliche Zuckerausscheidung meist etwas niedriger liegt. Selten geht der Prozentsatz bis 0,5 herab, und nur einzelne Portionen zeigen 0,2 pCt. Ausgenommen ist hierbei ein Versuch mit pharmakologischen Mitteln, die Zuckerausscheidung herabzudrücken, der U s e n e r einmal gelang und über den in anderem Zusammenhang berichtet werden soll. Die Art des Zuckers wurde leider nicht genauer festgestellt, doch waren die Osazone im heissen Wasser ganz, ein andermal nur zum grösseren Teile unlös- lich. Es handelt sich also nicht um Milchzuckerosazone. Um eine zuckerärmere Nahrung herzustellen, wurde die Milch erst teilweise durch eine Schleim-Quark- Buttermischung ersetzt.

Seit 7. Juni bekam dies Kind nur noch 400 g Milch, woraufhin der Zucker- gehalt nur noch zwischen 0,25 und 0,3 pCt. schwankte. Seit 15. Juni bekam es nur noch 200 g Milch. Bis zum 21. wurde noch Zuckergehalt bis 0,16 nach- gewiesen, seitdem war Zucker gar nicht oder nur in Spuren nachweisbar. Sogar der nach der Milchflasche gelassene Urin war mit Ausnahme des Entlassungstages ganz zuckerfrei.

Bei der Entlassung begann das Kind die Füsse aufzustellen. Die Leber war vielleicht etwas kleiner, überschritt in der Mammillarlinie den Rippenrand um 7,8 cm, in der Mittellinie um 4 cm. Die Milz war nicht mehr zu fühlen. Eiweiss- ausscheidung bestand fort.

Das Kind wurde im nächsten Jahre folgendermassen ernährt: 3 mal täglich von folgender Suppe: 600 g Schleim, 3 Esslöffel frischen Quark, 20 g Larosan, 30 g Zucker. 2 mal täglich Fleisch-Gemüse-Brühe, insgesamt 2 Esslöffel Fleisch, 4 Ess- löffel Kartoffelbrei, aber noch keine grössere Menge Gemüse oder Obst. Es stellte sich am 25. April 1916 wieder zur Aufnahme in der Klinik vor. […]

1916. 15. IV. Gewicht 10,700 kg. Kräftige Luftfarbe. Munter und vergnügt. Stammelt einige wenige Worte. Knirscht noch mit den Zähnen. Sehr geringes Spiel- interesse, doch anscheinend rege, für Umgebung und Personen interessiert. […]

Macht im allgemeinen den Eindruck eines 14 monatigen Kindes, nicht den eines Idioten oder Krüppels. Brustumfang 50 1/2 cm. Grösster Bauchumfang 54 cm, Umfang in Nabelhöhe 51 cm. Die Leber ist scharfrandig, sehr stark ver- schieblich, überschreitet den Rippenbogen in der Mamillarlinie um 7 1/2 cm, in der Mittellinie um 4 1/2 cm und endet links etwa 3 1/2 cm von der Mittellinie unter dem Rippenbogen. Der tiefste Punkt ist auch nach rechts hin in der rechten Mammillarlinie zu finden. Die Leber ist also relativ bedeutend kleiner als vor einem Jahre. Dazu kommt, dass weder die Milz zu fühlen noch ein Venennetz auf der Bauchhaut zu sehen ist. [...]

Der Knabe wird munter und vergnügt, aber ohne Zunahme nach 2 1/2 Monaten entlassen. Seine Leber scheint sich weiterhin verkleinert zu haben. Der Bauchumfang beträgt nur noch 52 cm. [...]

Es handelte sich bei den Untersuchungen nunmehr um die Feststellung der ausgeschiedenen Zuckerart. Die Osazone waren mit Ausnahme von geringen Mengen sowohl im Laktose- wie im Galaktoseversuch ebenso wie im Jahre 1915 im heissen Wasser unlöslich. Es konnte sich daher nur um Dextrose oder Galaktose handeln. [...]

Somit handelt es sich sowohl beim Milchzucker- wie beim Galaktoseversuch um eine reine Galaktosurie.

Der Patient leidet also an einer Lebererkrankung, an der zwei seiner Brüder bereits zugrunde gegangen sind. Sie war entweder angeboren, wofür die Angabe spricht, dass der Patient bei der Geburt bereits einen Lebertumor gehabt hat, oder entstand in der ersten Lebenswoche. Doch ist bei dem ältesten Bruder aus begreiflichen Gründen bei der Geburt nicht auf einen Lebertumor gefahndet worden. Der starke Icterus, der bei beiden wenige Tage nach der Geburt entstand, ist also wenigstens bei einem von ihnen nicht der Anfang der Krankheit gewesen und hat bei dem zweiten Kinde überhaupt keine Rolle gespielt, doch war bei unserem Patienten die gelbe Färbung eine so langwierige und bei dem einen Verstorbenen eine so intensive, dass der Icterus zweifellos als Symptom der Krankheit aufgezählt werden muss. Nur nimmt er nicht die Stelle ein, die er bei den Fällen von familiärem Icterus gravis spielt. Wir können also die Krankheit nicht unter dem Begriff des Icterus gravis subsummieren. Ein syphilitisches Leberleiden anzunehmen, läge nach der pathologisch-anatomischen Diagnose bei dem ältesten Kinde der Familie nicht allzu fern. Doch ist immerhin die dreimalige Wiederholung gerade dieser einzigen luetischen Affektion und der Gesamtverlauf bei unserem Patienten nicht gerade unterstützend für diese Annahme. [...]

Der grosse glatte scharfrandige Lebertumor ist, wie die anatomische Untersuchung bei einem der Verstorbenen beweist, durch interstitielle Bindegewebswucherungen bedingt, die zur fälschlichen Diagnose Syphilis geführt haben. Aber es fehlt auch nach 3 Jahren jedes Zeichen von Schrumpfung, nicht nur bei der Palpation. Fehlt doch namentlich ein palpabler Milztumor. [...]

Auch zu dem von Niemann beschriebenen ‚unbekannten‘ Krankheitsbilde gehört zum Lebertumor – wenigstens wahrscheinlich – der Milztumor hinzu. Auch fehlt Icterus. Diese Form von Lebererkrankung also kommt für uns nicht in Betracht.

Es wäre immerhin zu erwägen, ob das merkwürdige dauernde Fehlen eines Milztumors, das der Erklärung solche Schwierigkeiten bereitet, nicht vielleicht durch eine primär bestehende oder sekundär entstandene Verbindung zwischen Pfortader und Hohlvene Stauung im Pfortaderkreislauf trotz bestehender Cirrhose der Leber vermieden ist. Stände z. B. der Ductus venosus aerantii offen, so verhielte sich das Kind mehr oder weniger wie ein Hund mit Eck'scher Fistel. Das würde freilich auch ohne Annahme einer Leberschädigung wohl zur Galaktosurie führen. Aber die reichliche eiweiss- und fleischhaltige Kost, die wir dem Kinde mit Erfolg verordneten, wäre bei erheblicher Funktion dieses Umgehungskanals nicht ganz ungefährlich gewesen. [...]

So gutartig aber diese Krankheit sich in Beziehung auf die Cirkulation im Pfortadersystem gezeigt hat, so ist sie in bezug auf die Leberfunktion von einschneidender Bedeutung. Das schlechte Gedeihen im ersten Lebensjahr, die starke Entwicklungshemmung, die so weit geht, dass das Kind mit 3 1/4 Jahren Gewicht wie Länge (etwa 10 1/2 kg und 81 1/2 cm) eines 1 1/4 jährigen erreicht hat, ist wohl auf Rechnung der Lebererkrankung zu schieben. [...]

Dass bei hochgradiger Galaktoseintoleranz auch bei Milchzuckergaben diese schwer verwertbare Komponente im Urin erscheint, ist ebensowenig erstaunlich als Lävulosurie nach Rohrzucker. Aber wie oben näher ausgeführt, ist dieses Ereignis bisher noch nicht beobachtet worden. Weitere Untersuchungen müssen zeigen, ob dieses Vorkommnis in der Tat so selten ist. Bis jetzt steht unser Fall klinisch vereinzelt da, sowohl durch sein allgemeines Verhalten, als auch durch das Auftreten von Galaktosurie nach Milchzucker gaben.

Therapeutisch ergibt sich daraus die wichtige Folgerung, dass man in ähnlichen Fällen den Milchzucker tunlichst vermeiden soll und ihn durch irgendeinen anderen Zucker, z. B. Nährzucker oder Rohrzucker ersetzen kann. Je jünger das Kind ist, desto grösser dürfte die Schwierigkeit sein. Doch dürfte Buttermilch von Anfang an, eine Quarksuppe im späteren Verlauf des Säuglingsalters die genannte Bedingung erfüllen. "

20.4 Der Autor Friedrich Göppert (1870–1927)

Friedrich Göppert entstammte einer oberschlesischen Gelehrtenfamilie. Sein Urgroßvater war Professor für Pharmazie und sein Großvater, Heinrich Göppert, war Professor für Botanik. Der Vater war der Juraprofessor Heinrich Robert Göppert (1838–1882).

Am 25. Oktober 1870 wurde Friedrich Göppert in Kattowitz geboren. Er studierte Medizin in Heidelberg und Berlin. Im Jahr 1896 wurde er in Breslau zum Dr. med. promoviert. Im Anschluss war er Assistenzarzt an den

Kinderkliniken in Breslau und Berlin. Von 1900 bis 1909 arbeitete er als Kinderarzt in seiner Geburtsstadt Kattowitz.

Im Jahr 1906 wurde seine Tochter Maria geboren. Sie promovierte 1930 in Göttingen „Über Elementarakte mit zwei Quantensprüngen" bei Max Born (1882–1970). Für die Entdeckung der „nuklearen Schalenstruktur" erhielt sie 1963 zusammen mit Johannes Daniel Jensen (1907–1973) eine Hälfte des Nobelpreises für Physik.

Im Jahr 1909 wurde Friedrich Göppert zum a.o. Professor für Kinderheilkunde an die Universität Göttingen berufen; 1919 erhielt er dort als ordentlicher Professor den Ruf auf den Lehrstuhl für Kinderheilkunde. Diese Position behielt er bis zu seinem Tode im Jahr 1927. An der Klinik in Göttingen machte er auch die oben angeführte Beschreibung der Galaktosämie.

20.5 Das medizinische und kulturelle Umfeld um die Zeit der Publikationen 1908–1917

1908

- Immer mehr Ärzte, vor allem auf dem Land wechseln bei ihren Patientenbesuchen von der Pferdekutsche auf das Automobil.
- In der deutschen Kolonie Südwest-Afrika (Namibia) werden alle Mischehen zwischen Weißen und Schwarzen verboten.
- Der aus Österreich stammende Urologe Leo Buerger (1879–1943), der ab 1905 als Professor für urologische Chirurgie in New York tätig war, beschreibt die arterielle Verschlusskrankheit Thrombangiitis obliterans.
- Sigmund Freud (1856–1939) publiziert „Charakter und Analerotik". Damit beginnt seine tiefenpsychologische Charakterlehre.
- Henri E.B. Matisse (1869–1954) prägt für ein Bild von Georges Braque (1869–1954) das Wort „Kubismus".
- Medizinnobelpreis an Ilya Ilych Metschnikow (1845–1916) (Russland) und Paul Ehrlich (1854–1915) (Deutschland) für die Erforschung der Immunität.

1909

- Der britische Genetiker Archibald Garrod (1857–1936) veröffentlicht 1909 in *The Lancet* eine Arbeit mit dem Titel „Inborn errors of metabolism" und gebraucht damit erstmals den Begriff „angeborene Stoffwechselerkrankungen" („inborn errors of metabolism").

- Paul Ehrlich (1854–1915) und sein japanischer Mitarbeiter Sahatschiro Hata (1873–1938) entwickeln in Frankfurt am Main ein wirksames Mittel gegen Syphilis, das 1910 von der Firma Hoechst unter dem Namen „Salvarsan" in den Handel gebracht wird.

1912

- Der Münsteraner Chirurg Conrad Ramstedt (1867–1963) gibt eine neue Operationsmethode zur Behandlung der hypertrophen Pylorusstenose an.

1913

- Der aus Polen stammende und seit 1910 am Londoner Lister Institut tätige Biochemiker Casimir Funk (1884–1967) prägt in Zusammenhang mit seinen Untersuchungen über die Beriberi-Krankheit den Begriff „Vitamine".

1917

- Der Wiener Psychiater Julius Wagner von Jauregg (1857–1940) entwickelt die Infektionstherapie mit Malaria (sog. „Heilfieber") zur Behandlung von Psychosen, insbesondere zur Behandlung der progressiven Paralyse. An Syphilis Erkrankte machten damals bis zu einem Drittel der Insassen von psychiatrischen Anstalten aus.
- Der österreichische Neurologe Constantin Alexander von Economo (1876–1931) beschreibt die Enzephalitis lethargica bzw. epidemica, die europäische Schlafkrankheit (Morbus Economo).
- Durch die Zugabe von Natriumzitrat zu Blut kann die Blutgerinnung verhindert werden.
- Hungersnot in Deutschland („Kohlrübenwinter" 1916/1917).
- Emil v. Behring (1854–1917), der Begründer der Blutserumtherapie gegen Diphtherie und Tetanus (Nobelpreis 1901), stirbt.

20.6 Die weitere Entwicklung zum Krankheitsverständnis

1946

- Die Galaktosebelastung wird als Leberfunktionstest eingeführt [3], und es wird gezeigt, dass Galaktose hauptsächlich in der Leber verstoffwechselt wird.

1950/1951
- Der enzymatische Mechanismus der Umwandlung von Galaktose in Glukose wird geklärt [4, 5]. Der Stoffwechselweg wird nach Leloir benannt.

1956
- Es wurde nachgewiesen, dass bei der Galaktosämie das zweite Enzym des Leloir-Weges, die Galaktoseuridyltransferase (GALT), defekt ist [6].

1969
- Nachweis, dass Galaktose auch endogen in den Erythrozyten aus Glukose gebildet werden kann [7]. Im Vergleich zur Aufnahme mit der Nahrung ist die endogene Galaktosebildung jedoch gering.

1984
- Der Genlokus der GALT wird auf dem kurzen Arm von Chromosom 9 lokalisiert (9p13) [8].

20.7 Der moderne Blick auf die Erkrankung [9]

Die Galaktosämie ist durch den angeborenen Mangel des Enzyms Galaktose-1-Phosphat-Uridyltransferase (GALT) bedingt. Nach der Geburt sind Säuglinge unauffällig; sie reagieren jedoch sofort bei Aufnahme von Galaktose mit der Milch. In der Muttermilch ist Laktose, das Disaccharid aus Glukose und Galaktose, das einzige Kohlenhydrat. Kinder erbrechen und verfallen mit den Zeichen einer Leberinsuffizienz. Bei der körperlichen Untersuchung stehen ein Ikterus, die Zeichen einer Gerinnungsstörung und eine Hepatomegalie im Vordergrund der Auffälligkeiten. Angeborene Zustände mit GALT-Restaktivitäten sind möglich. Eine Restaktivität von ca. 25 % findet sich bei der sog. Duarte-Variante, die klinisch unauffällig ist. Der lebertoxische Metabolit ist Galaktose-1-Phosphat. Die Anhäufung von Galaktitol in der Augenlinse führt zur Kataraktbildung. Das Problem der diätetischen Behandlung ist die endogene Galaktosebildung im Stoffwechsel, die sich nicht vermeiden lässt.

Das *GALT*-Gen ist auf Chromosom 9 lokalisiert. Es wurden über 200 Mutationen beschrieben. Q188R ist die in Europa vorherrschende Mutation. In Afrika ist es die Mutation S135L. Die Duarte-Variante ist Ergebnis eines N314D2 GALT-Gen-Polymorphismus. Die Galaktosämie wird im Neugeborenen-Stoffwechselscreening erkannt.

Literatur

1. von Reuss A (1908) Zuckerausscheidung im Säuglingsalter. Wien med Wochenschr 58:799–803
2. Göppert F (1917) Galaktosurie nach Milchzuckergabe bei angeborenem, familiärem, chronischem Leberleiden. Berl Klin Wochenschr 20:473–477
3. Stenstam T (1946) Peroral and intravenous galactose tests: comparative study of their significance in different conditions. Acta Med Scand Suppl 177:1
4. Caputto R, Leloir LF, Gardini CE et al (1950) Isolation of the coenzyme of galactose phosphate-glucose phosphate transformation. J Biol Chem 184:333–350
5. Leloir LF (1951) The enzymatic transformation of uridine diphosphate glucose into a galactose derivative. Arch Biochem 33:186–190
6. Isselbacher KJ, Anderson EP, Kurahashi K et al (1956) Congenital galactosaemia, a single enzymatic block in galactose metabolism. Science 123:635–636
7. Gitzelmann R (1969) Formation of galactose-1-phosphate from uridinediphosphate galactose in erythrocytes from patients with galactosemia. Pediatr Res 3:279–286
8. Shih LY, Suslak L, Rosin I et al (1984) Gene dosage studies supporting localization of the structural gene for galactose-1-phosphate uridyl transferase (GALT) to band p13 of chromosome 9. Amer J Med Genet 19:539–543
9. Böhles H (2016) Stoffwechselerkrankungen im Kindes- und Jugendalter. Georg Thieme, Stuttgart, S 364

21

Thyreoiditis lymphomatosa Hashimoto, 1912

Inhaltsverzeichnis

Um 1900 war es Paul Ehrlich (1854–1915), der Probleme aus der Bildung von tierischen Antikörpern vorhersagte, wenn diese gegen ein Körpergewebe gerichtet sind. Er prägte dafür den Namen „Horror Antitoxicus" [1]. Girolamo Fracastoro (1478–1553), der vor allem wegen seines epischen Gedichtes „Syphilis sive morbus gallicus" (Syphilis oder die Französische Krankheit) als Namengeber der Syphilis erinnert wird, ist auch der Autor des 1546 erschienenen Buches mit einer Theorie über Infektionen durch kleinste Partikel mit dem Titel „De sympathia et antipathia rerum liber unus. De contagione et contagiosis morbis et curatione." [2]. Mit einer gewissen Vorstellungskraft kann man in dem Titel auch einen ersten Hinweis auf die Begrifflichkeit „Selbst" und „Nicht-Selbst" des Körpers sehen. Charles

_____

(Die Rechtschreibung der Erstbeschreibung wurde aus dem Originaltext übernommen).

© Springer-Verlag GmbH Deutschland, ein Teil von Springer Nature 2020
H. Böhles, *Historische Fälle aus der Medizin,*
https://doi.org/10.1007/978-3-662-59833-7_21

Eucharist de Medicis Sajous (1852–1929) publizierte 1903 „The Internal Secretions and the Principles of Medicine", in dem er die Vermutung aufstellte, dass die Nebennieren, die Hirnanhangsdrüse (gl. pituitaria) und die Schilddrüse die Immunmechanismen des Körpers kontrollieren [3].

21.1 Erstbeschreibung durch Hakuru Hashimoto 1912 in Tokyo [4]

» *„Zur Kenntnis der lymphomatösen Veränderung der Schilddrüse (Struma lymphomatosa)"*

Der Autor beschreibt 4 erwachsene Patienten. Die Darstellung beschränkt sich auf Fall 2:

„Am 30.5.09 aufgenommen. Y.N., 40 jährige Bäuerin, stammt aus gesunder Familie. Im 2. Lebensjahre Pocken durchgemacht. Leidet seit 20 Jahren an Leukorrhoe. Vor 40 Tagen bemerkte die Patientin einen schmerzlosen Tumor in der Nähe des Ringknorpels, der sich bisher nicht merklich vergrößert hat. Seit 1 Monat wurde die Patientin gewahr, dass ihre Stimme belegt war. Ferner bestehen bisweilen leichte Kopfschmerzen. Appetit etwas gestört.

Status praesens: Mittelgroße Statur, graziös gebaut, mäßig genährt, etwas anämisch. Sämmtliche innere Organe intact. Am medialen Theile des Halses befindet sich ein hufeisenförmiger Tumor, bestehend aus zwei Lappen und einem Verbindungsstück: Rechter Lappen 7 cm hoch, 3,5 cm breit; linker Lappen 5,5 cm hoch, 4,5 cm breit; an der Basis 6,5 cm breit. Der Tumor ist nicht druckempfindlich, ist auffällig derb, feinhöckrig, beim Schlucken sich hebend, auf der Unterlage schwer beweglich; sonst keine Verwachsung. Am übrigen Körper, besonders am Drüsen- und Knochensystem, nichts Abnormes."

Diagnose: Verdacht auf Struma maligna. Das ganze Schilddrüsengewebe tumorartig vergrößert, überall gleichmäßig sehr derb abzutasten. Beim Abpräpariren der Kropfhaut blutet es ziemlich stark. Von beiden Lappen Excision ausgeführt, nämlich vom rechten ein 6 cm: 3,5 cm: 2,5 cm und vom linken ein 5 cm: 3,2 cm: 2 cm grosses Stück. Die Oberfläche des excidireten Strumagewebes ist feinhöckerig und lobulär getheilt. Die Schnittfläche nicht markig.

Verlauf: Reactionsloser, glatter Verlauf. Die Wunde per primam geheilt, und die Patientin wurde am 19.7. geheilt entlassen. […]

Zusammenfassung der histologischen Veränderung.

Es ergiebt sich aus den eben citirten histologischen Befunden, dass die Hauptveränderungen unserer sämmtlichen Fälle bestehen:

1. In zahlreichen Lymphfollikelbildungen, 2. In einer auffallenden Veränderung der Bläschenepithelien sowie ihres Inhaltes, 3. In ausgedehnten Bindegewebsneubildungen und 4. In diffuser Rundzelleninfiltration.

Sehen wir die pathologisch-anatomischen Befunde unserer 4 Fälle durch, so können wir sofort übereinstimmende Veränderungen herausfinden, wenn solche auch graduelle Unterschiede aufweisen. Beim Fall 1 ist die Veränderung der Bläschen sehr geringfügig, indem man sie gut mit Colloid gefüllt, mit fast normalen Follikeln versehen und mit gut erhaltenen Epithelien antrifft. Hier sind aber die Bläschen nicht so gross, wie wir dieselben bei einer ausgeprägten Colloidstruma zu sehen gewöhnt sind. Beim Fall 2 und 3 sind die Bläschen in typischer Weise verändert: Sie zeigen zur Verödung neigende Epithelzellen, atrophirte Bläschenreste und abnormen Inhalt. [...]

Die Rundzellinfiltration ist beim Fall 4 auffallend stark ausgeprägt. Diese Rundzellen bestehen sowohl aus mononucleären Lymphocyten, als auch aus Plasmazellen. Die Lymphfollikel befinden sich beim Fall 1 mässig reichlich, beim Fall 2 und 3 hat sie sich ziemlich stark und beim Fall 4 sehr stark entwickelt. [...]

So können wir mit aller Wahrscheinlichkeit annehmen, dass hier die lymphatischen Elemente durch ein gewisses Moment zur Entwicklung gereizt worden sind, die sich als Lymphfollikelbildungen, sowie als Lymphocyteninfiltration äusserte. [...]

Wie man bei chronischen Entzündungen, insbesondere bei Schleimhautkatarrhen, Lymphocyteninfiltration, sowie die Bildung richtiger kleiner Lymphfollikel zu sehen bekommt, darf man wohl annehmen, dass sich diese Veränderung auch im analogen Sinne an der Schilddrüse abspielt. [...]"

21.2 Der Autor H. Hashimoto (1881–1934)

Hakaru Hashimoto wurde im Mai 1881 als dritter Sohn des Arztes Dr. Kennosuke Hashimoto in eine traditionsreiche Medizinerfamilie geboren. Besonders geprägt wurde er von seinem Großvater, der einer der bekanntesten Ärzte seiner Zeit war. Nach der örtlichen Schulbildung ging er ab 1900 auf die Präuniversitäre „High School" von Kyoto. Im Jahr 1903 begann er das Medizinstudium am Fukuoka Medical College, das gerade in Fukuoka neu als Zweig der Medizinischen Fakultät von Kyoto eröffnet worden war. Als einer der ersten Studenten schloss er hier 1907 das Studium ab. Im Anschluss arbeitete er von 1908 bis 1912 in der chirurgischen Abteilung unter Professor Hayari Miyake (1867–1945). Miyake war einer der ersten japanischen Neurochirurgen. Ab 1910 wurde die Fakultät in Medizinische Fakultät der Universität Kyushu umbenannt.

In Vorbereitung seiner Dissertation beschrieb er die klinischen und histologischen Veränderungen der Schilddrüsen von vier Frauen im Alter über 40 Jahren. Diese Patientinnen hatten er und sein Chef selbst zwischen 1905 und 1909 gesehen. Alle hatten einen Kropf und wurden partiell thyreo-idektomiert. An dem Kropfgewebe fiel auf, dass nicht Kolloidgewebe, wie sonst in den meisten Fällen üblich, gefunden wurde, sondern lymphozytäre Infiltrationen dominierten. Mindestens eine der Frauen war hypothyreot und wurde mit einem Schilddrüsenpräparat, wahrscheinlich „Thyreoidea sicca", behandelt.

Diese Strumaart bezeichnete Hashimoto als „Struma lymphomatosa". Er postulierte, dass es einen noch nicht bekannten Faktor geben müsse, der die Bildung lymphatischer Zellen stimuliere. Das Geheimnis konnte jedoch erst 1956 mit der Entdeckung des Prinzips der Autogenität gelüftet werden.

In jenen Tagen war Deutsch die angemessene Wissenschaftssprache, wie heute Englisch, daher veröffentlichte Hashimoto seine Arbeit in deutscher Sprache im Berliner *Archiv für klinische Chirurgie* [4]. Zur Zeit der Publikation war er 30 Jahre alt. In den vier vorausgegangenen Jahren hat er in der chirurgischen Klinik als chirurgischer Dozent unterrichtet. Während dieser Postgraduiertenzeit versuchte seine Mutter, ihn dazu zu bewegen, wieder nach Hause zu kommen und baldmöglichst eine chirurgische Klinik zu eröffnen. Hashimoto aber kehrte nicht zurück und arbeitete weiter. Unglücklicherweise verstarb seine Mutter plötzlich, wodurch er verstört war und sich schuldig fühlte. Er beschloss, ohne seine Familie ins Ausland zu gehen und dort seinen weiteren Studien nachzugehen. Er ging 1912 an die Universität Göttingen an das von Professor Kaufmann geleitete pathologische Institut. Er arbeitete dort vor allem an Fragen der Tuberkulose der ableitenden Harnwege.

Wegen des angefangenen Ersten Weltkrieges kehrte er 1915 über England wieder nach Japan zurück. Nach einem kurzen Aufenthalt an der Kyushu-Universität kehrte er an seinen Heimatort zurück und übernahm dort die Landpraxisklinik seines verstorbenen Vaters. Im Jahr 1917 wurde er an der Kuyushu Universität promoviert. Der Schwerpunkt seiner täglichen Arbeit war die Viszeralchirurgie.

Hashimoto war mit Yoshiko Miyake, der Tochter eines Schiffsarztes verheiratet. Aus der Ehe gingen ein Sohn und drei Töchter hervor. Er war ein praktizierender Buddhist und stand bereits als Student der Buddhistischen Vereinigung vor.

Im Dezember 1933 erkrankte Hashimoto an Typhus; er hatte sich wahrscheinlich bei einem Hausbesuch infiziert, und verstarb in den ersten Januartagen 1934 im Alter von nur 52 Jahren. Seine berühmte Publikation sollte seine einzige Veröffentlichung im Bereich der Schilddrüse bleiben.

21.3 Das medizinische und kulturelle Umfeld um die Zeit der Publikation

- Yoshihito (1879–1926) ist japanischer Kaiser.
- Der japanische Nationaldichter Natsume Soseki (1867–1916) verstirbt.
- Die deutschen Sozialdemokraten werden mit 110 Sitzen stärkste Fraktion im Reichstag.
- Der deutsche Kolonialbesitz beträgt 3 Mio. qkm mit 12 Mio. Einwohnern.
- Literatur-Nobelpreis an Gerhard Hauptmann (1862–1946).
- Bernhard Shaw (1856–1925) schreibt „Pygmalion".
- Rudolf Steiner (1861–1925) gründet die „Anthroposophische Gesellschaft".
- Der Schweizer Psychoanalytiker C.G. Jung (1875–1961) publiziert „Wandlungen und Symbole der Libido".
- Die Bildnisbüste der ägyptischen Königin Nofretete wird gefunden.
- Der Chemie-Nobelpreis geht für die Entdeckung der metallorganischen Reaktionen an den Franzosen Victor Grignard (1871–1935).
- Der Deutsche Chemiker William Küster (1863–1929) klärt die Strukturformel von Hämin.

21.4 Die weitere Entwicklung zum Krankheitsverständnis

1931
Graham und McCullagh erwähnen erstmals den Begriff „Hashimoto" im Titel ihrer Arbeit, in der sie darauf hinweisen, dass sich die Thyreoiditis Hashimoto von der Thyreoiditis Riedel unterscheidet [5].

1939
Der herausragende britische Schilddrüsenchirurg Cecil Joll prägt den Ausdruck „Hashimoto disease" und verwendet ihn in seiner Übersichtsarbeit [6].

1956
Für ca. 40 Jahre fand die Beschreibung von Hashimoto kaum Beachtung, bis I.M. Roitt, D. Doniach, P.N. Campell und R.V. Hudson bei an Morbus Hashimoto erkrankten Patienten Autoantikörper nachwiesen [7]. Damit

war das Konzept der Autoimmunerkrankungen geboren. Die mangelnde Beachtung liegt wahrscheinlich an zwei Umständen:

- Der Erste Weltkrieg hat in Deutschland das gesamte wissenschaftliche Leben schwer geschädigt.
- In der Folge fand die Publikationssprache Deutsch in England und den USA keine systematische Beachtung.

1959
Drei Jahre nach der Beobachtung der Autoimmunogenität des Thyreoglobulins [7] wird das mikrosomale Autoantigen der Schilddrüse als ein weiteres Autoantigen der Thyreoiditis Hashimoto gefunden [8].

1985
Das mikrosomale Antigen wird von zwei Arbeitsgruppen als Schilddrüsen-Peroxidase identifiziert [9, 10]. Die Schilddrüsen-Peroxidase-Antikörper werden als der empfindlichste Biomarker einer Thyreoiditis Hashimoto angesehen.

21.5 Der moderne Blick auf die Erkrankung [11]

Die Thyreoiditis Hashimoto ist eine Autoimmunerkrankung der Schilddrüse. Antikörper werden gegen Thyreoglobin und gegen die Schilddrüsenperoxidase gebildet. Die diffuse Lymphozyteninfiltration der Schilddrüse führt zu einer Fibrosierung und Atrophierung des Organs. Für das Auftreten der Erkrankung besteht eine familiäre Disposition. Es ist vor allem das weibliche Geschlecht betroffen. Sie wird als die häufigste Ursache einer erworbenen Hypothyreose angesehen. Häufig besteht eine Überlappung mit anderen Autoimmunerkrankungen, wie z. B. Diabetes mellitus Typ I, Zöliakie, Nebenniereninsuffizienz oder endokrinen Insuffizienzen.

Die Thyreoidea-Peroxidase-Antikörper (TPO-AK) sind sehr sensitiv und aussagefähig. Sowohl Thyreoglobin-Antikörper als auch TPO-AK sind zytotoxische AK und schädigen das Schilddrüsenparenchym in der Weise, dass anfangs Thyroxin freigesetzt wird und in die Blutbahn gelangt. Dies entspricht klinisch der einige Wochen dauernden hyperthyreoten Anfangsphase. Danach kommt es zu einer Normalisierung der Symptome und einem langsamen Übergang in eine Hypothyreose. Eine Dauertherapie ist nur im Stadium der Hypothyreose notwendig. Die Zufuhr von Jod kann das Krankheitsbild verschlechtern.

Literatur

1. Ehrlich P (1904) Gesammelte Arbeiten über Immunitätsforschung. August Hirschwald, Berlin. doi.org/https://doi.org/10.17192/eb2012.0234
2. Fracastoro G (1546) De sympathia et antipathia rerum liber unus. De contagione et contagiosis morbis et curatione. Apud heredes L. Iuntae, Venetiis
3. de Sajous Ch EM (1903) The internal secretions and the principles of medicine. FA. Davis Company, Philadelphia
4. Hashimoto H (1912) Zur Kenntnis der lymphomatösen Veränderung der Schilddrüse (Struma lymphomatosa). Arch Klin Chir 97:219–248
5. Graham A, McCullagh EP (1931) Atrophy and fibrosis associated with lymphoid tissue in the thyroid. Struma lymphomatosa (Hashimoto). Arch Surg 22:548–567
6. Joll CA (1939) The pathology, diagnosis, and treatment of Hashimoto's disease (struma lymphomatosa). Brit J Surg 27:351–389
7. Roitt IM, Doniach D, Campell PN et al (1956) Autoantibodies in Hashimoto's disease (lymphadenoid goitre). Lancet 271:820–821
8. Belyavin G, Trotter WR (1959) Investigations of thyroid antigens reacting with Hashimoto sera. Evidence for an antigen other than thyroglobulin. Lancet i 648–652
9. Czarnocka B, Ruf J, Ferrand M et al (1985) Purification of the human thyroid peroxidase and identification as the microsomal antigen in thyroid diseases. FEBS Lett 109:147–152
10. Portmann L, Hamada N, Heinrich G et al (1985) Antithyroid peroxidase antibody in patients with autoimmune thyroid disease: possible identity with anti-microsomal antibody. J Clin Endocrinol Metab 61:1001–1003
11. Pfannenstiel P, Hotze L-A, Saller B (1997) Schilddrüsen-Krankheiten. Diagnose und Therapie. Berliner Medizinische Verlagsanstalt, Berlin, S 237–240

22

Globoidzellleukodystrophie; (Morbus Krabbe), 1913

Inhaltsverzeichnis

Das altgriechische Wort „skleros" bedeutet „hart". Eine Sklerose ist somit eine Gewebeverhärtung. Pathoanatomisch liegt einer Sklerose des Gehirngewebes immer eine Entmarkung infolge einer Entzündungsreaktion zugrunde. In der Zeit der vorzustellenden Erstbeschreibung hat sich Knud Krabbe für die diffuse Gehirnsklerose bei Kindern zu interessieren begonnen. Es waren nur zwei Formen der Zerebralsklerose bekannt, die syphilitische Form und die Schilder-Encephalitis periaxialis diffusa, eine demyelinisierende Erkrankung unbekannter Ursache. Es ist der Verdienst von Krabbe, diesen beiden Formen eine dritte, die familiäre infantile Form, hinzugefügt zu haben.

Er beschreibt die klinischen und histologischen Befunde bei zwei Geschwistern, die an einer diffusen Sklerose des Gehirns gestorben waren.

(Die Rechtschreibung der Erstbeschreibung wurde aus dem Originaltext übernommen).

© Springer-Verlag GmbH Deutschland, ein Teil von Springer Nature 2020   **203**
H. Böhles, *Historische Fälle aus der Medizin*,
https://doi.org/10.1007/978-3-662-59833-7_22

Er bemerkte das familiäre Auftreten der Erkrankung, den frühen Beginn der Spastizität und den frühen Tod der Kinder. Die nachfolgende Beschreibung betrifft den ersten, auf Deutsch publizierten Fall [1]. Drei Jahre später, 1916, wird Krabbe fünf weitere Fälle in englischer Sprache publizieren [2].

22.1 Erstbeschreibung durch Knud Krabbe 1913 in Kopenhagen [1]

» *„Beitrag zur Kenntnis der Frühstadien der diffusen Hirnsklerose (die perivasculäre Marknekrose)"*

„R.M., 1 Jahr alt, auf die neurologische Abteilung des ‚Kommunenhospital' in Kopenhagen am 14. November 1912 aufgenommen, am 19. November 1912 gestorben.

Die Eltern des Kindes waren gesund, verneinten Syphilis und Tuberkulose. Die Mutter hatte nie abortiert. An einem Bruder von 3 Jahren waren 1 Jahr zuvor ähnliche Symptome zu beobachten, er war jetzt aber gesund.

Der Patient hatte die Mutterbrust bekommen. Früher immer gesund. 8 Tage ehe das Kind aufgenommen wurde, hatte es Durchfälle gehabt, danach Obstipation, zuletzt keinen Stuhl seit 3 Tagen. Zur selben Zeit wurde es unruhig 1 Tag vor der Aufnahme in das Krankenhaus schielte es und wurde steif im Genicke. Kein Erbrechen. Bei der ersten Untersuchung im Hospitale wurde folgendes gefunden: Die Temperatur war 36,6. Das Kind war stumpf und weinerlich. Kein Schielen oder Zähneknirschen, Keine Genicksteifigkeit. Die Pupillen reagierten auf Licht. Das Kind hielt den Kopf rechts gedreht. Die Extremitäten waren abwechselnd stark rigid und völlig schlaff. Die Sehnenphänomene normal. Die Stetoskopie ergab nichts Pathologisches. Das Kind war wohl ernährt, etwas rachitisch.

Kurz nach der Untersuchung bekam das Kind einen Krampfanfall mit Zuckungen in Armen und Beinen; er dauerte etwa 10 Minuten. Am folgenden Tage öfters kleine Zuckungen besonders des r. Armes. Öfters tonische Contractur der r. Ober- und Unterextremität mit Flexion der Finger, bisweilen auch Contractur des Genickes und der Rumpfmuskeln mit Opisthotonus und Steifigkeit der Bauchmuskulatur. Das Kind schlief nur wenig. Bei der Untersuchung am folgenden Tage fand sich der Kopf und die Augen, besonders das linke Auge rechts gedreht. Ein wenig Trismus. Kein Chvostek- oder Trousseau-Phänomen. Farbwechsel des Gesichtes. Bei Berühren der Extremitäten entstand tonische Contractur. Die großen Zehen waren in permanenter Babinskistellung.

Bei Lumbalpunktion kam die Spinalflüssigkeit in einem Strahle heraus; da sie aber blutig war, wurde das Resultat der Zellenuntersuchung unsicher, obgleich es schien, dass die mononucleären Zellen im Verhältnis zu den polynucleären so zahlreich waren, dass man eine Pleocytose vermuten durfte.

16. 11. Wurde notiert: Der Patient schlief nach Chloral. Mitunter hatte er tonische Zuckungen des rechten Arms und Beines. Beiderseits fand sich Rigidität der Armmuskeln. Der Kopf war nach rechts gedreht – es fand sich ein wenig Opisthotonus und Pleurotonus mit Konkavität links. Ferner Strabismus convergens.

Die Ophthalmoskopie war sehr schwierig wegen der Unruhe; man sah nur blitzweise die Papillen; es schien aber, als ob Stase da war, das Gewebe meistens grau-rötlich, die Papillengrenzen undeutlich. Die Pupillenreaktion war schwach. Die Sehnenreflexe ließen sich nicht hervorrufen, aber das Kind spannte die Muskeln stark. Keine Genickstarre, kein Kernig. Die großen Zehen waren immer dorsalflektiert, diese Dorsalflexion verstärkte sich durch Berühren der Planta. Es fand sich beinahe permanenter Trismus. Das Kind schluckte nur sehr wenig, erbrach das Gegessene; starke Kongestion der Wangen.

17. 11. Temp. 38,7/40. War still und stumpf. Trank nur wenig. Schrie nicht. Der Kopf und die Augen waren stets rechts gedreht.

18. 11. Temp. 40,9/40,9. Ganz still. Seufzte ab und zu. Starke Ptosis des r. Auges. Stets Rigidität der Extremitäten. Starb um 1 Uhr nachts.

Die Diagnose war am wahrscheinlichsten auf eine tuberkulöse Meningitis gestellt, doch wurde auch an eine Tetanie gedacht.

Die Autopsie ergab eine Hyperämie des Gehirns, im übrigen aber keine makroskopisch sichtbare Änderungen. Speziell fand sich kein meningeales Leiden. Man vermutete deshalb enterogene Intoxikation. Es wurden doch aus dem Gehirne einige Stücke Cortex und etwas von den großen Ganglien zur Mikroskopie genommen. Es zeigte sich hier ein etwas überraschendes Bild.

Die Stücke wurden teils in Alkohol für Nißl-Färbung, teils in Formol-Kalibichromatlösung für Eisaths Gliafärbung fixiert. Als es sich zeigte, daß der Fall größeres Interesse darbot als erwartet, führten wir einige Stücke aus Formol-Kalibichromat durch Flemmings Flüssigkeit weiter, um Alzheimers Säurefuchsin-Lichtgrün-Färbung zu machen; es ist nur zu bemerken, daß wir für diesen Zweck die Methode Alzheimers ein wenig änderten, indem wir anstatt Xylol durch Zedernöl-Ligroin (wie nach Fieandt-Färbung) eingelagerten und Paraffinoid (Claudius) anstatt Paraffin benutzten; hierdurch und im ganzen durch Anwendung niedriger Temperaturen (nicht über 37 °) haben wir schönere und gar nicht geschrumpfte Bilder bekommen. [...]

Die mikroskopische Untersuchung zeigte folgendes:
Pia unbeschädigt.
Auf den Nißlbildern (Tafel IX, Fig. 2) fanden sich keine Veränderungen der Großhirnrinde und in den großen Ganglien. Dagegen sah man, schon bei schwacher Vergrößerung, im subcorticalen Marklager und in der Capsula interna um einen großen Teil der Gefäße herum eine bedeutende Zellanhäufung, so daß man gleich den Eindruck bekam, daß es sich um kleine Entzündungsfoci, um die Gefäße herum, handele.

Durch stärkere Vergrößerung sah man indessen etwas ganz anderes; in den Zellhaufen fand sich kein einziger Lymphozyt, kein Leukocyt, keine Plasmazelle; die größere Menge der Zellen der perivasculären Haufen waren Gliazellen. Auf den Gliapräparaten nach Eisath (Tafel IX, Fig. 1) und Alzheimer waren diese eben mehr distinkt. Der größte Teil der Gliazellen bestand aus protoplasmareichen, teils granulierten Formen, welche keine Fasern gebildet hatten. Dazwischen fanden sich hie und da Zellen mit faserbildenden Ausläufern. Diese Anhäufungen von Gliazellen um die Gefäße herum waren am dichtesten nahe der Gefäßwand; in der Peripherie waren die Zellen mehr zerstreut. [...]

Nicht in allen Teilen des Markes fand sich dieser Prozeß, in der Nähe des Cortex war er am wenigsten ausgesprochen, wurde dagegen stärker, je tiefer man in das Mark hineindrang; aber in dem ganzen Mark zeigten sich auch pathologische Verhältnisse anderer Art. Es fand sich eine recht bedeutend diffuse Vermehrung der Zahl der Gliazellen und ihr Aussehen war auch ein anderes als wie gewöhnlich in der weißen Substanz des Gehirns. Sie hatten im allgemeinen ein sehr großes Protoplasma, von welchem kurze fadenförmige Ausläufer ausgingen; ferner liegt der Kern gewöhnlich am Rande des Protoplasmas. [...]

Auf den Markscheidenpräparaten sieht man indessen auch andre Verhältnisse. Auf den Stellen, wo sich der Ausfall der Markscheiden findet, aber auch nur an diesen, sieht man die Adventitiascheiden der Gefäße ganz ausgefüllt mit Zellen, welche ein großes körniges Protoplasma haben, dessen Granula von Hämatoxilin kräftig gefärbt sind. [...]

Auf den letzten sieht man übrigens auch mehrere der Gliazellen in den perivasculären Haufen mit schwarzgefärbten Granulis gefüllt. Es ist wahrscheinlich, daß es sich wenigstens teilweise um Abbauprodukte der Markscheiden handelt, welche von den Gliazellen weggeschleppt sind. Außer diesen lipoid-granulierten Zellen sieht man auf den Alzheimer-Präparaten in den Gliahaufen einzelne Zellen, deren Protoplasma mit Säurefuchsin-Granulis dicht gefüllt sind.

Ganz kurz können die Veränderungen folgenderweise resümiert werden: Totaler Ausfall der Markscheiden, auf den Schnitten ringförmig (in Wirklichkeit wahrscheinlich röhrenförmig) um eine Menge der Gefäße in der Marksubstanz des Gehirns; spärlicher, diffuser Ausfall in dem übrigen Teile der Marksubstanz. Starke Anhäufung von Gliazellen, aber keine eigentlichen Entzündungszellen um die Gefäße, dem Ausfalle der Markscheiden entsprechend; zahlreiche Fettkörnchenzel-

len in diesen Gefäßwänden. Zerstreutes Auftreten einer großen Menge von Gliazel-
len mit großem Protoplasma verstreut in der weißen Substanz. Relative Integrität
der Corticalsubstanz. […]"

22.2 Der Autor Knut Haraldsen Krabbe (1885–1961)

Krabbe wurde in Frederiksberg, Dänemark, als Sohn eines Arztes geboren.
Er hatte drei Geschwister. Er besuchte die „Metropolitanskole" in Kopenhagen. Er wird als ein intellektuell sehr frühreifes Kind mit sehr frühzeitigen
Fremdsprachenkenntnissen geschildert. Ursprünglich wollte er Zoologie studieren, doch unmittelbar vor dem Studienbeginn entschloss er sich doch für
das Medizinstudium, das er in Kopenhagen absolvierte und 1909 abschloss.
Er heiratete im gleichen Jahr und ging für 5 Monate mit seiner Ehefrau
mit einem Stipendium nach London. Dort besuchte Krabbe das National
Hospital for Nervous Diseases in Queen's Square. Im Anschluss an London wechselte er nach Paris, wo er die wichtigsten Neurologen seiner Zeit
kennenlernen konnte. Er sezierte ein menschliches Gehirn in der Kochecke
seines Zimmers und beobachtete dabei, dass die Glandula pinealis (Zirbel-
drüse) sehr prominent und von Höhlungen und Kalkablagerunen durchsetzt
war. Er diskutierte diese Beobachtung mit dem Neurologen Pierre Marie
(1853–1940), der ihn zur Fortsetzung seiner Forschungsarbeit an diesem
Organ ermutigte. Pierre Marie versorgte ihn mit 50 menschlichen Zirbel-
drüsen, die er unter Mithilfe des Neuropathologen Gustave Roussy (1874–
1948) untersuchte. Aus dieser Arbeit resultierte 1911 seine Publikation „Sur
la glande pinéale chez l'homme" in der „Nouvelle Iconographie de la Sal-
petrière". Nach drei Monaten kehrte er im Juni 1910 wieder nach Kopenhagen zurück. Er bekam eine Stelle als Assistenzarzt am Stadtkrankenhaus
(Kommunehospitalet), die er von 1911–1914 begleitete. Es gelang ihm, an
menschliche Föten zu gelangen, an denen er die Entwicklung der Glandula
pinealis untersuchen konnte. Seine Forschungsergebnisse fasste er in einer
Dissertationsarbeit zusammen, mit der er 1915 erfolgreich promoviert
wurde. Zwischenzeitlich war er auch in den Jahren 1912 und 1913 Vater
von zwei Töchtern geworden. Im Jahr 1913 publizierte er auch erstmals
den Fall eines einjährigen Kindes mit einer Gehirnsklerose, dessen gleichfalls betroffener Bruder autopsiert wurde [1]. Bis 1916 hatte er 5 Fälle aus
drei Familien gesammelt, die er in seiner klassischen Arbeit in der Zeitschrift
Brain im Jahr 1916 publizierte [2].

Krabbes Interesse an der Entwicklung der Glandula pinealis brachte ihn 1917 in Kontakt mit Professor Ivar Broman (1868–1946) in Lund, Schweden, dessen histologisches Labor über eine große Sammlung von Föten verfügte. Es folgte eine Zeit 40-jähriger fruchtbarer Zusammenarbeit. Nach dem Ersten Weltkrieg ging er nach Amsterdam, um am niederländischen Zentralinstitut für Hirnforschung zu arbeiten. Im Jahr 1922, nach vorübergehenden Positionen an der Universitätsklinik Kopenhagen (Rigshospitalet) und dem Allgemeinen Krankenhaus (Almindelig) in Kopenhagen, erhielt er eine Festanstellung am Städtischen Krankenhaus bei dem Neurologen Knut Viggo Christiansen (1867–1939).

1924 folgte eine Studienreise in die USA. Dort beeindruckte ihn vor allem die Organisation der neurologischen und neurochirurgischen Dienste. Besonders nachhaltig war er von der Begegnung mit Harvey Cushing (1869–1939) beeindruckt.

1926 gründete er die Zeitschrift *Acta Psychiatrica et Neurologica Scandinavica*, die er bis in die frühen 1950er-Jahre als alleiniger Herausgeber leitete.

1927 erfolgte die Publikation eines Neurologielehrbuches in dänischer Sprache „Lectures on Nervous Diseases", das in ganz Skandinavien angenommen wurde und sieben Auflagen erlebte [3].

1928 reiste er zum Studium der Gesundheitssysteme nach Polen und in die Sowjetunion.

1933 etablierte Krabbe am Stadtkrankenhaus Kopenhagen eine Neurologieabteilung mit 130 Betten. Tagsüber kümmerte er sich um die Angelegenheiten seiner Klinik, und erst nach 20 Uhr war er in der Lage, sich bis weit in die Nacht hinein um seine wissenschaftlichen Arbeiten zu kümmern.

1934 beschrieb er eine Angiomatose des Gesichtes, der Meningen bei bestehenden Verkalkungen des zerebralen Cortex, die in der Literatur als Sturge-Weber-Syndrom geläufig ist [4].

1939 begann Krabbe mit der Publikation des ersten Bandes seiner monumentalen Studie zur Morphogenese des Gehirns von Vertebraten. Der erste Band enthält die Entwicklung des Gehirns von Reptilien, während die weiteren Bände sich mit der Gehirnentwicklung bei niederen Säugetieren beschäftigen [5]. Den neunten Band konnte er bis kurz vor seinem Tod 1961 fast vollenden. Nach seiner Pensionierung 1955 als Chefneurologe des Stadtkrankenhauses setzte er seine wissenschaftliche Arbeit in einem kleinen Laborzimmer im Krankenhaus fort. Gleichzeitig war er selbst zunehmend von den Symptomen eines Morbus Parkinson betroffen. Die Erkrankung soll er mit stoischem Gleichmut getragen haben.

Knut Krabbe starb friedlich am 8. Mai 1961 auf seiner eigenen Krankenstation in Kopenhagen.

22.3 Das medizinische und kulturelle Umfeld um den Publikationszeitraum 1913/1916

1913

* In Deutschland kommt ein neues Desinfektionsmittel unter dem Namen „Sagrotan" in den Handel.
* Der Münchner Internist Friedrich von Müller (1858–1941) trennt degenerative Gelenkerkrankungen (Arthrosen) von entzündlichen Gelenkproblemen (Arthritiden).
* Der evangelische Theologieprofessor, Orgelvirtuose und Arzt Albert Schweitzer (1875–1965) verlässt das Elsass, um das Tropenhospital Lambaréné in Äquatorialafrika (Gabun) zu gründen.

1916

* Der Erste Weltkrieg ist in vollem Gange. Schwere Kämpfe um Verdun. Die Schlacht an der Somme bringt nur geringen Geländegewinn. Das Giftgas Gelbkreuz (Senfgas, Lost) kommt an den Fronten zum Einsatz.
* Der Maler Franz Marc (1880–1916) fällt in Frankreich.
* Alfred Döblin (1878–1957) schreibt den Roman „Die drei Sprünge des Wang-Lun" und Franz Kafka (1883–1924) die Erzählung „Die Verwandlung".
* William Stern (1871–1931) führt den Intelligenzquotienten als Maß kindlicher Intelligenz ein.
* Der russische Physiologe Ilja Metschnikow (1845–1916) stirbt. Er hatte 1908 zusammen mit Paul Ehrlich (1854–1915) den Nobelpreis erhalten.
* Der Chirurg Ferdinand Sauerbruch (1875–1951) konstruiert durch Gliedstumpfmuskeln bewegliche Prothesen („Sauerbruch-Arm").
* Der US-amerikanische Medizinstudent Jay McLean (1890–1957) von der John Hopkins University entdeckt die blutgerinnungshemmende Substanz Heparin.
* Sigmund Freud (1856–1939) hält im Wintersemester 1916/1917 seine letzten Vorlesungen an der Universität in Wien.

22.4 Die weitere Entwicklung zum Krankheitsverständnis

1916
In der Arbeit gibt Krabbe eine detaillierte Beschreibung der für die Erkrankung pathognomonischen Globoidzellen [1].

1924
Collier und Greenfield prägen den Begriff „Globoid", um derartige abnorme Zellen in der weißen Gehirnsubstanz zu beschreiben [6].

1961
Experimentelle Induktion der Globoid-Zellreaktion durch Implantation von Galactocerebrosid. Es wird damit die Beziehung zwischen Globoidzellen und Cerebrosiden aufgezeigt [7].

1970
Als Ursache des Morbus Krabbe wird ein Mangel des lysosomalen Enzyms Galactosylceramidase (Galaktozerebrosid-β-Galaktosidase) festgestellt [8].

1990
Das Gen der Globoidzellleukodystrophie wird auf Chromosom 14 lokalisiert [9].

1993
Erstmalige Reinigung und Charakterisierung des menschlichen Enzyms durch Chen und Wenger [10].

22.5 Der moderne Blick auf die Erkrankung [11]

Die Globoidzellleukodystrophie gehört zu den Sphingolipidosen. Die Basis der Erkrankung ist der autosomal-rezessiv vererbte Mangel der lysosomalen Galaktozerebrosid-β-Galaktosidase (β-Galaktosidase), die für das Galaktosylceramid spezifisch ist. Mit Ausbildung der speichernden Globoidzellen wird das Myelin zerstört, und die weiße Gehirnsubstanz degeneriert. Diese zum Teil mehrkernigen Zellen haben ihren Namen aufgrund ihrer Beladung mit kugeligen Speichervakuolen („Globoidzellen"). Patienten haben eine verminderte Nervenleitgeschwindigkeit, und die Liquoreiweißkonzentration

ist stark erhöht. Im MRT des Gehirns ist eine Demyelinisierung der weißen Substanz mit posteriorer Betonung zu sehen. Eine Late-Onset-Form hat
einen Symptombeginn im 2. Lebensjahr mit einer spastischen Paraparese.
Die meisten Patienten werden jedoch zwischen dem 3. und 6. Lebensmonat
auffällig. Das erste und auffälligste Symptom ist die Steifigkeit des Körpers.
Sehr frühzeitig ist auch das periphere Nervensystem betroffen.

Literatur

1. Krabbe K (1913) Beiträge zur Kenntnis der Frühstadien der diffusen Hirnsklerose (die perivasculäre Marknekrose). https://doi.org/10.1007/bf02897037.
Zeitschr ges Neurol Psychiat 20:108–115
2. Krabbe K (1916) A new familial, infantile form of diffuse brainsclerosis. Brain
39:74–114
3. Krabbe KH (1927) Latinsk mikrogrammatik for laeger og medioinske stude-
rende. Munskgaard, Copenhagen
4. Krabbe KH (1934) Facial and Meningeal Angiomatosis Associated with Calcifi-
cations of Brain Cortex. Arch Neur Psych 32:737–755
5. Krabbe KH (1959) Studies in the morphogenesis of the brain in some amphi-
bia. Munsgaard, Kopenhagen
6. Collier J, Greenfield JG (1924) The encephalitis periaxialis of Schilder: a clinical and pathological study with an account of two cases, one of which was diag-
nosed during life. Brain 47:489–519
7. Austin J, Lehfeldt D, Maxwell W (1961) Experimental „globoid bodies" in
white matter and chemical analysis in Krabbe's disease. J Neuropathol Exp
Neurol 20:284–285
8. Suzuki K, Suzuki Y (1970) Globoid cell leucodystrophy (Krabbe's disease):
Deficiency of galactocerebroside β-galactosidase. Proc Natl Acad Sci USA
66:302–309
9. Zlotogora J, Charkraborty S, Knowleton RG et al (1990) Krabbe disease locus-
mapped to chromosome 14 by genetic linkage. Am J Human Genet 47:37–44
10. Chen YQ, Wenger DA (1993) Galactocerebrosidase from human urine: Purification and partial characterization. Biochim Biophys Acta 1170:53–61
11. Böhles H (2016) Stoffwechselerkrankungen im Kindes- und Jugendalter. Georg
Thieme, Stuttgart, S. 277–278

23

Mukopolysaccharidose Typ 2 (Morbus Hunter), 1917

Inhaltsverzeichnis

Im und kurz nach dem Ersten Weltkrieg wurden 1917 in London [1] und 1920 in München [2] zwei im Prinzip ähnliche Erkrankungen beschrieben. Erst Jahre später wird als Gemeinsamkeit eine Störung lysosomaler Enzyme erkannt. Diese konnte jedoch erst definiert werden, nachdem die Darstellung der Lysosomen als zelluläre Ultrastruktur gelungen war. Im Jahr 1924 entwickelte Theodor Svedberg (1884–1971) die Ultrazentrifuge, mit der es schließlich möglich wurde, diese zellulären Substrukturen voneinander zu trennen. Er erhielt dafür 1926 den Nobelpreis für Chemie. Lysosomen und Peroxisomen wurden erstmals von dem Belgier de Duve (1917–2013) isoliert, der dafür 1974 mit dem Medizinnobelpreis ausgezeichnet wurde.

(Die Rechtschreibung der Erstbeschreibung wurde aus dem Originaltext übernommen).

© Springer-Verlag GmbH Deutschland, ein Teil von Springer Nature 2020
H. Böhles, *Historische Fälle aus der Medizin*,
https://doi.org/10.1007/978-3-662-59833-7_23

23.1 Erstbeschreibung durch Charles Hunter 1917 in London [1]

>> *„A rare disease in two brothers"*

„R.C. and G.C. brothers, aged 10 and 8 years, of British parentage, were admitted into Winnipeg General Hospital on May 12, 1915. Father living, aged 48 years, strong and healthy, and of normal appearance. Mother died at the age of 45 years of kidney disease, while five months pregnant; had been previously a normal, healthy woman.

Their father's parents were cousins and had twelve children, one of these, when aged about 24 years, had an accident to his back and later went ,insane with delusions about himself'; the others are healthy and their children are also healthy. The father knows his wife's family well; her parents, brothers and sisters were normal. She had, however, a deaf and dumb uncle.

The boys are the only living children. There was first a miscarriage at the age of 4 months; then full-term twins who died at birth – the confinement being difficult, and instrumental (these twins had, according to the father, large heads); then a miscarriage; and, lastly, death of the mother when pregnant five months.

The two children were full-term and were delivered without instruments; were both breast-fed and had no digestive disturbance in infancy; were both walking about the age of 17 months. The elder began to talk when aged about 1 year, is bright and intelligent, went to school at the age of 7 years and is in Grade 3. The younger was late in learning to talk and is still somewhat backward; he went to school a year ago and is making slow progress. They are good natured children on the whole, though the younger is at times a little ,cranky'; they enjoy playing the ordinary games of childhood. They have been healthy in every way, apart from throat trouble. Both were operated on for tonsils and adenoids; both are dull of hearing, and the father thinks this is getting slightly worse. They always get puffed when they run about. Both have had good appetites and regular bowels. Both had inguinal hernia; the younger was able to dispense with his truss three years ago, the elder still requires to wear one. They never had rheumatism nor growing pains.

Present condition: The children present an extraordinary appearance, and apart from their difference in size and one or two minor points to be noted, they are as alike as two peas, so a common description may be given, […]

The children are undersized, 3 ft. 11 in. and 3 ft. 9 in. (average, 4 ft. 4 in. and 4 ft.); weight, 56 lb. and 50 lb. (average, 66 ½ lb. And 54 ½ lb.); heads extremely large, measuring in greatest circumference 23 in. and 22 in. (average, 21 in. and

20 ½ in.). The head is curiously shaped, with very marked bulging of the squamous portion of the temporal bone and of the frontal bones; the hair of the head rather, thin and very harsh, especially in the younger. The face is very large, of deep burnt-red colour, as after much exposure, with a tinge of cyanosis in cheeks and lips; eyes very puffy; saddle nose, with large thick nostrils; thick lips, slightly open mouth, very large tongue; teeth good, but with irregular furrows and slightly spaced; very short neck, with slight enlargement of right lobe of thyroid in both. The chest is broad; abdomen very large and deep, greatly protruding, with small umbilical hernia; penis rather large. From behind, the scapulae are seen to be, closely resembling a double Sprengel's deformity; the neck is very short. The spinal column is straight, the natural curves being obliterated; the thighs are slightly bent, and the whole trunk inclines slightly forward. The arms are held somewhat abduced from the body and bent at the elbows so that the hands rest on the front of the thighs instead of on the side. The upper arm is disproportionately short in relation to the forearm, which is abnormally flat. The wrists are very thick; the hands very broad, short and thick; the fingers very short and bent. The knees are slightly flexed; both knees and ankles are thick, and the feet are broad, short and thick. The gait is very clumsy and stiff; the trunk is slightly bent forward and is held rigid. The normal extent of movement is curtailed in all the joints of the extremities. The hands, particularly of the elder brother, have entirely lost their supple freedom of movement; they cannot be clenched; complete extension of the fingers is similarly defective, and even the movements possible are clumsy and stiff. The elbow and shoulder share in the general limitation of movement, and this is well shown in fig. 4, where the children are shown trying unsuccessfully to raise their hands above their heads. The photograph shows too the slightly greater freedom of movement possessed by the younger child. Active and passive movements of the spine are very much limited. The hip- and knee-joints have lost a little of their range of movement. The toes, while not deformed like the fingers, have completely lost the suppleness characteristic of youth. The skin of the trunk is smooth and not specially dry. The backs of the hands and fingers are deeply bronzed and the skin is there very thick and rough. In the younger child, over strips of skin 1 ½ in. wide, extending from the angles of both scapulae parallel to the ribs forward to the mid-axillary lines, there are pinhead elevations, grouped closely and regularly, smooth of surface, normal in colour, and not unlike, though more superficial than, the lesions of c. Some sixteen similar thickenings occur over an area of the size of 50 cents, in the upper part of the right arm. No pubic nor axillary hair. Nails normal, with crescents. The breathing is audible even at rest and becomes loud and puffing on exertion; the children are easily winded; in sleep, their mouths remain wide open, the breathing being very laboured, uneasy and stertorous; there is an overhanging epiglottis; the lungs are normal. The heart in the younger is normal; in the elder, it is enlarged to the left, the apex beat being in fifth interspace just outside the nipple; there is a distinct diastolic murmur audible in the third and fourth left interspaces close to the sternum, the second sound at pulmonic and aortic areas being, however, clear; at the apex, a systolic murmur is conducted slightly towards the axilla. The elder seems, however, capable of quite as much exertion as the younger, and like the younger he has only a tinge of cyanosis on cheeks and lips. Blood count in the elder: Haemoglobin, 80 per cent.; red blood cells, 6,000,000; white cells, 7,000. The liver is very much enlarged in both, crossing in the case of the elder from the level of the right anterior superior spine to an inch above the umbilicus, and in the younger, reaching a shade lower; the organ is smooth, not hard, the edge moderately thin, free from tenderness. The spleen is very much enlarged, reaching, in the elder fully two, and in the younger fully three, finger-breadths below the costal margin. The urine is normal. The testes are normal in size. The children are bright and intelligent, particularly the elder, though both are hampered by distinct dullness of hearing. Speech is rather indistinct and they talked little, but they were under observation only two days, and during that time they were subjected to much examination. The father reported that they talked freely at home. General examination of the nervous system proved negative.

Wassermann reaction negative in both children and also in the father.

Dr. Prowse reported that both had some adenoids and that the whole of Waldeyer's ring was rather prominent; tympanic membranes retracted and somewhat hyperaemic. There were no signs of syphilitic disease about the nose and throat.

When the X-ray photographs are examined, we are struck with the abnormal thickness of all the bones and the pronounced irregular epiphyseal ossification [...]."

23.2 Der Autor Charles Hunter (1873–1955)

Charles Hunter wurde 1873 in Auchterlass, Aberdeenshire, in Schottland geboren. Er studierte an der Universität Aberdeen Medizin. Dort graduierte er 1894 zum MA und 1899 zum MBChB. Nach dem Studium ging er zur weiteren medizinischen Ausbildung nach London und nach Berlin. Danach, 1904, siedelte er nach Kanada über, wo er sich als Internist in Winnipeg niederließ. Im Ersten Weltkrieg war er mit dem 12th. Bataillon Medical Corps in England und Frankreich. In dieser Zeit präsentierte Hunter 1917 vor der Royal Society of Medicine in London die klinischen Probleme eines Brüderpaares von 8 und 10 Jahren.

1919 wurde er im Rang eines „Lieutenant-Colonel" wieder vom Militärdienst entlassen.

Hunter wurde zusätzlich beratender Arzt am Winnipeg General Hospital und wurde 1910 zum Mitglied der Medizinischen Fakultät der Universität

Manitoba ernannt. Im Jahr 1928 wurde er an der Universität Manitoba Professor für innere Medizin. Da er sehr stark unter den administrativen Aufgaben dieser Position litt, gab er sie nach einem Jahr, 1929, wieder auf. Seinen akademischen Unterricht führte er weiter. Er war als Arzt sehr geachtet und galt als der führende Diagnostiker in Westkanada. Seine Privatpraxis übte er bis kurze Zeit vor seinem Lebensende im Jahr 1955 aus. Er wurde 82 Jahre alt.

23.3 Das medizinische und kulturelle Umfeld des Publikationszeitraumes

um 1917

- Europa ist im Krieg.
- Der Friedensnobelpreis geht an das Internationale Komitee vom Roten Kreuz in Genf.
- Hungersnot in Deutschland („Kohlrübenwinter" 1916/1917). Die Briten erstreben in der Frühjahrsschlacht bei Arras den Durchbruch durch die deutschen Linien; sie erreichen aber nur lokale Erfolge. Sie erreichen den Durchbruch aber in der „Tankschlacht" bei Cambrai (Einsatz von 300 Tanks). Die USA erklären Deutschland den Krieg.
- Mit der Deklaration des britischen Außenministers Arthur James Balfour (1848–1930) wird den Juden, gegen arabischen Widerstand, eine Nationale Heimstätte in Palästina versprochen.
- Der Wiener Psychiater Julius Wagner von Jauregg (1857–1940) entwickelt die Infektionstherapie zur Behandlung von Psychosen (Heilfieber).
- Constantin Alexander von Economo (1876–1931), ein österreichischer Neurologe, beschreibt die Enzephalitis lethargica sive epidemica, die als europäische Schlafkrankheit bezeichnet wird.
- Maxim Gorki (1868–1936) schreibt seine Autobiografie „Unter fremden Leuten".
- George Grosz (1893–1959) fertigt die gesellschaftskritische Lithografie „Das Gesicht der herrschenden Klasse" an.
- Emil v. Behring (1854–1917), der Begründer der Blutserumtherapie gegen Diphtherie und Tetanus, verstirbt.

23.4 Die weitere Entwicklung zum Krankheitsverständnis

Der jüngere, 1907 geborene von Hunter beschriebene Patient G.C. verstarb 1918 an einer Pneumonie. Sein älterer, 1904 geborener Bruder, bei dem eine Kardiomegalie und ein diastolisches Herzgeräusch verzeichnet worden waren, verstarb 1920 an „dropsy" („Wassersucht", Herzinsuffizienz).

Das Krankheitsverständnis und seine Bezeichnung orientierten sich lange Zeit an rein äußerlich erkennbaren Merkmalen; so war, geprägt von den äußerlichen Vergröberungen und Kontrakturen, zunächst die Bezeichnung „Gargoylismus" gebräuchlich, der die Ähnlichkeit mit den fratzenartigen Gesichtern von Wasserspeiern (Gargoyle) an gotischen Domen hervorhebt. Die röntgenologisch erkennbaren Skelettveränderungen, die wir entsprechend der von G. Hurler (s. unten) gegebenen Bezeichnung als „Dysostosis multiplex" bezeichnen, führten zu der weiteren skelettbezogenen Namengebung „Osteochondrodystrophie"; erst nach dem vereinenden Nachweis von Mukopolysacchariden im Urin bürgerte sich die Bezeichnung „Mukopolysaccharidose" ein.

1954
R.T. Beebe und P.F. Formel [3] vermuten aufgrund der Analyse einer Familie mit neun betroffenen Jungen einen X-chromosomalen Erbgang dieses Mukopolysaccharidosetyps.

23.5 Der moderne Blick auf die Erkrankung [5]

Morbus Hunter, Mukopolysaccharidose Typ 2 ist durch das Fehlen der lysosomalen Iduronat-2-Sulfatase bedingt. Das lysosomale Enzym spaltet das O-ständige Sulfat von Dermatan- und Heparansulfat ab. Die Prävalenz ist ~1:77 000 für männliche Lebendgeborene. Betroffene Mädchen sind klinisch unauffällig; sie sind Konduktorinnen. Ursache des Morbus Hunter sind Mutationen im *IDS2*-Gen. In der Folge werden Chondroitin-, Dermatan- und Heparansulfat nicht abgebaut und in verschiedenen Organen angereichert. Grundsätzlich können eine schwere, rasch oder früh progrediente Verlaufsform (neuropathischer Typ) mit deutlichen ZNS-Symptomen und eine mildere, langsam progredientere Verlaufsform mit geringer ausgeprägter oder nahezu fehlender ZNS-Beteiligung unterschieden werden. Mittlerweile sind über 300 pathogene Varianten des *IDS2*-Gens beschrieben worden. Es existiert keine generelle Genotyp-Phänotyp-Korrelation [4].

Seit 2007 ist zur Behandlung rekombinante Idursulfase (Elaprase®) für die Langzeitbehandlung zugelassen. Die Glukosaminoglykanablagerungen in den Organen können dadurch vermindert werden. Da das Enzym die Blut-Hirn-Schranke nicht passieren kann, hat die Therapie keinen Einfluss auf die zentralnervösen Symptome.

23.6 Discussion

Dr. F. Parkes Weber: I think everything in these boys points to the condition being an endocrine disturbance, but it would be at present wasting time to try to be more precise, as there are not yet sufficient data for the purpose. A remarkable feature in these two brothers is the „precociously plethoric" appearance of their faces, such as is seen in some cases of hypernephroma in children. The appearance of the face and hands is well described by the author as that of a middle-aged farmer who is fond of malt liquor, and whose work naturally exposes him much to the weather.

Mr. Blundell Bankart: I think that these are cases of multiple congenital defects of development. When viewed behind, these children present this appearance of bilateral Sprengel's deformity (congenital elevation of the scapula), a condition which is frequently associated with contracture of the shoulder-joint and defects of the vertebrae, ribs and other parts, as seen in these cases. The contracture of the fingers is another congenital condition which is often seen either alone or in conjunction with other contractures or defects. Sprengel's shoulder is attributed to an arrest of the normal descent of the scapula during intra-uterine development. It is difficult to see how any endocrine disturbance can be held responsible for such defects."

Literatur

1. Hunter C (1917) A rare disease in two brothers. Proc R Soc Med 10:104–116
2. Hurler G (1920) Über einen Typ multipler Abartungen, vorwiegend am Skelettsystem. Z Kinderheilk 24:220–234
3. Beebe RT, Formel PF (1954) Gargoylism: sex-linked transmission in 9 males. Trans Am Clin Climatol Assoc 66:199–207
4. Martin R, Beck M, Eng C (2008) Recognition and diagnosis of mucopolysaccharidosis II (Hunter syndrome). Pediatrics 121:e377–e386
5. Böhles H (2016) Stoffwechselerkrankungen im Kindes- und Jugendalter. Georg Thieme, Stuttgart, S 377

24

Mukopolysaccharidose Typ 1 (Morbus Hurler), 1920

Inhaltsverzeichnis

Die nachfolgende Erstbeschreibung von zwei Kindern (Georg K. 4 ¾ Jahre und Paul O. 23 Monate) durch Gertrud Hurler ist eine viel zitierte Arbeit, welche die Grundlage für das Verständnis für die klinische Präsentation von lysosomalen Speichererkrankungen im Allgemeinen und Störungen der Glukosaminoglykane (GAG) im Besonderen darstellt. GAG bilden die Grundstrukturen der extrazellulären Matrix der Bindegewebe.

Die Hilflosigkeit, mit der man in jenen Tagen derartigen Erkrankungen gegenüberstand, zeigt sich am „Herumirren" und der Klinikzuordnung, die Frau Hurler zu Beginn ihrer Arbeit beschreibt:

___

(Die Rechtschreibung der Erstbeschreibung wurde aus dem Originaltext übernommen).

© Springer-Verlag GmbH Deutschland, ein Teil von Springer Nature 2020
H. Böhles, *Historische Fälle aus der Medizin*,
https://doi.org/10.1007/978-3-662-59833-7_24

„Im November 1918 kam in dem damals 4 ¾ jährigen Knaben Georg K. der erste Fall zur Beobachtung. Er befand sich zu dieser Zeit in Behandlung der psychiatrischen Universitätsklinik und wurde durch das freundliche Entgegenkommen von Herrn Geheimrat Prof. Dr. Kraepelin, dem auch an dieser Stelle verbindlichster Dank ausgesprochen werden soll, für einige Tage der Universitätsklinik zur Beobachtung überwiesen."

Die Arbeit ist insofern erstaunlich, als sie wesentlich mehr Aufmerksamkeit erhielt als die bereits 2 Jahre vorher (1917) durch Charles Hunter (1873–1955) in englischer Sprache erfolgte klassische Publikation der Mukopolysaccharidose Typ 2 (s. unten). Dabei spielt sicherlich eine Rolle, dass das Englische als Wissenschaftssprache erst nach dem Zweiten Weltkrieg ihren „Höhenflug" begann.

24.1 Erstbeschreibung durch Gertrud Hurler 1920 in München [1]

» *„Über einen Typ multipler Abartungen, vorwiegend am Skelettsystem"*

„Georg K. ist das 5. Kind gesunder und durchaus normal gebauter Eltern, hat noch 4 ältere und jüngere Geschwister, die nicht vom normalen Typ abweichen. 2 Geschwister starben in den ersten Lebensmonaten.

Das Kind war leicht und spontan geboren und wurde 3 Monate lang gestillt. Seit dem 3. Monat bemerkte die Mutter eine ‚Verkrümmung des Rückens', die sich allmählich verstärkte und vom 18. bis 24. Lebensmonat des Kindes ohne Erfolg im Gipsbett behandelt wurde. Mit dem 6. Lebensmonat fiel der ‚sonderbare' Kopf des Kindes auf. Im 2. Lebensjahr erkrankte es nacheinander an Lungenentzündung und Varizellen und blieb angeblich seit der Zeit wesentlich körperlich und geistig zurück. Sitzen konnte der Knabe ungefähr mit 1 Jahr, laufen erst mit 26 Monaten, die ersten Worte (Papa, Mama) sprach er etwa mit 2 Jahren, hat aber seither nichts mehr zugelernt. Er sei sehr langsam und unbehilflich, falle leicht um, essen könne er allein. Er kenne seine nächste Umgebung, sei im allgemeinen ruhig und nett, lache und spiele am liebsten für sich. Zuverlässig rein sei er noch nicht. Seit 2 Jahren (?) habe er ‚Ohrengeschwüre', höre seit ¾ Jahren nichts mehr außer zuweilen die hohe Stimme seiner Mutter. Seit Sommer 1918 befindet er sich in der psychiatrischen Klinik, wird dort als Myxoedem angesprochen und mit Schild-drüsentabletten behandelt.

Status praesens: Das Kind macht den Eindruck eines dysproportionierten, fet-ten Zwerges. Auf dem kurzen, dicken Hals sitzt ein eigentümlich massiger Kopf, der von vorne betrachtet kammartig spitz zuläuft. Der Gesichtsschädel ist klein im Verhältnis zum Hirnschädel, die Nasenrücken-Augenpartie eingeschnürt, die Stirn- und Kieferpartie verhältnismäßig vorgebaut, so daß eine konkave Profil-linie des Gesichts resultiert. Das Kind hat einen affenartigen, etwas stumpfen Gesichtsausdruck, die alten plumpen Züge erinnern an Myxoedem. Aus der Ferne betrachtet, scheint über der oberen Gesichtshälfte ein dunkler Schatten zu liegen. Dieser Eindruck wird hervorgerufen durch einige hervortretende gestaute Venen-stränge, die vertical in der Mittellinie und an den Schläfen über die Stirn ziehen und besonders durch eine reichliche dichte Lanugobehaarung, die sich auch weiter-hin am Rücken findet. Die breiten starken und buschigen, etwas emporgezogenen Augenbrauen vereinigen sich über der Nasenwurzel. Auf der Oberlippe zeigt sich ein deutlicher Anflug von dunklem Schnurrbart. Die Nase ist sehr breit, flach und etwas aufgestülpt, die Lippen rüsselförmig vorgewölbt und wulstig. Beiderseits an den Schläfen täuschen dicke Fettpolster Knochenauftreibungen vor. Die Wangen sind voll und fett. Die leidlich modellierten Ohrmuscheln mit dicken fleischigen Läppchen sitzen sehr tief und schräg nach hinten. Zu dem vollen, dicken Gesicht steht der untersetzte, doch dürftige Stamm mit den mageren Extremitäten in starkem Gegensatz. Nur in der Mammargegend und an den Bauchdecken findet sich ein bemerkenswertes Fettpolster. Die Muskulatur ist spärlich entwickelt und schlaff. Die Haut im Gesicht zeigt sich zart, rosig und weich, am Körper etwas trocken, blaß, leicht schilfernd. An Brust und Rücken Cutis laxa. Das Haupthaar ist dicht, die einzelnen Haare dick und spröde, doch glänzend. Auf der Kopfhaut seborrhoische Schuppung.

Die bemerkenswertesten Veränderungen finden sich am Skelett: Der Schädel-umfang übersteigt den normalen Mittelwert um 2 ½ cm. Der Schädel scheint in toto nach oben gestaut. Von der Nasenwurzel bis zur großen Fontanelle ist in der Richtung der Sagittalnaht eine etwa 2 cm breite Knochenvorbuchtung sichtbar, die sich auf der Scheitelhöhe zu einem Höcker verdickt. Auf der Kuppe dieses Höckers dringt die palpierende Fingerspitze in die kraterförmige große Fontanelle und füllt sie eben aus, ohne jedoch ihren Grund zu erreichen. Der Vorbuchtung entlang, etwas nach links abweichend, senkt sich eine deutlich fühlbare, im Durchschnitt 3–4 mm breite Rinne ein, die von der Nasenwurzel bis zur großen Fontanelle zu verfolgen ist, und sich neben dem Haaransatz etwas zu erweitern scheint und hier eine unregelmäßig von harten, höckerigen Knochenmassen begrenzte Diastase dar-stellt, deren Unterlage einen derben Widerstand bietet [...].

Der Thorax wird durch starke Trichterbrust sehr deformiert. Der vordere Thoraxumfang erscheint schmal [...]. Die sehr derben, deutlich palpablen

Schlüsselbeine passen sich der schmalen Thoraxform durch starke Biegung an. Seitlich ist der Brustkorb nicht wesentlich abgeflacht, die untere Apertur erweitert sich aber stark gegen das enorme Abdomen zu [...].

Im Bereich der unteren Brust- und der Lendenwirbelsäule sitzt eine gibbusartige Kyphose. Keine Skoliose, kein Rippenbuckel. Am Extremitätenskelett fällt nichts Wesentliches auf. [...]

Die Hände sind weich, breit, kurz und plump. Die Endphalangen der Finger stehen in Kontrakturstellung zur Mittelphalanx mit Ausnahme der Daumen und zwar bei den lateralen Fingern in stärkerem Maße, als beispielsweise beim Zeigefinger. Die kleinen Finger sind etwas nach innen verbogen. Unproportionierte Längenverhältnisse der Finger fallen nicht auf.

Die Bewegung der Arme im Schultergelenk ist eingeschränkt, Heben gelingt nur bis zur Schulterhöhe durch starke Mitbewegung des Schulterblatts [...]. Gang stark x-beinig, unbeholfen und steif.

Augen: Lidspalte weit, stark gefaltete Lider, eigentümlich trüber Blick. Bei näherer Betrachtung zeigt sich die ganze Cornea gleichmäßig leicht getrübt. An der Corneoscleralgrenze verdichtet sich die Trübung zu einem gerontoxonartigen graubläulichen Ring.

Sehfunktion scheinbar nicht stark beeinträchtigt. Keine Pupillen- und keine Augenmuskelstörungen [...].

Ohren: Bei einer Ohrenuntersuchung durch Herrn Universitätsprofessor Wanner am 4. November 1918 wurde festgestellt: Akute Mittelohreiterung rechts, Trommelfell l. eingesunken, im hinteren unteren Quadranten unregelmäßige Reflexe. Bei wiederholter Prüfung mit der Glocke wird ein geringer Rest von Hörfähigkeit festgestellt [...].

Die Sensibilitätsprüfung stößt auf unüberwindliche Schwierigkeiten.

Psychisches Verhalten: Pat. sitzt oder liegt zumeist still in seinem Bett, hat wenig Bewegungsantrieb. Zuweilen spielt er etwas phlegmatisch, doch offenbar besonnen und verständnisvoll mit Spielzeug. Durch Gesten begleitete Aufforderungen versteht er und befolgt sie sofort. Personen, die ihm angenehm sind, begrüßt er durch ein Schmunzeln. Sprechen hörte man ihn in der Klinik nie. Essen kann er allein. Durch unbehagliches Hin- und Herrutschen im Bett meldet er seine Bedürfnisse. Im allgemeinen ist er freundlich und folgsam, beim Ausgekleidetwerden bricht er jedoch sofort in rauhes lautes Weinen aus. [...]

Das Abdomen tritt stark hervor und überragt bei weitem das Thoraxniveau. Bauchdecken sind fett, meteoristisch gespannt, so daß eine Palpation der inneren Bauchorgane nicht möglich ist. An dem etwas tiefstehenden Nabel sitzt ein gut welschnußgroßer, reponierbarer Nabelbruch [...].

Als wesentlicher Beitrag zur Beurteilung des Falles erscheint die Bekanntschaft mit einem zweiten analogen, den ein Mitglied der Universitätskinderklinik zufällig auf dem Lande kennen lernte und wegen des völlig an den Fall K. erinnernden Habitus in die Klinik empfahl, wozu die Operation einer großen Leistenhernie willkommenen Anlaß bot.

Dieser 23 Monate alte Knabe, Paul O., ist das erste und einzige Kind gesunder und im Aussehen durchaus normaler Eltern. Er ist spontan und leicht, angeblich um 3 bis 4 Wochen zu früh geboren, zeigte bei der Geburt keinerlei Besonderheiten und wurde 3 Monate gestillt. Mit 4 Wochen trat ein doppelseitiger Leistenbruch und ein Nabelbruch in Erscheinung. Mit 7 Monaten Masernerkrankung. Seit der Abstillung sei er körperlich und geistig deutlich zurückgeblieben. Sitzen lernte er mit ½ Jahr, mit Unterstützung stehen mit ¾ Jahren. Im ‚Kreuz war er immer schwach‘, mit 1 Jahr hatte er einen deutlichen Buckel, der sich später aber wieder besserte. Seit dem 20. Lebensmonat läuft er allein um einen Stuhl herum. Eine Schädeldeformität wird erst seit 6 Wochen bemerkt, damals habe er ‚eine Höhlung am Kopf bekommen‘.

Das Kind war von jeher ruhig, weinte und lachte auffallend wenig, erkannte jedoch mit ½ Jahr seine Eltern. Die Augen waren von Anfang an trübe, eine Zeitlang konnte er das Licht nicht vertragen, eine Augenentzündung wurde nie bemerkt. Er spricht nur ‚Mama‘ und ‚Papa‘.

Status praesens: Torpides, breitgebautes, fettes Kind mit etwas einfältigem Gesichtsausdruck und sehr auffallender Schädelform. Der Kopf ist nach vorn gestaut, d. h. das Vorderhaupt wird durch eine tiefe Furche im Verlauf der Kranz-nähte abgeschnürt, die Stirnbeine stark vorgewölbt. Das Gesicht erscheint breit und eben, die Stirn an sich schmal. [...]

Auffallend sind bei dem hellblonden Kind die starken dunklen Augenbrauen. Auch die Stirn, die Ohren, die seitlichen Gesichtspartien bedeckt ein dichter Flaum. Das spärliche, grobe Haupthaar ist glatt und glänzend [...].

Dem im allgemeinen derben und plumpen Knochenbau des Kindes entspricht der schwere Schädel, der das normale Mittel um 2 ½ cm an Umfang übertrifft [...].

Die Hände sind tatzenartig breit, die Finger kurz und plump, die beiden kleinen Finger radialwärts verkrümmt. Die Endphalangen sämtlicher Finger außer denen der Daumen stehen in leichter fixierter Beugestellung zu den Mittel-phalangen, die Beweglichkeit im Metacarpo-Phalangealgelenk ist dagegen eine übernormale. Die Köpfchen der Grundphalangen sind in leichter Subluxations-stellung in der Hohlhand zu fühlen.

Augen: Verschleierter Blick. Es findet sich eine diffuse Trübung der Hornhaut, wobei sowohl die Corneoscleralgrenze verwischt, als auch die Pupillenirisgrenze unklar wird. Das Sehvermögen erscheint, soweit es sich bei dem kleinen Kind beurteilen läßt, leidlich gut [...].

Psychisches Verhalten: Kind benimmt sich ruhig, freundlich und anspruchslos. Vorgänge in seiner Umgebung verfolgt es augenscheinlich interessiert, spricht aber keine verständlichen Worte. Aufforderungen durch Gesten kommt es nach. Es ist noch völlig unrein [...].

Das Abdomen überragt das Niveau des Brustkorbs um ein Beträchtliches. Die Bauchdecken sind fett. Breite Rectusdiastase, kegelförmige, kleinpflaumengroße Nabelhernie. Links hühnereigroße, rechts etwas größere Skrotalhernie, beide repo-

nibel. Ein längere Zeit getragenes Bruchband hat beiderseits in der Inguinalgegend einen Decubitus verursacht [...].

Die Milz ist 2 Querfinger unter dem Rippenbogen als derber Tumor zu tasten; Leber nicht fühlbar [...].

Diese beiden Kinder bieten außer der äußerlichen Ähnlichkeit in der Tat sehr viele gemeinschaftliche Züge. Beide stammen aus gesunden Familien, sind scheinbar normal geboren, beide zeigen schon im ersten Lebensjahr abwegige Entwicklung. Es bilden sich dysproportionierte, plumpe, untersetzte Zwerge mit sehr auffallenden Veränderungen des Skeletts: Deformität des Schädels mit Nahtanomalien, Ossifikationshemmung der Schädelbasis, Dentitionsstörungen und Veränderungen an anderen Knochen, Kyphose. Dazu bei beiden ein sehr charakteristischer übereinstimmender Augenbefund und die gleichen Kontrakturen an den Endphalangen der Finger. Psychisch erweisen sich beide als weit zurück, besonders in der Sprachentwicklung, aber nicht als völlig idiotisch. Tuberkulose und Lues spielen bei beiden keine Rolle.

Es handelt sich also bei den 2 Kindern offenbar um eine Abartung, die vorwiegend das Skelett betrifft und bei der außerdem psychische Defekte im Vordergrund stehen.

Diese groben Merkmale eignen einer Gruppe von Erkrankungen des Kindesalters gemeinsam, nämlich der Rachitis, der Hypothyreose, dem Mongoloid."

24.2 Die Autorin Gertrud Hurler 1889–1965

Gertrud Hurler, geb. Zach, wurde 1889 in Taberwiese im Distrikt Rastenburg (Ostpreußen) geboren. Ihr Vater war dort Allgemeinarzt. Sie wuchs in Königsberg auf. Medizin studierte sie in München.

Im Jahr 1914 heiratete sie den Tierarzt Dr. Konrad Hurler. In der Folge wurde 1915 eine Tochter (Elisabeth) und 1921 ein Sohn (Franz) geboren. Die Tochter wurde später selbst Ärztin; der Sohn fiel im Zweiten Weltkrieg.

Nach dem Examen erhielt sie am Dr. von Haunerschen Kinderspital der Universität München unter Prof. Meinhard von Pfaundler (1872–1947) eine Ausbildung zur Kinderärztin. Prof. von Pfaundler hatte in einem Vortrag vor der „Münchner Paediatrischen Gesellschaft" zwei Patienten vorgestellt, und er beauftragte seine Assistentin Gertrud Hurler diese beiden Patienten in einem Fachjournal zu publizieren [1]. Prof. v. Pfaundler publizierte nachfolgend 1920 einen eigenen Bericht über diese Patienten [2]. Noch vor 50 Jahren sprach man in Deutschland von der Pfaundler-Hurlerschen Erkrankung. Unter dem Einfluss der amerikanischen Medizin jedoch bezeichnet man die Erkrankung nur noch als „Hurler's Disease".

Gertrud Hurler zog 1919 in den Münchner Stadtteil Neuhausen, wo sie bis zu ihrem Tode 1965 als Kinderärztin tätig war. Frau Hurler war eine beliebte und respektierte Ärztin; neben ihrer klinischen Arbeit war sie auch mit dem lokalen Waisenhaus assoziiert und erwarb sich große Verdienste im Aufbau einer postnatalen Mütterberatung. Sie verstarb 1965 im Alter von 76 Jahren.

24.3 Das medizinische und kulturelle Umfeld des Publikationszeitraumes 1918–1920

1918
- An den geschichtsträchtigen Tagen im November 1918 bildete in München eine Friedensdemonstration auf der Theresienwiese von ca. 60.000 Personen den Auftakt zur Revolution (Novemberrevolution). Mit Erfolg konnten die Soldaten in den innerstädtischen Kasernen für einen Umsturz gewonnen werden, und in kürzester Zeit gab es in München keine Kräfte mehr, die gegen die Revolutionäre hätten mobilisiert werden können. Am 7. November wurde die Gründung eines Arbeiter- und Soldatenrates bekannt gegeben: *„Bewohner Münchens! Unter dem fürchterlichen Druck innerer und äußerer Verhältnisse hat das Proletariat die Fesseln mit gewaltiger Anstrengung zerrissen und sich jubelnd befreit! Ein Arbeiter- und Soldatenrat ist gegründet, der die Regierung in sicherer Hand hat.“*
  Auf der Gegenseite wurde in der Nacht vom 7. auf den 8. November von Kurt Eisner (1867–1919) der „Freistaat Bayern" proklamiert. Mit der Bekanntgabe der Bayerischen Republik erfolgten die Absetzung der Wittelsbacher und damit das Ende der Monarchie. Die erste Etappe der Revolution in Bayern reichte bis zur Ermordung Eisners am 21. Februar 1919. In diesem politischen Umfeld Münchens vollzogen sich die Vorbereitungen der Publikation durch Gertrud Hurler (1919/1920) und auch durch Meinhard v. Pfaundler (1920).

1919
- Mit der Annahme der „Weimarer Verfassung" im August 1919 kommen die revolutionären Strömungen in ganz Deutschland zu ihrem Ende; aus einer konstitutionellen Monarchie wird eine demokratische parlamentarische Republik.

Tausende sterben an den Folgen der Hungerblockade der Entente-Mächte, die bis zur Unterzeichnung des Friedensvertrages am 28. Juni in Versailles aufrechterhalten wird. Im Vordergrund der Erkrankungen steht in Deutschland wie auch in den anderen betroffenen europäischen Ländern die Zunahme der Tuberkulose, die in den bestehenden Hungerzuständen einen hervorragenden Nährboden findet.

- Der russische Neuropsychologe und Psychiater Wladimir M. Bechterew (1857–1927) gründet in Petrograd (St. Petersburg) das Institut für Gehirnforschung. Sein Name ist uns heute vor allem durch die Bezeichnung der ankylosierenden Spondylitis als Morbus Bechterew geläufig.
- Deutsche Ausgabe des Buches des US-amerikanischen Biologen Thomas H. Morgan (1866–1945) „Die stoffliche Grundlage der Vererbung" (Physical basis of heredity; 1919). Es fasst die Ergebnisse seiner bisherigen Chromosomenforschung zusammen.
  1933 erhält Morgan für seine genetische Forschung den Nobelpreis für Physiologie und Medizin.
- Der Berliner Kinderarzt Kurt Huldschinsky (1883–1940) demonstriert im Winter 1918/1919, dass Rachitis durch die künstliche Höhensonne behandelt werden kann.
- Die Linkssozialisten Rosa Luxemburg (1871–1919) und Karl Liebknecht (1871–1919) werden in Berlin von rechtsradikalen Offizieren ermordet.
- Lovis Corinth (1858–1925) malt die „Walchenseelandschaft".
- Das „Staatliche Bauhaus" wird in Weimar gegründet.
- Der Belgier Jules Bordet (1870–1961) erhält für seine immunologische Forschung den Nobelpreis für Physiologie und Medizin.
- Der Pädiater Adalbert Czerny (1863–1941) schreibt die Bücher „Des Kindes Ernährung" und „Der Arzt als Erzieher des Kindes".

24.4 Die weitere Entwicklung zum Krankheitsverständnis

1919/1920
Gertrud Hurler gab der beschriebenen Erkrankung den Namen „Dysostosis multiplex". Dieser Begriff beschreibt auch aktuell die radiologisch erkennbaren typischen Skelettveränderungen bei einer Mukopolysaccharidose.

1936
Von mehreren Autoren stammt die Bezeichnung „Gargoylismus". Sie beschreibt die vergröberten Gesichtszüge der Patienten, die an Gargoylen, also die fratzenhaften Wasserspeier an gotischen Domen, erinnern [3, 4].

1937
Von Washington wurde die Bezeichnung „Lipochondrodystrophy" vorgeschlagen, da er davon ausging, dass es sich um eine Fettstoffwechselstörung handeln würde [5].

1952
Brante klassifiziert den Morbus Hurler als „Mukopolysaccharidose" nachdem er Dermatansulfat aus der Leber von zwei Betroffenen isolieren konnte [6].

1957
Brown isolierte von Patienten mit Morbus Hurler Heparansulfat [7]. Ebenfalls 1957 weisen A. Dorfman und A.E. Lorincz bei Morbus Hurler eine Mukopolysaccharidurie nach [8]. Mit der Identifizierung von Glykosaminoglycan (GAG) als Markersubstanz im Urin, werden in schneller Folge neue Mukopolysaccharidosen entdeckt.

1962
Der amerikanische Ophthalmologe Harold „Hank" Scheie (1909–1990) von der University of Pennsylvania beschrieb eine Familie mit relativ milden phänotypischen Auffälligkeiten, Gelenkkontrakturen, Korneatrübungen und relativ normaler Intelligenz [9]. Diese MPS-Form, Typ V, erhielt die Bezeichnung Morbus Scheie.

1970
Weitere Untersuchungen von Scheie-Patienten zeigten, dass es sich hierbei allelisch um die gleiche Form wie bei Morbus Hurler handelt [10].

1972
Es wurde nachgewiesen, dass bei Morbus Hurler als auch bei Morbus Scheie ein Iduronidase-Mangel vorliegt [11].

24.5 Der moderne Blick auf die Erkrankung [12]

Mukopolysaccharide sind Glykosaminoglykane (GAG), die aus einer langen Reihe von sich wiederholenden Disaccharideinheiten bestehen, die normalerweise einen sulfatierten Aminozucker (N-Acetylglukosamin oder GalNAc) und eine Uronsäure (Glukuronsäure oder Iduronsäure) enthalten. GAG können auf der Grundlage ihrer sich charakterischerweise wiederholenden Disaccharide in 5 Klassen eingeteilt werden:

- Chondroitinsulfat (vor allem in Knorpelgewebe, Kornea, in Gefäßen und in der Haut),
- Keratansulfat (vor allem in Knorpel-, Bandscheiben- und Korneagewebe),
- Heparansulfat (vor allem in Basalmembranen),
- Dermatansulfat (vor allem in der Haut, in den Herzklappen und im Gefäßsystem),
- Hyaluronsäure (Funktion eines Gleitmittels und „Stoßdämpfers") findet sich vor allem in der Nabelschnur, in der Glaskörperflüssigkeit und in der Synovialflüssigkeit.

Die GAG werden in den Lysosomen durch sauere Hydrolasen abgebaut. Der Mangel dieser sauren Hydrolasen führt zu den verschiedenen Mukopolysaccharidosen. Zwischenzeitlich sind ca. 11 Mukopolysaccharidoseformen definiert.

Literatur

1. Hurler G. (1920) Über einen Typ multipler Abartungen, vorwiegend am Skelettsystem. Z Kinderheilk 24:220–234. Julius Springer. https://doi.org/10.1007/bf02222956
2. Pfaundler M (1920) Demonstrationen über einen Typus kindlicher Dysostose. Jahrb Kinderheilk 92:420–421
3. Ellis RWB, Sheldon W, Capon NB (1936) Gargoylism (chondro-osteo-dystrophy, corneal opacities, hepatosplenomegaly and mental deficiency). Q J Med 5:119–139
4. Cockayne EA (1936) Gargoylism (chondro-osteodystrophy, hepatosplenomegaly, deafness) in two brothers. Proc R Soc Med 30:104–107
5. Washington JA. (1937) Lipochondrodystrophy. In Brennemann's practice of pediatrics, Vol 4, Hagerstown, Md

6. Brante G (1952) Gargoylism: a mucopolysaccharidosis. Scand J Clin Lab Invest 4:43–46
7. Brown DH (1957) Tissue storage of mucopolysaccharides in Hurler-Pfaundler's disease. Proc Natl Acad Sci USA 43:789–790
8. Dorfman A, Lorincz AE (1957) Occurrence of urinary acid mucopolysacchari-des in the Hurler syndrome. Proc Natl Acad Sci USA 43:443–446
9. Scheie HG, Hambrick GW Jr, Barness LA (1962) A newly recognized forme fruste of Hurler's disease (gargoylysm). Am J Ophthalmol 53:753–769
10. Wiesmann V, Neufeld EF (1970) Scheie und Hurler syndromes: apparent iden-tity of the biochemical defect. Science 169:72–74
11. Bach G (1972) The defect in the Hurler and Scheie syndromes: deficiency of α-L-iduronidase. Proc Natl Acad Sci USA 69:2048–2051
12. Böhles H. (2016) Stoffwechselerkrankungen im Kindes- und Jugendalter. Georg Thieme, Stuttgart, S. 142

25

Stevens-Johnson-Syndrom (Erythema exsudativum multiforme major), 1922

Inhaltsverzeichnis

Der Begriff „Allergie" wurde 1906 von dem Wiener Pädiater Clemens von Pirquet geprägt. Die vielfältigen pathophysiologischen Reaktionen im Rahmen immunologischer Abläufe von Allergien wurden jedoch erst 57 Jahre später, 1963, durch Robert R.A. Coombs und Philip G.H. Gell [1] durch die Einteilung in 4 Typen geordnet. Die Typen I bis III sind humoral vermittelt, während der Typ IV zellulär, durch sensibilisierte T-Lymphozyten bedingt ist. T-Lymphozyten wirken über entzündungsfördernde „Lymphokine". Die von Stevens und Johnson beschriebenen Haut- und Schleimhautveränderungen werden zwischenzeitlich als Reaktionen im Sinne einer Typ-IV-Allergie eingestuft.

(Die Rechtschreibung der Erstbeschreibung wurde aus dem Originaltext übernommen).

© Springer-Verlag GmbH Deutschland, ein Teil von Springer Nature 2020
H. Böhles, *Historische Fälle aus der Medizin,*
https://doi.org/10.1007/978-3-662-59833-7_25

Nachfolgend berichten die Autoren über zwei Jungen im Alter von 7 und 8 Jahren, die mit auffälligen Hauteffloreszenzen, Fieber und entzündlich veränderter Mundschleimhaut in das Bellevue Hospital New York aufgenommen worden waren. Es ist die Beschreibung des einen 8-jährigen Jungen wiedergegeben.

25.1 Erstbeschreibung durch A.M. Stevens und F.C. Johnson 1922 in New York [2]

 „A new eruptive fever associated with stomatitis and ophthalmia"

„H.S. a white boy, aged 8 years, was admitted to the children's service of Bellevue Hospital, May 1, 1922, on the tenth day of his illness. There was nothing significant in the family history; he had diphtheria at 18 months, pertussis at 3 years and measles at 7 years. He had been successfully vaccinated and the tonsils had been removed at 7 ½ years. His general health had been good until shortly following the tonsillectomy when he was in a hospital for fourteen weeks with a septic temperature, enlarged spleen, jaundice and a blood culture which showed Staphylococcus aureus on two occasions. He recovered from this, and was apparently well for two and a half months prior to the onset of the present illness.

Onset of illness. – Ten days before admission, he complained of a mild sore throat and general malaise. He was not very sick at first, but felt weak and went to bed. The next day he complained of pain in the eyes and did not want to eat because his mouth hurt him. Soon pus was seen running from the inflamed eyes and on the third day reddish spots were noticed on the back of the neck. The body was not examined until the seventh day when the skin was found to be covered with reddish brown spots: only a few such spots were noted on the face, legs and arms. While at home, the temperature was not taken.

Physical Examination. – On admission forearms and legs showed what seemed to be the more recent lesions. These were less raised, of brownish red color, paling somewhat on pressure, and more closely set were those of the trunk and thighs.

Careful physical examination disclosed a faint short systolic heart murmur, heard best to the left of the apex and not transmitted. The spleen was palpable 4 cm. Below the ribs, and the liver edge could be felt a finger's breadth below the costal margin. Otherwise, there were only normal findings [...].

The eyelids were edematous and pasted shut with thick pus, and the mucous membrane of the mouth was practically exfoliated. The boy remained at Willard Parker Hospital for two and a half weeks, with the pneumonia resolving gradually. The temperature ranged from 101 to 104 F. for two weeks, then became irregular at a lower average with an occasional rise to 103 F. The boy was irrational during the first week, and there was great prostration, weakness and loss of flesh. In spite of instillations of boric acid solution and argyrol, corneal ulcers formed, with perforation and abscess formation in both eyes involving all the structures of the globe [...].

Physical Examination. – On admission the boy was acutely ill, much wasted, with a temperature of 102 F., mentally clear, but totally blind. The lungs showed signs of a resolving pneumonia of the right lower lobe. The eyes were the seat of a panophthalmitis, with destruction of the cornea and lens. Pus was still oozing from the granulating tissue of the shrunken eyeballs.

The skin of the trunk was the seat of irregularly oval pigmentation of a reddish brown color, rather evenly distributed except below the nipple as where there were confluent areas. This skin was quite normal in appearance, except for the pigment, and showed no trace of scar tissue.

The arms and legs showed oval brownish red horny crusts, varying from 1 to 2 cm. In the longest diameter without areola or surrounding induration, and without trace of exudate or pustule formation. There was no complaint of pain or itching. Otherwise the examination was quite negative [...].

The family refused to allow blood to be taken for a Wassermann test and insisted on removing him from the hospital fifteen days after admission. Later, this boy was visited in his home and found to be in excellent condition except, of course, for his blindness. With some difficulty consent was obtained for a photograph."

25.2 Der Autor Albert Mason Stevens (1884–1945)

A.M. Stevens wurde 1884 als Sohn eines Baptistenmissionars in Rangoo, dem damaligen Indien geboren. Mit 10 Jahren kam er zum weiteren Schulbesuch in die USA. Im Jahr 1905 erhielt er von der Universität Yale den „Bachelor of Arts"; 1908 ging er mit einem Rhodes-Stipendium nach Oxford. Er studierte Medizin in New York; 1915 schloss er das Medizinstudium an der Columbia University, College of Physicians and Surgeons mit dem MD ab. Er war eine sehr altruistische Persönlichkeit, was sich an einer kleinen Episode zeigt. Er hatte ein damals reichliches Stipendium von 125 $ für das erste Studienjahr erhalten. Im folgenden Jahr schrieb er einen Brief, in dem er sich für das Stipendium bedankte und sagte, dass er mit einer Anstellung in den Sommerferien Geld verdient habe und somit die finanzielle Unterstützung nicht mehr benötigte. Er bat das Komitee, das Geld für sein Stipendium einem anderen bedürftigen Studenten zukommen zu lassen.

Im Ersten Weltkrieg wurde er als chirurgischer Assistent eingesetzt. Er geriet in deutsche Gefangenschaft, aus der er nach dem Krieg wieder in die USA entlassen wurde. Dort hatte er Zeit seines Berufslebens eine Anstellung als Chirurg am Bellevue Hospital in New York City. Zwölf Jahre seines Ruhestandes verbrachte er in Honolulu Hawaii, wo er in Schulen unterrichtete und auch auf einer kleinen Plantage tropische Früchte zu züchten begann. Er verstarb dort im August 1945 im Alter von 61 Jahren.

25.2.1 Der Koautor Frank Chambliss Johnson (1894–1934)

F.Ch. Johnson war ein US-amerikanischer Pädiater. Er graduierte 1916 am Rutgers College. Im Anschluss studierte er wie A.M. Stevens in New York an der Columbia University, College of Physicians and Surgeons Medizin. Er schloss das Studium 1920 ab. In der Folge eröffnete er in New Brunswick New Jersey eine kinderärztliche Praxis.

Er verstarb durch einen tragischen Vorfall im Alter von 40 Jahren. Im Januar 1934 wurde er als Amateurbotaniker beim Sammeln von Pflanzen, in einem Steinbruch von einem herabfallenden Felsbrocken erschlagen.

Es ist unbekannt, wann und wo die Zusammenarbeit zwischen Stevens und Johnson entstand, aber beide hatten an der Columbia University, College of Physicians and Surgeons studiert, und beide arbeiteten am Bellevue Hospital in New York City. Der beschriebene Patient kam im Bellevue Hospital wegen seiner Hauteffloreszenzen zur Aufnahme.

25.3 Das medizinische und kulturelle Umfeld des Publikationsjahres 1922

1921
- Dem kanadischen Physiologen Frederick Grant Banting (1891–1941) und dem Medizinstudenten Charles Herbert Best (1899–1941) gelingt in Toronto die Isolierung von Insulin aus den Bauchspeicheldrüsen von Hunden.
- Der Stockholmer Internist Alf Vilhelm Westergren (1891–1968) führt die standardisierte Messung der Blutsenkungsgeschwindigkeit (BSG) ein.

1922
- Der deutsche Reichsaußenminister, der kurz vorher bei der Weltwirtschaftskonferenz in Genua mit Russland den Vertrag von Rapallo ausgehandelt hatte, wird von Nationalisten ermordet.
- James Joyce (1882–1941) publiziert den Roman „Ulysses".
- Max Beckmann (1884–1950) malt das expressionistische Gemälde „Vor dem Maskenball".
- Der Däne Niels Bohr (1885–1962) erhält für sein quantenphysikalisches Atommodell den Nobelpreis für Physik.
- Die US-amerikanischen Biochemiker Herbert McLean Evans (1882–1970) und Katharine Bishop (1889–1975) entdecken Vitamin E (Tokopherol).
- Der britische Bakteriologe Alexander Fleming (1881–1955) entdeckt das Lysozym, ein Enzym, das in der Lage ist, bestimmte Bakterien rasch aufzulösen.

1923
- Sigmund Freud (1856–1939) veröffentlicht seine Schrift „Das Ich und das Es".

1924
- Der Direktor des Kaiser-Wilhelm-Instituts in Berlin, Oskar Vogt (1870–1959), erhält den Auftrag der sowjetischen Regierung, das Gehirn Wladimir Iljitsch Lenins in Moskau zu untersuchen. Er zerlegt das Gehirn in lückenlosen Hirnserienschnitten.

25.4 Die weitere Entwicklung zum Krankheitsverständnis

1844
- In Wien fasst der Dermatologe Ferdinand Ritter von Hebra (1816–1880), der Direktor der dermatologischen Abteilung am allgemeinen Krankenhaus Wien, entsprechende Erkrankungen der Haut unter dem Namen „Erythema exudativum multiforme" zusammen.

1922
- Nach der Publikation im Dezember 1922 im *American Journal of Diseases in Children* [2] nimmt *The Lancet* den Bericht der Autoren mit dem Titel „A new eruptive fever" auf [3].

1931

- J.H. Bailey berichtet speziell über die Beteiligung der Augen beim Erythema exsudativum multiforme [4].

1940er-Jahre

- Man geht davon aus, dass sich die Bezeichnung „Stevens-Johnson Syndrom" zwischen 1940 und 1950 eingebürgert hat.

25.5 Der moderne Blick auf die Erkrankung [5]

Das Stevens-Johnson Syndrom ist die schwerste Verlaufsform, die Majorvariante, des Erythema exsudativum multiforme (EEM). Das EEM stellt eine potenziell lebensgefährliche mukokutane Typ-IV-Allergie-Reaktion dar. Als Auslöser werden Infektionen mit Streptokokken, Mykoplasmen, Viren (HHV 1, Cytomegaloviren) oder Medikamente (Antibiotika, Pyrazolone, Hydantoine, Carbamazepin, Lamotrigin) angesehen. Für eine genetische Prädisposition spricht die Assoziation mit bestimmten HLA-Antigenen, insbesondere HLA-B12. Die typische Einzeleffloreszenz ist die Kokarde mit einer zentralen Papel, die sich zu einer Blase weiterentwickeln kann. In der oberen Dermis finden sich Rundzellinfiltrate. Charakteristisch sind die subepidermale Blasenbildung und das Ödem im Corium und im Umfeld der Gefäße. Das Allgemeinbefinden ist bei der Majorform stark beeinträchtigt. Die Schwere des Befalls wird durch den Befall der Schleimhäute bestimmt. Die Beteiligung der Augen kann zur Erblindung führen.

Literatur

1. Gell PGH, Coombs RRA (1963) The classification of allergic reactions underlying disease. In: Coombs RRA, Gell PGH (Hrsg) Clinical Aspects of Immunology. Blackwell Science, Boston
2. Stevens AM, Johnson FC (1922) A new eruptive fever associated with stomatitis and ophthalmia. Amer J Dis Child 24:526–533
3. Herausgeber (1922) A new eruptive fever. Lancet 200:1396
4. Bailey JH (1931) Lesion of the cornea and conjunctiva in erythema exudativum multiforme (Hebra). Arch Ophthalmol 6:362–379
5. Bentley J, Sie D (2014) Stevens-Johnson syndrome and toxic epidermal necrolysis. Pharmaceut J 293:7832

26

von Willebrand-Jürgens-Syndrom, 1926

Inhaltsverzeichnis

Die beiden Autoren beginnen die Arbeit mit der Feststellung, dass die „hämorrhagische Diathese" ein „verworrenes Gebiet" darstellt, das aber in den letzten Jahren übersichtlicher geworden sei. Sie beschrieben drei Familiengruppen mit sich gleichenden Anamnesen.

Die Anamnese ergab, dass fünf von sieben Geschwistern im Kindesalter an unkontrollierbaren Blutungen gestorben waren. Unter 66 Familienmitgliedern fand von Willebrand sieben beteiligte Knaben und 16 betroffene Mädchen. Er bezeichnete die Gerinnungsstörung als „Pseudohämophilie" [1, 2], weil im Unterschied zur klassischen Hämophilie eine verlängerte Blutungszeit und auch eine dominante Vererbung vorlagen.

Die Erkrankung wurde 1926 erstmals von Prof. Erik Adolf von Willebrand, einem finnischen Arzt für Innere Medizin, beschrieben [1]. 1924

(Die Rechtschreibung der Erstbeschreibung wurde aus dem Originaltext übernommen).

© Springer-Verlag GmbH Deutschland, ein Teil von Springer Nature 2020
H. Böhles, *Historische Fälle aus der Medizin*,
https://doi.org/10.1007/978-3-662-59833-7_26

wurde ihm ein 5-jähriges Mädchen mit einer schweren Blutungsdiathese in seiner Klinik in Helsingfors (Helsinki) vorgestellt. Sie kam von den zwischen Finnland und Schweden gelegenen Aaland-Inseln. Ihre 1882 geborene Mutter, wie auch ihr Vater stammten aus einer „Bluter"-Familie. Von Willebrand bezeichnete die Erkrankung zunächst als „Pseudohämophilie". Die Abgrenzung gegenüber der Hämophilie gelang erst 1933 in der Zusammenarbeit mit dem Leipziger Hämatologen Rudolf Jürgens [3].

26.1 Erstbeschreibung durch von Willebrand 1926 in Helsinki [1]

» *„Über ein neues vererbbares Blutungsübel: die konstitutionelle Thrombopathie"*

„Familiengruppe III. Die Mitglieder dieser Gruppe sind mit denen der Gruppen I und II gar nicht verwandt.

Frau G–n. Häufiges Nasenbluten. Tod mit 68 Jahren an Herzfehler. Eine Schwester war Bluterin. Ein Bruder und ein Halbbruder seien gesund.

5 Kinder:

Fräulein T. G–n. +. Immer zart. Wiederholte Asthmaanfälle. Häufiges Nasenbluten – Starb im Alter von 51 Jahren an Magenblutung.

Frau A.F., 52 Jahre. Vom 10. Jahre an schwere Nasenblutungen. Nach einer heißeren Periode während mehreren Jahren wieder in den 5 letzten Jahren beinahe jeden Tag Nasenbluten, das einmal 10 Stunden dauerte. In letzter Zeit reichlich Metrorrhagien. Dann und wann blaue Flecken. Hat 3 Kinder. – Blutbefund am 6.II.1932: E. 4030000, Hb. 70, L. 7900, Blz.stark verlängert. – Befund am 26. V. 1932: E. 3980000, Hb. 72, L. 6200, Plz. N. F. 130000, Gerinnungszeit 9–25 Minuten, Retraktion des Gerinnsels gut, R.L. schwach positiv. Befund am 8. VIII. 1932: E. 3780000, Hb. 70, L. 3520, Fibrinogen 0,512 g%, Albumin 4,671 g%, Globin 2,829 g%, Albumin/Globulin 1,67, Thrombosezeit 6–8 Minuten, Plz. N. F. 112000, Gerinnungszeit 8–20 Minuten, Retraktion des Gerinnsels gut, R.L. negativ.

Eine Tochter (Frau D.H.), 29 Jahre, gesund. Hat 2 gesunde Kinder.

Eine Tochter (Fräulein R.F.), 26 Jahre. Starke Metrorrhagien. Rote und blaue Flecken auf der Haut. – Blutbefund am 5. VI. 1932: E. 4032000 g%, Hb. 75, L. 9800, Blz. 5 Minuten, Plz. N. F. 250000, R.L. schwach positiv. – Befund am 8. VIII. 1932: E. 4140000, Hb. 72, L. 4700, Fibrinogen 0,422 g%, Albumin 4,777 g%, Globulin 2,748 g%, Albumin/Globulin 1,74, Thrombosezeit 22 Minuten, Blz. 6 ½ Minuten, Plz. N. F. 187000, Gerinnungszeit 8–20 Minuten. Retraktion des Gerinnsels gut, R.L. schwach positiv.

Ein Sohn (K.F.), 22 Jahre, Zahnfleischblutungen, besonders beim Putzen der Zähne. – Blutbefund am 26. V. 1932: E. 4320000, Hb. 76, L. 8700, Infektions- krankheit Blz. 3 Minuten. Plz. N. F. 187000, R.L. negativ. – Befund am 8. VIII. 1932: E. 4750000, Hb. 82, L. 5040, Fibrinogen 0,658 g%, Albumin 4,815 g%, Globulin 3,691 g%, Albumin/Globulin 1,34, Thrombosezeit 3–4 Minuten, PLZ. N. F. 169000, Gerinnungszeit 5–20 Minuten, Retraktion des Gerinnsels gut, R.L. negativ.

Herr K.G.-n., 47 Jahre, Gutsbesitzer. Keine Blutungsanlage. Hat 3 Kinder.

Ein Sohn (Harry). Als Kind viel Nasenbluten. Gestorben an Lungenschwind- sucht im Alter von 21 Jahren.

Ein Sohn (Lars), 20 Jahre, gesund.

Eine Tochter (Anni), 5 Jahre, gesund.

Frau E.E. +. Ziemlich häufig Nasenbluten und blaue Flecken in der Haut. Mit 29 Jahren bekam sie eine Infektionskrankheit mit hohem Fieber und während die- ser Krankheit ein unstillbares Nasenbluten, woran sie zugrunde ging.

Frau M.J., 40 Jahre. Vom 9. Jahre an häufige Nasen- und Zahnfleisch- blutungen. Dann und wann blaue Flecken. Vor 7 Jahren Typhus mit Darmblutung. Die Blutungsanlage hat sich allmählich gebessert, – 2 Töchter. – Blutbefund am 2. IV. 1932: E. 4390000, Hb. 65, L. 10100. Fibrinogen 0,434, Albumin 4,889, Globulin 2,911, Albumin/Globulin 1,68. Blz. Stark ver- längert. Plz. N. F. 147000, R.L. schwach positiv. – Befund am 8. VIII. 1932: E. 4520000, Hb. 78, L. 5000, Fibrinogen 0,427, Albumin 4,895, Globulin 2,430, Albumin/GlobulPlz. N. F. in 2,00. Thrombosezeit 12 Minuten. Blz. 9 Minuten, Plz. n. F. 192000, Gerinnungszeit 9–15 Minuten, Retraktion des Gerinnsels gut.

Eine Tochter (Lisa), 14 Jahre, Nasenbluten.

Eine Tochter (Betty), 3 Jahre, gesund. […]"

Der Text stammt aus der gemeinsamen Publikation mit Jürgens [3].

26.2 Der Autor Erik Adolf von Willebrand (1870–1949)

Von Willebrand wurde 1870 in Vasa an der finnischen Westküste geboren. Sein Vater war dort Stadtingenieur. Er studierte an der Universität Helsinki Medizin, wo er 1899 mit der Arbeit „Zur Kenntnis der Blutveränderungen nach Aderlässen" promoviert wurde. Von 1901 bis 1903 hielt er Anatomie- vorlesungen am pathologischen Institut der Universität Helsinki ab; 1903 habilitierte er sich dort für physikalische Therapie und 1907 am Diakonissenkrankhaus Helsinki für innere Medizin. Dort unterrichtete er ab 1908. Im Jahr 1922 wurde er leitender Arzt an diesem Krankenhaus; 1930 wurde er zum Honorarprofessor ernannt. Er verbrachte sein gesamtes Berufsleben bis zum Ruhestand im Jahr 1935 an der Universität Helsinki und war auch danach noch wissenschaftlich sehr aktiv. Sein Kollege Jürgens besuchte 1949 nochmals Finnland, aber er konnte von Willebrand nicht treffen, da dessen schwere Erkrankung ein Treffen unmöglich machte. Von Willebrand verstarb im September 1949 im Alter von 79 Jahren.

Von Willebrands Aufmerksamkeit wurde bei einem Aufenthalt auf den Aaland-Inseln auf eine dort lebende Familie mit einer starken Blutungsneigung gezogen. Aufgrund des häufigen Auftretens von Nasenbluten auf dieser in der Ostsee gelegenen Insel wurde diese im Volksmund auch „Nasenbluter-Insel" genannt.

Im Jahr 1926 veröffentlichte er die Arbeit „Hereditär pseudohemofili", die jetzt von Willebrand-Syndrom genannt wird [1]; 1931 publizierte v. Willebrand in deutscher Sprache Details seiner Untersuchungen [2].

Von Willebrands Arbeit erweckte schnell das internationale Interesse, und er versandte das Blut der Patienten auch zu Forschern an die Johns Hopkins Universität nach Baltimore und an verschiedene Zentren in Europa. Der Leipziger Hämatologe Jürgens nahm ebenfalls Kontakt mit von Willebrand auf, kam nach Marieheim auf den Aaland-Inseln und führte dort Gerinnungsuntersuchungen durch. Die Untersuchungsergebnisse publizierten sie 1933 gemeinsam. In dieser Arbeit bezeichneten sie die Störung als „konstitutionelle Thrombopathie" [3]. Von Willebrand bemühte sich sehr, sich im Eigenstudium Englisch beizubringen, um die englischsprachigen Publikationen lesen zu können.

Er verstarb im Dezember 1949 in Perna, Finnland.

26.2.1 Der Koautor Rudolf Jürgens (1897–1961)

Rudolf Jürgens' Vater war Pathologe und enger Mitarbeiter von Rudolf Virchow. Rudolf Virchow war auch Taufpate von R. Jürgens. Nach dem 1. Weltkrieg studierte Jürgens in Berlin Medizin; danach ging er als Assistenzarzt zu Paul Morawitz (1879–1936) an die Medizinische Universitätsklinik in Leipzig. Seine Forschungsschwerpunkte lagen im Bereich der Blutgerinnungsstörungen. Im Jahr 1932 habilitierte er sich mit der Arbeit „Beitrag zur Pathologie und Klinik der Blutungsbereitschaft".

Im Jahr 1933 gelang ihm während eines Aufenthaltes auf den Aaland-Inseln in Zusammenarbeit mit Erik Adolf von Willebrand die Klärung der Erkrankung und die Abgrenzung gegenüber der Hämophilie. Im Jahr 1935 wurde Jürgens zum Direktor der III. Medizinischen Universitätsklinik in Berlin berufen. Nach fünf Jahren verließ er 1938 Berlin, um im schweizerischen Basel die Leitung der Medizinischen Laboratorien der Hoffmann-La-Roche & Co. AG zu übernehmen; 1956 wurde er Direktor der Hoffmann-La-Roche AG in Grenzach-Wyhlen, des deutschen Firmenzweiges der schweizerischen Muttergesellschaft. Jürgens verstarb 1961 im Alter von 64 Jahren in Berlin.

26.3 Das medizinische und kulturelle Umfeld des Publikationsjahres 1926

1926

- An der Tierärztlichen Hochschule in Berlin wird der erste Lehrstuhl für Parasitologie im Deutschen Reich eingerichtet. Nach dem Ersten Weltkrieg wird die Haustierhaltung in Deutschland intensiviert. Damit einhergehend nimmt der Parasitenbefall zu und führt zu beträchtlichen wirtschaftlichen Verlusten in der Landwirtschaft.
- Die Morphinsucht erreicht nach dem ersten Weltkrieg ihren Höhepunkt.
- Der kalifornische Endokrinologe Philip Edward Smith (1884–1970) zeigt, dass die operative Entfernung der Hirnanhangdrüse eine Atrophie der Nebennieren erzeugt; der ebenfalls kalifornische Arzt Herbert McLean Evans (1882–1972) kann dies durch Gabe von Hypophysenextrakt verhindern.
- Der Schweizer Chemiker Theodor von Fellenberg (1881–1961) klärt den Jodkreislauf der Natur auf und schafft die Grundlagen für eine Strumaprophylaxe durch Jod.
- Ernest Hemingway (1899–1961) publiziert den Roman „Fiesta“. Franz Kafkas (1883–1924) Roman „Das Schloss“ wird posthum veröffentlicht.
- Die an der Harvard Medical School tätigen Internisten George R. Minot (1885–1950) und William P. Murphy (1892–1937) führen die diätetische Behandlung der perniziösen Anämie mit roher Leber ein.
- Der Psychiater Emil Kraepelin (1856–1926) verstirbt; er unterschied den schizoiden und manisch-depressiven Formenkreis der Geisteskrankheiten.
- Der französische Impressionist Claude Monet (1840–1926) verstirbt.

- Der Chemie-Nobelpreis geht an den Schweden Th. Svedberg (1884–1971) für die Entwicklung der Ultrazentrifuge und die damit verbundene Erforschung von Kolloiden.

26.4 Die weitere Entwicklung zum Krankheitsverständnis

1876
Der Gießener Gynäkologe Ferdinand Adolf Kehrer (1837–1914) berichtet über Fälle sog. „weiblicher Hämophilie" und könnte damit der Erstbeschreiber des v. Willebrand-Jürgens-Syndroms gewesen sein [4].

1931
Erik von Willebrand berichtet in deutscher Sprache über 66 Mitglieder einer „Bluterfamilie" von den vor der finnischen Küste zwischen Schweden und Finnland gelegenen Aaland-Inseln [2]. Die Inselgruppe gehört zu Finnland, aber mit schwedisch sprechenden Bewohnern; 23 der 66 Patienten litten an einer Blutungsneigung, die von leicht bis zu lebensbedrohlich reichte. Die Blutungsneigung war durch Purpura, Ekchymosen und Schleimhautblutungen gekennzeichnet. Die im Vordergrund stehenden Blutungen sind aus der Nase, aus dem Zahnfleisch und aus dem Gastrointestinum. Bei Frauen sind massive Monatsblutungen gefürchtet. Die Blutungen nach Zahnextraktionen sind besonders stark. Da die Erkrankung in beiden Geschlechtern gleich häufig auftrat, folgerte v. Willebrand, dass es sich nicht um eine klassische Hämophilie handeln konnte. Er kam zu der Meinung, dass es sich um den Defekt eines Plasmafaktors handeln müsse, der für eine normale Thrombozytenfunktion gebraucht wird.

1933
Der Leipziger Hämatologe R. Jürgens veröffentlicht seine an den Aaland-Patienten erarbeiteten Forschungsergebnisse [5].
    Von Willebrand und Jürgens veröffentlichen ihre gemeinsamen Forschungsergebnisse [3].

1953
Larrieu und Soulier schlagen für das Erkrankungsproblem den Namen „von Willebrand-Syndrom" vor [6].

Alexander und Goldstein [7] beschreiben bei zwei Patienten die duale Auffälligkeit einer verlängerten Blutungszeit und einer erniedrigten Faktor-VIII-Konzentration von 5–10 % der Norm.

1956

Margareta und Birger Blombäck in Stockholm und Ina Marie Nilsson in Malmö arbeiteten an der Reinigung von Fibrinogen. Sie fanden, dass es von einem „antihämophilen Faktor", dem Plasmafaktor VIII (FVIII), kontaminiert ist [8, 9]. Dieser Faktor verkürzt die Blutungszeit. Sein Mangel wird als ursächliches Problem des von Willebrand-Jürgens-Syndroms erkannt.

1957

Zu dieser Zeit besuchte auch Jürgens die Insel und nahm den Patienten Blutproben. Auch er bestätigte eine Verminderung der FVIII-Konzentration [10].

1971

Der vWF wird erstmals immunologisch nachgewiesen und wird „FVIII-related antigen" genannt.

1980

Durch die Arbeit von D. Nyman et al. [11] können von Willebrand-Jürgens-Patienten in vier Kategorien unterteilt werden:

1. milde Erkrankung,
2. Thrombozytenfunktionsdefekt durch Cyclooxygenase-Mangel,
3. Kombination von v. Willebrand-Erkrankung und Cyclooxygenase-Mangel,
4. Thrombozytenfunktionsstörung vom Aspirin-Typ.

1994

Zhang und Mitarbeiter weisen die DNA-Sequenz von 24 Patienten mit von Willebrand-Jürgens-Syndrom Typ 3 nach. Sie fanden eine Cytosin-Deletion in Exon 18 des VWF-Gens [12].

26.5 Der moderne Blick auf das v. Willebrand-Jürgens-Syndrom [13]

Das v. Willebrand-Jürgens-Syndrom ist die häufigste angeborene Gerinnungsstörung (Prävalenz ~800/100.000). Beide Geschlechter sind gleich häufig betroffen. Die primäre zelluläre Hämostase ist durch eine gestörte Thrombozytenadhäsion beeinträchtigt. Die sekundäre, plasmatische Hämostase wird durch eine Störung der Funktion des vWF als Trägerprotein von Faktor VIII verursacht.

Vererbt wird der qualitative oder quantitative Defekt des von Willebrand-Faktors (vWF).

Unterschiedliche Formen des v. Willebrand-Syndroms sind:

Typ 1: Leichter quantitativer Mangel des vWF. Etwa 75 % der Fälle gehören Typ 1 an. Patienten neigen zu lang anhaltenden vor allem mukosalen Blutungen und zu Nachblutungen nach operativen Eingriffen. Großflächige Hämatome; Menorrhagien. Es besteht eine autosomal-dominante Vererbung bei variabler Penetranz.

Typ 2: Qualitativer Defekt des vWF. Er liegt bei ~25 % der Betroffenen vor. Die Vererbung ist dominant.

Typ 3: Klinisch am schwersten verlaufende, aber seltenste (<1 % der Patienten) Form. Es besteht ein vollständiges Fehlen des vWF. Die Vererbung ist autosomal-rezessiv.

Klinik:

- Häufiges, heftiges Nasenbluten
- Neigung zu blauen Flecken, auch bei leichten Stößen und an ungewöhnlichen Stellen
- Lange und starke Blutungen nach bereits kleinen chirurgischen Eingriffen (z. B. Zahnextraktion)
- Zahnfleischbluten oder andere Schleimhautblutungen
- Bei Mädchen besonders starke und lange Periodenblutungen
- Gelenkeinblutungen, jedoch nicht so häufig wie beim Faktor-VIII-Mangel (Hämophilie)

Diagnostik:

- Hauptkennzeichen ist eine verlängerte Blutungszeit
- PTT-Verlängerung bei Typ 3. Besonders die leichten und mittelschweren Formen werden durch Quick-Wert, aktivierte Thromboplastinzeit (aPTT) und Thrombozytenzahl nicht zuverlässig erfasst

- Normaler Gerinnungsfaktor VIII beim Typ 1
- Verringerter Gerinnungsfaktor VIII bei Typ 3
- Verlängerte Blutungszeit bei Typ 2 und 3; oft normal bei Typ 1
- Faktor-VIII-assoziiertes Antigen = vWF, verringert

Thrombozyten tragen Rezeptoren (Glykoproteine I–X; GP I–X) für den sog. von Willebrand-Faktor auf ihrer Oberfläche. Der vWF ist ein Glykoprotein des Blutplasmas und wird von Endothelzellen und Thrombozyten gebildet. Er bildet mit dem Gerinnungsfaktor VIII einen Komplex, der mit dem freigelegten Kollagen und dem GP-Ib/IX-Rezeptor der Thrombozyten eine Brücke bildet. Nach dieser Aktivierung verändert sich die Form des Thrombozyten. Er setzt ADP frei, das an einen ADP-Rezeptor auf anderen Thrombozyten bindet und diese ebenfalls aktiviert. Daraufhin geben die Thrombozyten vasokonstriktorische Substanzen wie Serotonin und Thromboxan A2 aus ihren Granula ab. Die Vasokonstriktion verringert den Blutfluss an der Verletzungsstelle. Der vWF bindet an Kollagen und den Gerinnungsfaktor VIII.

Literatur

1. von Willebrand EA (1926) Hereditär pseudohemofil. Finska Läkaresällskapets Handlingar 67:87–112
2. von Willebrand EA (1931) Über hereditäre Pseudohämophilie. Acta Medica Scand. 76:521–549
3. von Willebrand EA, Jürgens R (1933) Über ein neues vererbbares Blutungsübel: die konstitutionelle Thrombopathie. Dtsch Arch Klin Med 175:453–483
4. Kehrer FA (1876) Die Hämophilie beim weiblichen Geschlechte. Arch f Gynaekol X:201–237
5. Jürgens R. (1933) Beitrag zur Pathologie und Klinik der Blutungsbereitschaft, Springer DNB 134126270
6. Larrieu M-J, Soulier J-P (1953) Deficit en facteur antihemophilique A, chez une fille associée a un trouble du saignement. Revue d'hématologie 8:361–370
7. Alexander B, Goldstein R (1953) Dual hemostatic defect in pseudohemophilia. J Clin Invest 32:551
8. Blombäck B, Blombäck M (1956) Purification of human and bovine fibrinogen. Ark Kemi 10:415–443
9. Nilsson IM, Blombäck B, Blombäck M et al (1956) Kvinnlig hämofili och dess behandling med humant antihämofiliglobulin. Nord Med 56:1654–1662

10. Jürgens R, Lehmann W, Wegelius O et al (1957) Mitteilung über den Mangel an antihämophilem Globulin (Faktor VIII) bei der Aaländischen Thrombopathie (von Willebrand-Jürgens). Thromb Diath Haemorrh 1:257–260
11. Nyman D, Blombäck M, Lehmann W et al (Hrsg) (1980) Blood coagulation studies in bleeder families on Aaland islands. Academic Press, New York
12. Zhang ZP, Blombäck M, Egberg N et al (1994) Characterization of the von Willebrand factor gene (VWF) in von Willebrand disease type III patients from 24 families of Swedish and Finnish origin. Genomics 21:188–193
13. Dahlbäck B (2000) Blood coagulation. Lancet 355:1627–1632

27

Die perniziöse Fanconi-Anämie, 1927

Inhaltsverzeichnis

Fanconi war ein sehr fleißiger Arzt und Wissenschaftler, weshalb einige Erkrankungen seinen Namen tragen oder von ihm entdeckt wurden. Seine Beschreibung einer Form einer aplastischen Anämie eröffnete, wie sich im Verlauf der Jahre zeigen sollte, eine neue Erkrankungskategorie, Erkrankungen mit einer vermehrten Chromosomenbrüchigkeit. Diese führen häufig ab dem zweiten Lebensjahrzehnt zu hämatologischen und auch nichthämatologischen malignen Erkrankungen. Damit gehört die Fanconi-Anämie in eine gemeinsame Krankheitsgruppe mit der Ataxia teleangiectasia und dem Bloom-Syndrom.

(Die Rechtschreibung der Erstbeschreibung wurde aus dem Originaltext übernommen).

© Springer-Verlag GmbH Deutschland, ein Teil von Springer Nature 2020
H. Böhles, *Historische Fälle aus der Medizin*,
https://doi.org/10.1007/978-3-662-59833-7_27

27.1 Erstbeschreibung durch Guido Fanconi 1927 in Zürich [7]

» „Familiäre infantile perniziosaartige Anämie (perniziöses Blutbild und Konstitution)"

Der Autor berichtet über drei Brüder. Den ersten Patienten beschreibt er in folgender Weise:

„E., geboren den 27.8.1914, gestorben 24.10.1920, Geburtsgewicht 1,5 kg, gedieh ordentlich bis im Mai 1919, wo er an einer Pneumonie erkrankte, welche auch in der Rekonvaleszenz mit profusem Nasenbluten verlief. Am 16.6.1919 wurde Prof. Bernheim konsultiert, dem wir folgende Angaben verdanken: 5 jähriger Knabe, Länge 99 cm (−4), Gewicht 13,5 kg (−4), Kopfumfang 42,5 cm (−7,5), Bauchhaut, Oberschenkel und besonders die Skrotalhaut weist eine intensive braune Pigmentierung auf, systolisches Geräusch, auf Arsen stieg in 3 Monaten das Hämoglobin von 40 bis auf 60 Sahli.

Im März 1920 wieder eine Lungenentzündung und seither alle 7 bis 8 Wochen Fieberschübe bis 39°, dabei wurde das Kind immer blässer, matter und appetitloser. Wegen der Herzgeräusche dachte man an Endokarditis. Am 23.1.1920 wurde Patient in das Bürgerspital Baden (Schweiz) aufgenommen, das uns in liebenswürdiger Weise eine gute Krankengeschichte zur Verfügung stellte.

Status: Auffallend blasser Knabe mit braungraugelblichem Hautkolorit, Strabismus, Mikrozephalie, geistig jedoch sehr regsam, Lymphdrüsen nirgends vergrößert, Herz nach links stark dilatiert, systolisches und diastolisches Geräusch, Milz und Leber nicht zu fühlen, Reflexe normal (?), Blutstatus am 27.9.: Hämoglobin 14 Sahli, Rote 1,19 Mill. (?), Anisozytose, Poikilozytose, basophil gekörnte Erythrozyten, Weiße 3800, Neutro. 32, Eo. 0, große Lympho (?) 7, Lympho. 61 %. Patient fiebert bis 39,5°, will fast nichts essen.

13. 10. 11 Tage vor dem Tode Hämoglobin nicht mehr meßbar, Rote 0,57 Mill., Weiße 2400, Neutro. 9,6, Eo. 0, große Lympho. (?) 25,7, kleine Lympho. 65,4%. Wassermann negativ, Augenhintergrund: gelbe Flecken und Blutungen (Retinitis?).

Am 24.10. unter zunehmender Erschöpfung, zu letzt vollständiger Benommenheit, Exitus.

Auszug aus dem Autopsiebericht, den wir der Prosektur des Aarauer Kantonspitals verdanken: Hochgradige Anämie aller Organe, Linker Ventrikel hypertrophisch, Myokard getigert, Leber sehr stark verfettet, gelblichbraun, mikroskopisch Verfettung der Azinuszentren, in den Leberzellbalken vielfach braunes *fein körniges Pigment, Eisenreaktion nach Stieda nur sehr spärlich, ausschließlich in den Kupfferschen Sternzellen. Milz: Pulpa auffallend blass, Lymphfollikel entsprechend groß, an der Pulpa zahlreiche Zellen in Gruppen gelagert, welche mit feinsten mit Sudan gefärbten Tröpfchen gefüllt sind. Knochenmark nicht untersucht.*

Es wurde die Diagnose Anaemia perniciosa gestellt."

Der zweite Fall wird in der folgenden Weise dargestellt:

„H., geboren am 14.III. 1919, gestorben am 10. 7. 1926. Geburtsgewicht unternormal, wurde nicht gestillt, erste Zähne erst mit 14 Monaten, Gehen mit 14 Monaten, außer Varizellen keine Kinderkrankheiten. War nie ernstlich krank. Die braune Hautpigmentierung fiel schon im zweiten Lebensjahr auf.

7 Wochen vor der Aufnahme ins Kinderspital (15.9.1924) Angina lacunaris und Fieber über 39°, 10 Tage lang. Patient wurde dabei blaß und auffallend matt. Das Hämogl. sank vom 16.8. bis zum 9.9. von 52 auf 29 Sahli

Status am 15.9.1924: Patient ist 5 ¾ jährig, Länge 102 (−5) cm, Gewicht 15,14 (−4,5) kg, Kopf 44,5 (−5,5) cm, Brust 51 cm. Grazil gebauter, ängstlicher, aber intelligenter Knabe, in gutem Ernährungszustand und Turgor.

Haut im Gesicht blaß-gelblich, auffallend ist eine intensive dunkelbraune Pigmentierung der Achselhöhlen, der Leistenbeugen und besonders der Genitalien. Weniger intensiv pigmentiert sind Hals, Bauch, Kreuzbeingegend und Kniekehlen. Einige weiß gebliebene Varizellennarben kontrastieren stark gegen die dunkelbraune Umgebung. An den Unterschenkeln einige bis fünfcentstückgroße bläuliche Sugillationen (Blutungen), Haupthaar dunkelbraun.

Lymphdrüsen: Am Hals einige bohnengroße, die übrigen spärlich, kaum linsengroß.

Muskulatur schwächlich, eher hypotonisch. Knochen grazil, keine Zeichen von Rachitis. Röntgenbild des Schädels: normal große Sella. Impressiones digitatae ähnlich wie bei Hydrozephalus deutlich ausgeprägt. Die Nähte sind deutlich als Zickzacklinien zu erkennen. Die Extremitätenknochen sind gut verkalkt. In der Handwurzel erst vier Knochenkerne (entsprechend einem 3½ jährigen Kinde). In den Enden der Diaphysen mehrere quere Wachstumsstreifen.

Sinnesorgane: leichter Strabismus convergens. Iris braun, Pupillen o. B., Skleren weiß, Konjunktiven blaß, Augenhintergrund keine Blutungen […].

Am 17.12. nach Hause entlassen […].

Bei jedem leichten Anstoßen treten auf der Haut Hämorrhagien auf, auch an den Injektionsstellen.

Nachuntersuchung am 30.6.1925. Viele Nachblutungen bis zu 1½ cm im Durchmesser, Drüsen klein, in der Handwurzel immer noch nur vier Knochenkerne. Es wurden mehrere kariöse Zähne gezogen ohne auffällige Nachblutungen. Die zweiten Zähne sind stark gezackt, die Gingiva gereizt, aber nicht hämorrhagisch. Milz negativ, Kopf 45 cm, Länge 103,5, Gewicht 16½ kg.

Nachuntersuchung vom 7.1.1926. Bis November 1925 ging es recht ordentlich. Im Anschluß an einen fieberhaften Katarrh wurde Patient allmählich blasser. Im November wurde ein Stockzahn ohne abnorme Blutung gezogen.

Status: Länge 107,5 (−6,5) cm, Kopf 45 (−6) cm, Gewicht 18,15 (−5) kg. Gesicht zitronengelb, etwas gedunsen, an der Haut mehrere Sugillationen, Ernährungszustand gut, keine Ödeme, Zähne stark kariös, viele Schmelzdefekte auch an den zweiten Zähnen. Milz, Drüse und Leber negativ.

Nachuntersuchung vom 29.6.1926. Patient ist in den letzten Monaten immer blasser geworden. Seit einigen Tagen wird ihm ab und zu schwarz vor den Augen.

Status: Matt und mürrisch, Haut und Schleimhäute hochgradig blaß, Gesicht gelblich gedunsen, Hände und Füße geradezu zitronengelb. Die braun pigmentierten Partien fallen noch stärker auf, viele Hautblutungen, Zahnfleisch schmierig belegt, Herz stark dilatiert, lautes systolisches Geräusch, Puls 140 bei normaler Temperatur.

10.7.1926. Exitus letalis zu Hause.

Auszug aus dem Sektionsprotokoll (Dr. Willi, Assistent am pathologisch-anatomischen Institut Zürich):

Unterhautzellgewebe zitronengelb, gut entwickelt, Muskulatur blaßgraurot, Leichenflecke fehlen [...].

Knochenmark der Wirbelkörper: hellgelb wie gekocht.

Histologische Untersuchungen:

Knochenmark (Wirbel und Rippen). Es besteht zur Hauptsache aus regelmäßigem Fettgewebe; zwischen den Fettzellen liegen ungleichmäßig verteilt Blutbildungszellen, hie und da bilden sie kleine und größere Häufchen. Die leukozytären Elemente wiegen gegenüber den Erythroblasten vor. Es finden sich namentlich neutrophile Myelozyten und ziemlich zahlreiche Eosinophile. Von den Erythroblasten überwiegen die Normoblasten, die zuweilen die Hauptmasse der Zellelemente bilden. Megaloblasten sind auch häufig. Megakaryozyten sind spärlich, hämoglobinogene Pigmente fehlen fast völlig. Turnbull*-Blaureaktion fällt negativ aus.

Milz: Die Follikel sind zahlreich, ziemlich groß, Trabekel zart, in der Pulpa liegen zahlreiche kleine Anhäufungen von Myelozyten und Leukozyten. In der Umgebung der Follikel zahlreiche Eosinophile.

In und außerhalb der Gefäße sieht man häufig Normo- und gar nicht selten Megaloblasten und hie und da Megalozyten mit Ringkörpern. Eisenpigment ist spärlich vorhanden; bei der Turnbull*-Blaureaktion sieht man vereinzelte, meist intrazelluläre kleine blaugrüne Partikelchen und Körner in der Pulpa, und zuweilen eine stärkere Anhäufung derselben in der Adventitia der Balkenarterien [...].

Leber: Die Leberzellen sind in den zentralen und intermediären Azinusabschnitten großtropfig verfettet; die Zellen der peripheren Partien sind dicht mit feinen Eisenpigmentkörnern angefüllt, die eine positive Turnbull*-Blaureaktion geben. Sie liegen fast ausschließlich in den Drüsenzellen, und nur ganz selten sieht *man sie in den Kupfferschen Sternzellen. Blutbildungsherde fehlen, die Glisson-schen Scheiden sind schmal, mittelzellreich.*

Pathologisch-anatomische Diagnose. Perniziöse Anämie. Starke Hämosiderosis der Leber. Geringe allgemeine Hämosiderosis."

Ein weiterer, dritter Bruder wurde in folgender Weise beschrieben:

„E., geboren 11.1.1921, gestorben 18.12.1926. Geburtsgewicht zirka fünf Pfund, nicht gestillt, gedieh gut, erste Zähne mit 13 Monaten, gehen gelernt mit 13 Monaten. Mit 2 Jahren erster Asthmaanfall, der 3 Tage dauerte. Seither wieder-holten sich diese Anfälle fast alle Monate, im Sommer weniger als im Winter. Es seien schon oft Askariden abgegangen. Im Mai heftiges Nesselfieber, angeblich infolge Erdbeergenuß.

Status am 17.10.1924 (3¾ jährig.) Sieht dem Bruder H. (Fall II) täuschend ähnlich. Länge 94 (−3) cm, Kopfumfang 42 (−7,5) cm. Lebhaftes intelligentes Kind, Ernährungszustand und Turgor gut, graziler Körperbau, Haare dunkel-blond, Haut und Schleimhäute von normaler Röte. An den exponierten Körper-stellen mehrere bis 10 cm große gelblichblaue Flecken (Hautblutungen), intensive braune Pigmentierung derselben Hautpartien wie beim Bruder H.: von der Brust-warze abwärts bis in die Leistengegend, maximal um und an den Genitalien, Lendengegend, Innenseite der Oberschenkel, weniger in den Achselhöhlen, am Hals und an den Nagelfalzen von Finger und Zehen. Deutlicher Epikanthus, leichter Strabismus convergens, Ohrmuschel wenig modelliert, die Ohrläppchen fehlen fast ganz, Zähne gut entwickelt, aber klein mit weiten Diasthemen, beginnende Karies, Zunge o. B. Lymphdrüsen spärlich, höchstens linsengroß. Kein Herz-geräusch. Milz und Leber nicht palpabel. Penis von normaler Größe, die Hoden auffallend klein, kaum erbsengroß. Sehnenreflexe ++ bis +++, Fazialisphänomen negativ, im Urin geringe Spur Albumen, Urobilinogen negativ.

Nachuntersuchung am 3.6.1925. Patient hatte im Januar 1925 eine Lungen-entzündung, die ihn stark mitgenommen hat. Es gehen ab und zu Askariden ab. Keine Asthmaanfälle mehr. Auf Erdbeergenuß bekam er einen Strophulus.

Blasser als vor ¾ Jahr, mehrere Hautblutungen, vereinzelte erbsengroße Lymph-drüsen am Hals, in der Handwurzel erst vier Knochenkerne (entsprechend einem 3 ½ jährigen). Länge 99, Kopfumfang 42, Brust 50 cm, Gewicht 14,2 kg [...].

Nachuntersuchung vom 13.10.1926. Seit einem Brechdurchfall im August wird Patient zusehends blasser, klagt über Schmerzen im Bauch und in den Bei-nen, sieht viel blasser aus, gedunsenes Gesicht, aber keine eigentlichen Ödeme, systolisches Geräusch mit Maximum über der Pulmonalis, Nonnensausen +, Milz nicht zu fühlen.

Röntgenaufnahmen: 1. Schädel: Sella normal, Impressiones digitatae auffallend deutlich zu sehen, Nähte deutlich.

Herz: Vergrößert, mitralkonfiguriert, Herzbreite: Lungenbreite = 10,2: 16,5 cm.

Handwurzel: 6 Knochenkerne, an der unteren Radiusmetaphyse mehrere Wachstumslinien.

Spitalaufnahme am 30.11.1926. Trotz Arsen und Eisen usw. verschlimmerte sich der Zustand, besonders im Anschluß an zweimaligem heftigem Nasenbluten.

Länge 110,5 (−1,5) cm, Kopf 12,5 (−8) cm, Brust 54 cm, Gewicht 15,2 (−5) kg. Trotz der erschreckenden Blässe ist Patient lustig und munter, ißt gut, blaßgelbes Gesichtskolorit, die braune Pigmentierung am Körper erscheint noch intensiver als früher, auch der Augenhintergrund ist auffallend stark braun pigmentiert, in der Peripherie starke Tigerung, in der Nähe der linken Papille eine dunkelrote Blutung von zirka ¼ Papillengröße. [...]. Leichte Zahnkaries. Am beiderseits dilatierten Herzen ein deutlich systolisches Geräusch, an der Spitze ein leises diastolisches, zweiter Pulmonalton stärker als zweiter Aortenton, Milz und Leber nicht zu fühlen. Die Hoden sind kleiner als bei einem normalen Säugling, Patellar-, Achilles- und Trizepsreflex + + +, Fußklonus +, Babinski negativ, Bauchdecken + − + +, Wassermann negativ. Pirquet negativ, im Urin weder Albumen noch Zucker, noch Urobilinogen, Blutdruck 90 mm Hg. Palpatorisch (Riva-Rocci).

Blutkörperchenvolumen (refraktometrisch nach Alder):

Fall III	Normal nach Alder	Kontrollkind gleich alt
144	88	89

Also sind die Blutkörperchen unseres Patienten mehr als um das Anderthalbfache vergrößert.

Im Gegensatz zum Bruder H. (Fall II) reagiert E. zunächst gar nicht auf die intramuskuläre Menschenblutinjektion (am 2. 12. und 6. 12. Je 5 ccm) weder lokal noch allgemein.

11.12. Da das Hämoglobin weiter sinkt, werden 2 mg Acidum arsenic. (Tubenic nach Naegeli) intramuskulär injiziert

13. 12. Seit gestern Fieber um 39°, in der Nacht heftiges Nasenbluten, wobei mehrmals blutige Massen (zirka 150 ccm) erbrochen werden. Auf Koagulengasetamponade steht gegen Morgen die Blutung. Patient ist aber von Alabasterblässe, Puls 140, lautes systolisches Geräusch, Durosiezsches Doppelgeräusch, laute Arterientöne, Blutdruck ausc. 105/40 mm Hg. Atmung vertieft und beschleunigt [...].

Es werden abends 4 Uhr 100 ccm Blut mit zirka 40 ccm 2½ %iger Natriumzitratlösung infundiert, dann noch 100 direkt aus der paraffinierten Spritze. Unmittelbar nachher wird das Gesicht des Patienten gedunsen, die Atmung beschleunigt (44), tief, mit deutlichem Nasenflügelatem. Wenige Minuten nach der Infusion schießt am Gesicht und an dem Unterschenkel ein großfleckiges urtikarielles Erythem auf, die Lippen und Ohren sind stark gerötet, gedunsen, ebenso die Hände. Zirka eine Viertelstunde später stellt sich ein heftiger Schüttelfrost ein,

der in abwechselnder Stärke bis zum Exitus um 10 Uhr anhält. Der sofort nachher kathetrisierte Urin ist dunkelrot, lackfarben, ebenso das durch Herzpunktion gewonnene Serum [...].
Histologische Untersuchung.
Knochenmark: Ausstrich: Er enthält vorwiegend Myelozyten, ein kleiner Teil von ihnen zeigt eosinophile Granula, Megakaryozyten fehlen fast vollständig. Normoblasten sind reichlich vorhanden, auch vereinzelte Megalozyten. Megaloblasten hingegen nicht nachweisbar. Im histologischen Markpräparat finden sich dieselben Zellen, diffus verteilt im Fettmark. Die myeloische Reaktion tritt herdförmig verstärkt auf. Außerdem kleine Hämosiderinschollen."

*Im Originaltext steht die fehlerhafte Bezeichnung „Turmbull-Blaureaktion". Der Fehler wurde korrigiert; es handelt sich um das 1706 erstmals von Johann Jakob Diesbach hergestellte „Berliner-Blau".

27.2 Der Autor Guido Fanconi (1892–1979)

Guido Fanconi, geboren in Poschiavo/Schweiz (Kanton Graubünden), war einer der prägendsten europäischen Pädiater des 20. Jahrhunderts. Er blieb seinem Heimatort sein ganzes Leben hindurch eng verbunden; 70 Jahre seines Lebens lebte er jedoch in Zürich.

Nach dem Schulbesuch in Schiers und Zürich begann er 1911 sein Medizinstudium in Lausanne und dann Zürich. Im Jahr 1920 begann er seine Spezialausbildung im damals noch jungen Fach Kinderheilkunde am Universitätskinderspital Zürich unter dem Direktor der Klinik Prof. Emil Feer (1864–1955). Bereits 1926 habilitierte er sich, und schon 1929 wurde er zum Nachfolger von Prof. Feer, der zwischenzeitlich verstorben war, gewählt; 33 Jahre übte er das Amt des Ordinarius und Klinikdirektors aus. Als Hochschullehrer war er sehr beliebt und genoss bei Patienten und Kollegen hohes Ansehen; bei seinen Klinikmitarbeitern war er wegen seiner hohen Anforderungen aber auch gefürchtet.

Fanconi war einer der Ersten, der biochemisches Denken und Methodik in die Kinderheilkunde einführte. Er beschrieb verschiedene Erkrankungen als Erster, wie z. B.:

- 1927 die nach ihm benannte Anämieform mit Kleinwuchs und Hyperpigmentierung,
- 1936 die zystische Pankreasfibrose (Mukoviszidose),
- das renale Fanconi-Syndrom,
- 1959 die juvenile Nephronophthise.

Im Jahr 1941 grassierte eine Poliomyelitisepidemie in der Schweiz. Fanconi fand dabei, dass diese nicht durch Tröpfchen, sondern über den Darm entsprechend dem Typhus übertragen wird. Sein tiefes Verständnis pathophysiologischer Zusammenhänge kulminierte ca. 20 Jahre vor dem Nachweis der Trisomie 21, dass das Down-Syndrom auf eine Chromosomenanomalie zurückzuführen sein muss.

Fanconi gründete 1945 eine neue pädiatrische Zeitschrift, *Helvetica Paediatrica Acta*, und veröffentlichte in Zusammenarbeit mit seinem schwedischen Kollegen von Stockholm, Arvid Wallgren, das hochgeschätzte „Lehrbuch der Pädiatrie", einen wahren Klassiker der akademischen Lehre. Wegen seiner hohen internationalen Reputation diente er zunächst als Präsident und nachfolgend viele Jahre als Generalsekretär der „International Society of Paediatrics". Er erhielt die Ehrendoktorwürde von neun internationalen Universitäten. Fanconi wurde 1965 emeritiert, aber er setzte seine ärztliche und Lehrtätigkeit bis zu seinem Tode 1979 fort.

27.3 Das medizinische kulturelle Umfeld des Publikationsjahres 1927

- Der Göttinger Biochemiker Adolf Windaus (1876–1959) und der US-amerikanische Arzt Alfred Fabian Hess (1875–1933) können durch UV-Bestrahlung von Ergosterin Vitamin D herstellen.
- Der britische Chemiker Charles Robert Harington (1897–1972) synthetisiert das Schilddrüsenhormon Thyroxin.
- Die auf Hormonnachweis beruhende Schwangerschaftsreaktion von Selmar Aschheim (1878–1965) und Bernhard Zondek (1891–1966) wird eingeführt.
- Henri Bergson (1859–1941) (Frankreich) erhält den Literatur-Nobelpreis.
- Martin Heidegger (1889–1976) begründet mit seinem Werk „Sein und Zeit" seine Existenzial-Philosophie.
- Hermann Hesse (1877–1962) publiziert „Der Steppenwolf".
- Der Medizin-Nobelpreis geht an den Psychiater und Neurologen J. Wagner von Jauregg (1857–1940) (Österreich) für die Malariatherapie der Paralyse (Heilfieber).
- Ferdinand Sauerbruch (1875–1951) wird auf den Lehrstuhl für Chirurgie der Charité in Berlin berufen.

27.4 Die weitere Entwicklung zum Krankheitsverständnis

1927
- Fanconi beschreibt seine Patienten mit Panzytopenie, aplastischem Knochenmark, Mikrozephalie, Hyperreflexie und intensiver brauner Hautpigmentierung.

1929
- Uehlinger beschreibt einen Patienten mit hämatologischen Auffälligkeiten und Anomalien der Daumen und der Nieren [1].

1931
- Naegeli schlägt vor, die Erkrankung als „Fanconi-Anämie" zu bezeichnen, um diese mit kongenitalen Anomalien einhergehende Form von ernährungsbedingten anderen Formen zu unterscheiden.

1947
- S. Estren und W. Dameshek beschreiben Fanconi-Anämiepatienten ohne somatische Auffälligkeiten [2].

1968
- Gmyrek et al. beobachten bei Fanconi-Patienten eine auffällige Chromosomenbrüchigkeit bei mit Phytohämagglutinin-stimulierten kultivierten Lymphozyten [3].

1983
- Schaison et al. zeigen, dass Patienten unter gehäuft auftretenden Malignomen besonders häufig eine Leukämie entwickeln [4].
- Durch die hämopoetische Stammzelltransplantation kann die aplastische Anämie ohne weiteres Risiko einer leukämischen Transformation geheilt werden [5].

1995
- Die Fanconi-Anämie-Gene A, C und D werden verschiedenen Chromosomen zugeordnet.

27.5 Der moderne Blick auf die Erkrankung [6]

Obwohl der Begriff „aplastische Anämie" eine isolierte Störung der Erythropoese suggeriert, sind dabei stets auch die Thrombozytopoese und die Myelopoese betroffen. Bei ca. einem Drittel der Patienten mit aplastischer Anämie im Kindes- und Jugendalter kann eine angeborene Form diagnostiziert werden, am häufigsten die Fanconi-Anämie, die einem rezessiven Vererbungsmuster folgt. Diese beruht auf einer Störung der DNA-Reparatur und daraus folgend einer erhöhten Chromosomenbrüchigkeit. Diese Patienten sind außerordentlich empfindlich gegen Chemotherapeutika und ionisierende Strahlung, die DNA-Strangbrüche verursachen. Außer der bei allen Patienten vorkommenden Knochenmarkinsuffizienz kann eine Vielzahl anderer Symptome, wie z. B. Skelettveränderungen, Hautauffälligkeiten oder urogenitale Fehlbildungen, auftreten. Manchmal findet sich auch eine geistige Retardierung. Für die klinische Diagnosestellung sind syndromale Stigmata wichtig. Die Anämie kann normochrom und normo- oder makrozytär sein. Die Retikulozytenzahl ist vermindert. Bei Verdacht sollte eine Untersuchung auf Chromosomenbrüchigkeit nach Inkubation von Lymphozyten mit DNA-vernetzenden Substanzen, wie Diepoxybutan, ausgeschlossen werden. Ein weiterer Test ist die Messung der Telomerlänge.

Das einzige kurative Therapieverfahren ist die allogene Stammzelltransplantation.

Literatur

1. Uehlinger E (1929) Konstitutionelle infantile (perniciosaartige) Anämie. Klin Wochenschr 32:1501–1503
2. Estren S, Dameshek W (1947) Familial hypoplastic anemia of childhood. Report of eight cases in two families with beneficial effect of splenectomy in one case. Amer J Dis Child 73:671–687
3. Gmyrek D, Witkowski R, Syllm-Rapoport I, Jacobasch G (1968) Chromosomal aberrations and abnormalities of red-cell metabolism in a case of Fanconi's anemia before and after development of leukaemia. Ger Med Mon 13:105–111
4. Schaison G, Leverger G, Yildiz C, Berger R, Bernheim A, Gluckman EL (1983) Anémie de Fanconi. Fréquence de l'évalution vers la leucémie. Presse Médicale 12:1269–1274
5. Gluckman E, Devergie A, Dutreix J (1983) Radiosensitivity in Fanconi anaemia application to the conditioning regimen for bone marrow transplantation. Brit J Haematol 54:431–440

6. Fuchs R, Staib P, Brümmendorf T (Hrsg) (2011) Aplastische Anämie. Manual Hämatologie, 21. Aufl. S 249
7. Fanconi G (1927) Familiäre infantile perniziosaartige Anämie (perniziöses Blutbild und Konstitution). Jahrb Kinderheilkd 117:257–280

28

Glykogenose Typ I; (Morbus von Gierke), 1929

Inhaltsverzeichnis

Im Jahr 1855 hielt Claude Bernard einen Vortrag vor dem „Collège de France" und berichtete, dass Glukose, die über die Portalvene in die Leber gelangt, in eine weißliche, stärkeähnliche Substanz transformiert wird. Diese kann „vor unseren Augen" wieder in Zucker zurückverwandelt werden. Als Mechanismus vermutete er Gärung. Zwei Jahre später konnte er diese Substanz in reiner Form isolieren; er nannte sie „Glykogen", weil er darin die Quelle des Blutzuckers sah.

Im Jahr 1929 kam es zu der dargestellten, klassischen Publikation mit der Beschreibung einer pathologischen Leberglykogenspeicherung bei einem 8-jährigen Mädchen. Noch im gleichen Jahr folgerte Rudolph Schoenheimer (1898–1941) aus biochemischen Untersuchungen, dass die Glykogenspeicherung bei der Patientin eine Folge einer gestörten fermentativen Glykogenolyse sein musste [1].

(Die Rechtschreibung der Erstbeschreibung wurde aus dem Originaltext übernommen.)

© Springer-Verlag GmbH Deutschland, ein Teil von Springer Nature 2020
H. Böhles, *Historische Fälle aus der Medizin*,
https://doi.org/10.1007/978-3-662-59833-7_28

28.1 Erstbeschreibung durch Edgar von Gierke 1929 in Karlsruhe [2]

 „Hepato-nephromegalia glycogenica"

Fall 7

„Martha H. wurde am 20. III. 21 als einziges Kind gesunder Eltern geboren. Bei normalem Geburtstermin betrug das Gewicht 7½ Pfund. Keine Fehlgeburten. Als Säugling soll es gut gediehen sein, lernte mit ½ Jahr Sitzen, mit 1½ Jahren gehen. Der Hausarzt der mütterlichen Familie (Dr. Resch), der die Familie der Mutter seit 1890 kennt, weiß nichts von Erkrankungen in der Familie, die mit der des Kindes im Zusammenhang stehen könnten. Er sah das Kind bei einem zufälligen Besuch im Alter von etwa 2–3 Monaten, wie es von der Mutter gebadet wurde. Er war erstaunt über den dicken Leib des Kindes, worauf die Mutter sagte, das sei schon immer so gewesen. Das Kind wurde dann von Herrn Dr. Schiller im September 1922 an Angina lacunaris, im Januar 1923 an Grippe mit Laryngitis behandelt.

Am 5. II. 1923 trat starkes Nasenbluten auf. Es wurde dann wegen florider Rachitis mit Phosrachit behandelt. Mai 1923 Impfung ohne Komplikationen. [...]

Im Januar 1924 Rachitis geheilt. Kind läuft, sehr fett, aber sonst gut. Ende Februar 1924 Rhinopharyngitis acuta. Juli 1924 Grippepharyngitis. Zirkuläre Karies der oberen mittleren Schneidezähne. Im Oktober 1924 findet sich der erste Eintrag über riesengroße Leber und Milz. Kein sicherer Ascites. Moro negativ, Blässe Puls 132. Urin o. B- Kein Eiweiß, kein Zucker (mit Trommer'scher Probe). Keine Formelemente. März 1925 Rhinopharyngitis acuta. Ende September 1925 Stomatitis aphthosa. Nasenbluten. Dezember 1926 Leibschmerzen. Leib sehr groß. [...]

Das Kind wurde vom 26.I. bis 3. II. 1926 im Kinderkrankenhaus beobachtet (Prof. Dr. Lust). Der Aufnahmebefund stellte ein für sein Alter zu kleines Kind fest mit zierlichem Knochenbau und Muskulatur [...]. Leber außerordentlich stark vergrößert, nicht druckempfindlich. Milz nicht mit Sicherheit palpabel? [...]

Am Skelett geringe Zeichen von Rachitis. Pirquet negativ. Wassermannsche, Sachs-Georgi'sche und Meinicke-Trübungsreaktion negativ. Später wurde palpatorisch Milzvergrößerung angenommen. Das Blutbild zeigte 50 % Hämoglobin, 6000 Leukocyten, darunter 4 % stabkernige, 35 % segmentkernige, 58 % Lymphocyten, 2 % mononukleäre, 1 % eosinophile. 3 360 000 Erythrocyten, Aniso- und Poikilocytose. Blutungszeit 5', Gerinnungszeit 8'. [...]

Im Urin nichts Pathologisches. Zuckerfreiheit mit Nylander'scher Reaktion festgestellt. Auf Grund der Beobachtung wurde der Verdacht auf Banti'sche Krankheit ausgesprochen. Das Kind war dann sehr elend, blaß. [...]

Am 8.11. 1929 früh 9 30 trat unter plötzlicher Herzschwäche und Tracheal-rasseln der Tod ein [...].

Die Sektion wurde von mir am 9. II. 1929 9½ Uhr, gerade 24 Stunden nach dem Tode auf dem Friedhofe ausgeführt und ergab folgenden Befund:

Keine freie Flüssigkeit in der Bauchhöhle. Leber überragt handbreit den Rippenbogen und reicht mit dem rechten Lappen bis an die Beckenschaufel. Der linke Lappen, durch eine tiefe Incisur vom rechten getrennt, ist ebenfalls sehr stark vergrößert und bildet einen beweglichen, an der Spitze stumpf gerundeten Lappen, der fraglos als Milz palpiert wurde."

28.2 Der Autor Edgar Otto Conrad von Gierke

Von Gierke wurde 1877 als Sohn des Juristen Otto von Gierke in Breslau geboren. Seine Mutter stammte aus der ursprünglich jüdischen Verleger-familie Loening. Ab 1894 studierte er an den Universitäten Heidelberg und Berlin Medizin. In Heidelberg wurde er, wie vormals sein Vater, Mitglied der Burschenschaft Alemannia.

Im Jahr 1901 schloss er das Medizinstudium in Heidelberg ab und wurde im gleichen Jahr mit der Arbeit „Über den Eisengehalt verkalkter Gewebe unter normalen und pathologischen Bedingungen" promoviert. Im Mai 1903 trat er eine Assistenzstelle am Pathologischen Institut in Freiburg i. Br. an und wurde dort bereits 1904 mit der Arbeit „Das Glykogen in der Morpho-logie des Zellstoffwechsels" habilitiert. Über das Krebsforschungsinstitut in London und die Prosektur der Charité in Berlin führte sein Weg 1908 nach Karlsruhe, wo er als Prosektor am Städtischen Krankenhaus beschäftigt war. Gleichzeitig nahm er bakteriologische Aufgaben an der Technischen Hoch-schule Karlsruhe wahr. Dort wurde er 1911 zum a. o. Professor ernannt.

Er heiratete 1912 Julie Braun, mit der er vier Kinder hatte. Im Jahr 1911 wurde sein Vater zu seinem 70. Geburtstag in den erblichen Adelsstand erhoben; Gierkes Name war somit ab 1911 „von Gierke".

Während des Ersten Weltkrieges war v. Gierke Militärarzt.

Von Gierkes Hauptinteressengebiet war der Glykogenstoffwechsel. Im Jahr 1929 beschrieb er die nach ihm benannte Glykogenose Typ 1a [2]. Als hilfreich für die rasche Aufklärung der Glykogenose erwies es sich, dass v. Gierke in dem Freiburger pathologischen Institut mit L. Aschoff (1866–1942) und einem hoffnungsvollen jungen Hospitanten aus Wien, dem später berühmten Pathologen Herwig Hamperl (1899–1976), versierte Diskutanten zur Verfügung standen. Obwohl der Direktor der Kinder-klinik Karlsruhe, Franz Lust (1880–1939), die Glykogenspeichererkrankung bereits wenige Monate nach der pathologischen Beschreibung als eigene Entität erkannt hat, dauerte es fast 7 Jahre, bis er das Krankheitsbild in sein Lehrbuch „Diagnostik und Therapie der Kinderkrankheiten" (8. Auflage 1936) aufnahm.

Die breit gespannte wissenschaftliche Tätigkeit v. Gierkes schlug sich in seinem in 17 Auflagen erschienenen Taschenbuch der pathologischen Anatomie nieder.

In seiner Freizeit war v. Gierke ein begeisterter Sportler. Er widmete sich vor allem dem Bergsteigen, Skifahren und Fliegen. Im Jahr 1933 erfolgte die Suspendierung wegen Einordnung als „Halbjude". Die Suspendierung wurde mit Rücksicht auf seinen Kriegseinsatz zurückgenommen. Im Jahr 1938 wurde er vorzeitig in den Ruhestand versetzt, übernahm aber von 1939 bis 1944 erneut die Leitung des Pathologisch-Bakteriologischen Instituts an der Technischen Hochschule Karlsruhe, da sein Nachfolger zum Wehrdienst einberufen worden war. Von Gierke starb im Oktober 1945 in Karlsruhe.

28.3 Das medizinische und kulturelle Umfeld um das Publikationsjahr 1929

1929

- Der US-Amerikanische Ingenieur Philip Dinker aus Boston erfindet die „Eiserne Lunge" („Dinker respirator"), die hauptsächlich bei Patienten mit Atemlähmung durch Poliomyelitis verwendet wurde.
- Der Neurologe und Psychiater Hans Berger (1873–1941) macht seine erste Mitteilung über das Elektroenzephalogramm (EEG) beim Menschen. Berger ist Enkel des romantischen Dichters und Orientalisten an der Universität Erlangen, Friedrich Rückert (1788–1866).
- Der Assistenzarzt Werner Forssmann (1904–1979) führt als Erster im Selbstversuch eine Herzkatheterisierung durch. Er macht danach eine Ausbildung zum Facharzt für Urologie. Im Jahr 1956 erhält er für seinen Selbstversuch der Katheterisierung des Herzens überraschend den Nobelpreis für Medizin.
- Gustav Stresemann (1878–1929), deutscher Außenminister seit 1923, der eine Verständigungspolitik mit Frankreich verfolgte, verstarb.
- Thomas Mann (1875–1955) erhält den Nobelpreis für Literatur.
- Vicky Baum (1888–1960) veröffentlicht den Roman „Menschen im Hotel", Alfred Döblin (1878–1957) den Roman „Berlin Alexanderplatz"

und Erich Maria Remarque (1898–1970) den Antikriegsroman „Im Westen nichts Neues".

• Albert Einstein (1879–1955) veröffentlicht die „Allgemeine Feldtheorie", und Alexander Fleming (1881–1955) publiziert einen ersten Bericht über „Penicillin-Forschung".

28.4 Die weitere Entwicklung zum Krankheitsverständnis

1952
Das Ehepaar Gerty Cori (1896–1957) und Carl Cori (1896–1984) zeigte, dass das Fehlen des Enzyms Glukose-6-Phosphatase die Grundlage der Erkrankung darstellt [3]. Dies war der erste nachgewiesene Enzymdefekt bei einer Stoffwechselerkrankung.

1968
Ab 1959 wurden Patienten beschrieben, die sich in ihrem Verlauf nicht von der Glykogenose Typ Ia unterschieden, aber in der Leber eine normale Aktivität der Glukose-6-Phosphatase hatten. Senior und Loridan schlugen dafür die Bezeichnung Glykogenose Ib vor [4].

1976
• Viele Patienten mit Glykogenose Typ I entwickelten in der zweiten bis dritten Lebensdekade Leberadenome [5].
• Green et al. zeigen, dass eine nächtliche Normoglykämie durch eine kontinuierliche nächtliche intragastrale Glukoseinfusion stabil gehalten werden kann [6].

1977/1978
Bialek et al. [7] und Narisawa et al. [8] schlugen vor, dass bei der Glykogenose Ib ein Transportdefekt des Enzyms über die Mikrosomenmembran zugrunde liegt.

1984
Es wird erkannt, dass aus ungekochter Maisstärke kontinuierlich Glukose freigesetzt wird und somit bei Patienten unter 2 Jahren eine Stabilisierung des nächtlichen Blutzuckers erreicht werden kann [9].

1988

Adenome können zu einem hepatozellulären Karzinom entarten [10].

1999

Die Lebertransplantation wird als Therapieform der Glykogenosen eingeführt [11].

28.5 Der moderne Blick auf die Erkrankung [12]

Die Glykogenose Typ 1a ist die häufigste Glykogenoseform. Grundlage der Erkrankung ist der Mangel des Enzyms Glukose-6-Phosphatase, das auf Chromosom 17q21 codiert ist. Durch die Glukose-6-Phosphatase-reaktion wird im Stoffwechsel freie Glukose zur Verfügung gestellt. Die Diagnose wird auf der Grundlage der klinischen Präsentation und der abnormen Laborwerte gestellt. Patienten werden meistens in den ersten Lebensmonaten durch eine Hepatomegalie und evtl. auch hypoglykämische Krampfanfälle auffällig. Häufig wird ein sog. Puppengesicht beschrieben. Außer der Leber sind auch beide Nieren vergrößert. Unter den laborchemischen Auffälligkeiten dominieren: Hypoglykämie, Hyperlipidämie, insbesondere Hypertriglyzeridämie, Laktatazidose und Hyperurikämie.

Literatur

1. Schoenheimer R (1929) Über eine eigenartige Störung des Kohlenhydratstoffwechsels. Z Physiol Chem 182:149–151. https://doi.org/10.1007/bf02625742
2. Von Gierke E (1929) Hepato-nephromegalia glycogenica. Beitr pathol Anat allgem Pathol 82:497–513
3. Cori G, Cori C (1952) Glucose-6-phosphatase of the liver in glycogen storage disease. J Biol Chem 199:661–667
4. Senior B, Loridan L (1968) Studies of liver glycogenoses, with particular reference to the metabolism of intravenously administered glycerol. New Engl J Med 279:958–965
5. Howell R, Stevenson R, Ben-Menachem Y et al (1976) Hepatic adenomata with type I glycogen storage disease. JAMA 236:1481–1484
6. Greene H, Slonim A, O'Neil J et al (1976) Continuous nocturnal intragastric feeding for management of type I glycogen storage disease. New Engl J Med 294:423–425
7. Bialek D, Sharp H, Kane W et al (1977) Latency of glucose-6-phosphatase in type Ib glycogen storage disease. J Pediatr 91:838

8. Narisawa K, Igarashi Y, Otomo H et al (1978) A new variant of glycogen storage disease type 1 probably due to a defect in the glucose-6-phosphatase transport system. Biochem Biophys Res Commun 83:1360–1364

9. Chen Y-T, Cornblath M, Sidbury J (1984) Cornstarch therapy in type I glycogen storage disease. New Engl J Med 310:171–175

10. Limmer J, Fleig W, Leupold D et al (1988) Hepatocellular carcinoma in type I glycogen storage disease. Hepatology 8:531–537

11. Matern D, Starzl T, Arnaout W et al (1999) Liver transplantation for glycogen storage disease types I, III and IV. Europ J Pediatr 158(Suppl 2):S43–S48

12. Böhles H (2016) Stoffwechselerkrankungen im Kindes- und Jugendalter. Georg Thieme Verlag, Stuttgart, S359

29

Ullrich-Turner-Syndrom, 1929–1938

Inhaltsverzeichnis

Über Patientinnen mit Ullrich-Turner-Syndrom wurde in den vergangenen Jahrhunderten verschiedentlich berichtet (s. 28.5). In der kinderärztlichen Sprechstunde der letzten ca. 50 Jahre kam es über die Jahre zu einer unterschiedlichen Gewichtung der Vorstellungsgründe dieser Patientinnen. Zunächst wurden Mädchen wegen einer nicht eintretenden Pubertätsentwicklung und ausbleibender Menarche vorgestellt. Zwischenzeitlich ist die bestehende Kleinwuchsproblematik zum Hauptvorstellungsgrund geworden. Die genetische und die hormonelle Klärung der Problematik gibt Antwort auf beides.

(Die Rechtschreibung der Erstbeschreibung wurde aus dem Originaltext übernommen).

© Springer-Verlag GmbH Deutschland, ein Teil von Springer Nature 2020
H. Böhles, *Historische Fälle aus der Medizin*,
https://doi.org/10.1007/978-3-662-59833-7_29

29.1 Erstbeschreibung durch Otto Ullrich 1929/1930 in München [1]

> **»** *„Über typische Kombinationsbilder multipler Abartungen"*

Nach einer Demonstration in der Münchner Gesellschaft für Kinderheilkunde am 12. Dezember 1929.

„Den Anlaß zu der vorliegenden Mitteilung gab folgender Fall:
Das 8jährige Mädchen M.L. (Prot.-Nr. 1020/1929) stammt von gesunden Eltern ab und hat einen älteren, völlig normal entwickelten Bruder. Das Kind ist rechtzeitig in Schädellage mit einem Gewicht von 2,85 kg geboren worden. Es sei nur sehr wenig braungefärbtes Fruchtwasser abgegangen; der Geburtsverlauf war aber leicht. Bei dem Kind fielen sofort starke Schwellungen im Nacken, an der rechten Hand und an beiden Füßen auf, in deren Bereich die Haut, besonders an den Füßen, blaurot verfärbt war. Diese Verfärbung ging in den ersten Lebenstagen zurück, die Schwellungen blieben jedoch – wenigstens an den Extremitäten – ziemlich unverändert bestehen und wirkten so verunstaltend, daß Skelettdeformitäten (zuerst Klumpfüße, später Hakenfüße) diagnostiziert wurden. Während des ganzen 1. Lebensjahres hielten sich Fingereindrücke längere Zeit hindurch in den dicken, derben Polstern auf dem rechten Handrücken und an den Füßen, deren Sohlenfläche stark vorgewölbt war. Obwohl das Kind nach Ernährungsschwierigkeiten mit dyspeptischen Erscheinungen in den ersten Wochen regelmäßig an Gewicht zunahm und gut gediehen ist, haben sich die Schwellungen erst im Verlaufe des 2. Lebensjahres allmählich verloren. Bei dem Säugling war außerdem eine Trägheit der mimischen Bewegungen auffallend; er sah immer ernst und alt aus und nahm anscheinend wenig Anteil an der Umgebung, so daß die Angehörigen eine geistige Minderwertigkeit befürchteten. Diese Befürchtung hat sich nicht bestätigt. Das Mädchen wurde als Kleinkind recht lebhaft, konnte mit 16 Monaten herumspringen, obwohl es wegen der angenommenen Fußdeformitäten sogar von Laufversuchen zurückgehalten worden war, und kommt jetzt in der Schule gut mit. Auch im Affektleben bestehen keine gröberen Abweichungen; das Kind ist sehr gut zu haben, meist heiter, nimmt allerdings nichts tragisch und wirkt bisweilen fast ein wenig läppisch. Es wird in die Klinik gebracht, weil es im Längenwachstum zurückbleibt und immer noch etwas merkwürdig aussieht, gar keine Familienähnlichkeit hat. – Aus der weiteren Familienanamnese ist zu erwähnen, daß bei einer Schwester des Vaters im Kindesalter eine Resektion der unteren Darmabschnitte wegen eines ausgedehnten Hämangiomes der Wandungen vorgenommen wurde, und daß ein Bruder hartnäckiger Enuretiker war.

Außer einem nicht sehr hochgradigen Kleinwuchs (−9 cm) bei untersetzter Statur mit etwas kurzen Extremitäten und breiten Schultern fanden sich eine ganze Reihe verschiedenartiger Symptome, die zum Teil auf der nebenstehenden Abbildung zu erkennen sind. Am auffallendsten ist die Bildung einer scharf vorspringenden, breiten und derben Hautfalte, die auf beiden Halsseiten vom Warzenfortsatz zum Acromion zieht. Dieses Pterygium colli läßt den etwas kurzen Hals besonders breit und plump erscheinen. Die Mm. sternocleidomastoidei und cucullares sind deutlich zu fühlen. Die oberen Augenlider des Kindes hängen bei verstrichener Oberlidfalte schwer herab und können aktiv nicht gehoben werden. Der Kopf wird immer etwas zurückgeneigt, um unter den herabfallenden Lidern den Blick frei zu bekommen. Außer der doppelseitigen Ptosis finden sich keinerlei Lähmungen im Bereiche der äußeren und inneren Augenmuskeln. Wohl aber scheint die vom Facialis innervierte Gesichtsmuskulatur nicht voll funktionsfähig zu sein. Wenn auch alle mimischen Bewegungen ausgeführt werden können, so sind sie doch nicht sehr ausgiebig, wodurch der Gesichtsausdruck immer etwas starr und maskenartig wirkt. Der Mund hat durch herabhängende Winkel, die besonders bei seitlicher Betrachtung auffallen, eine dreieckige Form. Das Kinn markiert sich im Profil nur wenig, da durch Anspannen der Haut an der vorderen Halsseite der Kinn-Halswinkel sehr flach verläuft. Die Bewegungen der Zunge und der Schlundmuskulatur sind intakt. Der Gaumen ist sehr schmal und hochgewölbt. Während die unteren bleibenden Incisivi bereits vorhanden sind, ist von den oberen vor ½ Jahr erst einer ausgewechselt worden. Die Ohrmuscheln mit angewachsenen Läppchen stehen sehr tief. Die Haargrenze reicht im Nacken weit nach unten.

Die Mamillen sind sehr klein und sitzen als naevusartiger, dunkel pigmentierter Fleck in einem kleinen Grübchen. Auffallend ist eine starke Nachgiebigkeit der Schultergelenke nach vorn; die Oberarme lassen sich fast in ihrer ganzen Länge vor der Brust zur Berührung bringen. Bei Streckung der Arme winkeln sich die Unterarme deutlich nach außen ab. Durch den offenen Nabelring tritt eine nußgroße Hernie aus.

Die Haut der Extremitäten liegt überall glatt auf der Unterlage. Eine sehr geringe Faltenbildung über den Gelenken an der Dorsalseite der Finger läßt diese stabförmig wirken. Die Großzehe neigt bei geringem Senk- und Knickfuß zu Überstreckung. An Händen und Füßen sind die kurzen Nägel unregelmäßig gestaltet und höckrig, teilweise fast konkav gewölbt und stark dorsalwärts gerichtet. Die Untersuchung der inneren Organe ergibt keine Besonderheiten."

29.2 Der Autor Otto Ullrich (1894–1957)

Otto Ullrich wurde 1894 als Sohn eines Fabrikbesitzers im sächsischen Werdau geboren. Er ging in Zwickau zur Schule und studierte nachfolgend Medizin, zunächst in Heidelberg und danach in München. Sein Studium wurde durch den Ersten Weltkrieg unterbrochen, an dem er als Freiwilliger im Sanitätsdienst der Reichswehr teilnahm. Nach dem Krieg schloss er das Studium in München ab. Nach der Approbation 1920 war er Assistenzarzt unter Meinhard von Pfaundler am Dr. von Haunerschen Kinderspital der Universität München. Im Jahr 1925 wurde er mit erst 31 Jahren Oberarzt und stellvertretender Direktor der Kinderklinik, wo er sich 1929 auch habilitierte; 1934 erfolgte die Ernennung zum apl. Professor. In diesem Jahr übernahm er die Leitung des Kaiserin-Auguste-Viktoria-Säuglingsheims in Berlin. Diese Stellung gab er jedoch nach wenigen Monaten zugunsten einer Chefarztstelle an der städtischen Kinderklinik Essen wieder auf. Im Jahr 1939 wurde er auf den Lehrstuhl für Kinderheilkunde der Universität Rostock berufen; 1943 folgte er einem weiteren Ruf auf den Lehrstuhl für Kinderheilkunde an der Universität Bonn, wo er bis zu seinem Tode im Jahr 1957 als Ordinarius und Klinikdirektor tätig war.

Im Jahr 1952 wurde Ullrich zum Mitglied der Deutschen Akademie der Naturforscher Leopoldina gewählt. Er betätigte sich wissenschaftlich auf fast allen Gebieten der Kinderheilkunde, vor allem aber beschäftigte er sich mit der „Erb- und Konstitutions-Forschung", wie dieser Bereich zeitweilig in Deutschland bezeichnet wurde. Ullrich hatte eine besondere Begabung, visuelle Eindrücke in Erinnerung zu behalten, was seinem Interesse für die Phänogenese von Fehlbildungen entgegenkam. Dieses Interesse war ihm von seinem Lehrer von Pfaundler vermittelt worden, der den Begriff des „Kombinationsmusters" der multiplen Abartung geprägt hatte.

29.3 Beschreibung durch Henry H. Turner 1938 in San Francisco [2]

» *„A syndrome of infantilism, congenital webbed neck and cubitus valgus"*

Turner beschreibt sieben Mädchen im Alter von 15 bis 23 Jahren. Es werden nur die wesentlichen Elemente der ersten zwei Patientinnen dargestellt.

„Case 1. D.G., a female, aged 16 years 3 months, was first seen by me on March 28, 1932. She walked, talked, and teethed at the normal age. Her stature has always been less than that of her playmates of the same years. The patient showed

somatic and sexual under-development of the Lorain-Levi type. Her height was 53 in. (average 63.35 in.), and weight 78.25 lb. (average 118 lb.). There was no evidence of any secondary sex characters. Her breasts were quite masculine, and no glandular tissue was palpable.

Gynecological examination by Dr. J. B. Eskridge revealed greatly delayed development of the labia; the vagina barely admitted the index finger and was about 1.6 in. deep. The mucosa was dry and of the infantile type. The cervix was about the size of a pea, and there was an apparent congenital absence of the uterus and ovaries.

There was an internal squint of the right eye. The neck appeared very short, and there was a wing-like fold of skin extending from the mastoid region almost to the acromion. The hair-line was very low on the back of the neck. There was a marked deformity of the carrying angle of the elbow. No other abnormal physical findings were elicited.

Laboratory. The erythrocyte count showed a very moderate secondary anemia. The blood serology and chemistry gave normal reactions. The B.M.R. was +8 per cent. Roentgenograms of the skull and sella, cervical vertebrate, and hips indicated normal development. A retardation of the epiphyseal union on the metacarpals and phalanges was noted. The carrying angle at the elbow measured 156°. […].

Case 2. O.D.L., a female, aged 18 years, was first seen on Sept. 7, 1934, because of statural underdevelopment and non-appearance of the secondary sex characters. Her height was 55 in. (average 65 in.), weight 86 lb. (average 126 lb.). There was nothing unusual in her history during infancy or childhood, with the exception that she had always been smaller than other children. She had always made excellent grades in school and at this time was taking a secretarial course. There had never been any serious illnesses. One brother, aged 15 years, and one sister, aged 25 years, father and mother, are all of average height and weight. Her general appearance was that of an anterior-pituitary dwarf of the Lorain-Levi type. There was complete absence of any secondary sexual characteristics. The breasts were flat, with no glandular tissue palpable, and the nipples were rudimentary. The neck appeared quite short, and on either side the skin appeared as a wing-like fold, extending from the mastoid almost to the acromion process. There was an abundance of black hair on the scalp, extending down the back of the neck to a point slightly below the first dorsal vertebra. The remainder of the body was devoid of hair, with the exception of very scant growth in the axillae and a few scattered over the pubis. The facial features were small, clear-cut, and there was no obvious asymmetry of the face. The eye muscles were intact. There was a marked increase of the carrying angle of the elbow.

Vaginal examination by Dr. Eskridge disclosed the labia markedly underdeveloped, and an absence of hair on the mons, with very scant growth over the labia. The vagina was too small for digital examination, and the uterus and adnexa could not be palpated. A small structure about the size of a pea was believed to be a rudimentary cervix.

Laboratory. The blood cytology, serology, and chemistry were all within normal limits. B.M.R. was +7 per cent. Chemical and microscopical examination of the urine revealed no abnormal constituents. Roentgenograms showed retardation of epiphyseal union on metacarpals and phalanges; very marked cubitus valgus; small and shallow sella; a slight osteoporosis of the spinal column; and separate ossification centers on both transverse processes of the first thoracic vertebra. The carrying angle of the elbow measured 148°. [...]."

29.4 Der Autor Henry Hubert Turner (1892–1970)

Henry H. Turner wurde 1892 in Harrisburg, Illinois, USA, geboren. Das Medizinstudium absolvierte er an der Universität von St. Louis, wo er 1921 an der Louiville School of Medicine seinen MD erhielt. Bereits in den studentischen Jahren wurde Turner stark durch den Internisten und einem der „Väter der Endokrinologie", Dr. William Englebach, beeinflusst und gefördert. Nach dem Examen setzte er seine Studien der inneren Medizin in den USA, in Wien und in London fort.

Im Jahr 1924 wechselte er nach Oklahoma und eröffnete in Oklahoma City eine Privatpraxis. Im gleichen Jahr wurde er an der Universität Oklahoma als Dozent für innere Medizin angestellt.

An der Universität war in jenen Tagen nur ein Neurologe verfügbar, der 1930 verstarb. Turner reiste zur Weiterbildung in den Schwerpunkten Neurologie und Endokrinologie an die Universität Wien. Danach bildete er sich zwei Monate am „Hospital for Paralyzed and Epileptics" in London fort. Nach der Rückkehr nach Amerika wurde er zum klinischen Professor für innere Medizin ernannt und ihm die Leitung der „Endocrine Clinic" am „Department of Medicine" übertragen.

Er war über 25 Jahre Sekretär und schließlich auch Präsident der „Society for the Study of Internal Secretion", die 1952 in „Endocrine Society" umbenannt wurde. Er förderte entscheidend die Herausgabe der Zeitschrift *Journal of Clinical Endocrinology*, die nachfolgend in *Journal of Clinical Endocrinology and Metabolism* umbenannt wurde. Turner hatte bereits 1938 über Erfolge der Hormonbehandlung des Hodenhochstandes publiziert.

Von denen, die ihn persönlich kannten, wird Turner als ein Mensch mit hohem Intellekt, aber auch von Witz und menschlicher Wärme geschildert. Er war ein begeisterter Orchideenzüchter. Nach einer Vortragsreise nach Südamerika bekam er von dort regelmäßigen „Orchideennachschub". Er erhielt viele nationale und internationale Auszeichnungen und

Ehrenmitgliedschaften. Er war bis zuletzt wissenschaftlich und ärztlich tätig. Er starb 1970 im Alter von 78 Jahren an einem Bronchialkarzinom, das er selbst diagnostiziert hatte. Turner war als schwerer und dauernder Raucher bekannt gewesen.

29.5 Das medizinische und kulturelle Umfeld der Publikationsjahre 1929 und 1938

1929

- Der aus Griechenland stammende und seit 1913 in New York tätige Gynäkologe George N. Papanicolaou (1883–1962) gibt einen Zellabstrich von der Portio des Uterus als Methode der Krebsdiagnose bzw. -vorsorge an.
- Der österreichische Gynäkologe Herrmann H. Knaus (1892–1970) ermittelt unabhängig von seinem japanischen Kollegen Kiusako Ogino (1882–1975) den optimalen Zeitpunkt für eine Empfängnis.
- Das für die Gerinnung wichtige Vitamin K wird entdeckt.
- Dem portugiesischen Arzt Renaldo Dos Santos (1880–1970) aus Lissabon gelingt erstmals die Kontrastdarstellung der Bauchaorta und der abführenden Becken- und Beinarterien.
- Thomas Mann (1875–1955) erhält den Nobelpreis für Literatur und Alfred Döblin (1878–1957) publiziert den Roman „Berlin Alexanderplatz".
- W. Forssmann (1904–1979) führt die erste Herzkatheteruntersuchung durch.

1938

- In Berlin werden von den Physikern Bodo von Borries (1905–1956) und Ernst Ruska (1906–1988) die ersten elektronenmikroskopischen Aufnahmen angefertigt.
- Die britischen Biochemiker Ernst Boris Chain (1906–1979) und Howard Walter Florey (1898–1968) weisen die therapeutische Wirkung von Penicillin gegen Streptokokken und andere Bakterien nach.
- Siegmund Freud (1856–1939) emigriert von Wien nach London.
- Der britische Ministerpräsident Chamberlain (1869–1940) versucht durch persönliche Verhandlungen mit Hitler den Frieden zu bewahren.
- Die Amerikanerin Pearl S. Buck (1892–1973) erhält den Literatur-Nobelpreis

- Der expressionistische Maler Ernst Ludwig Kirchner (1880–1938) stirbt durch Freitod.
- Otto Hahn (1879–1968) entdeckt die Spaltbarkeit des Urankerns durch Neutronen.

29.6 Die weitere Entwicklung zum Krankheitsverständnis

Frühe Erstbeschreibungen (eine Auswahl).

1761

Giovanni Battista Morgagni (1682–1771), Professor an der medizinischen Fakultät in Padua, beschreibt in seinem in Briefe unterteilten Buch „De sedibus et causis morborum" („Vom Sitz und den Ursachen der Krankheiten") im dritten Abschnitt des dritten Buchs eine 66-jährige, kleinwüchsige Frau mit fehlender Brustdrüsenentwicklung, hypoplastischen äußeren und inneren Genitalien und fehlenden Ovarien.

> *„Eine kleine Frau von ungefähr sechs und sechzig Jahren war zwar von Natur noch kleiner, als mittelmäßig klein, doch aber war sie noch weit größer, als daß man sie hätte unter das Zwergengeschlechte rechnen können. Diese hatte ehedem viele Jahre lang einen Tagelöhner zum Ehemanne gehabt, der ein starker, aber dummer Mann war, und nunmehro gestorben war, aber sie hatte niemals geboren. Zuletzt kam sie kurz vor der Mitte des Christmonats im Jahre 1749 in das Lazarett, und zwar mit ungemein schwachen Kräften. Sie klagte aber weiter über nichts, als bloß über Hunger, weil sie bettelarm war, und über die Strenge der kalten Witterung. Da sie nun also daselbst lag, um sich wieder etwas zu erholen, so wurde sie plötzlich von einer Ohnmacht befallen, und die Zeit von einer Stunde war sie tot.*
>
> *Als wir den Unterleib geöffnet hatten, so sahen wir alsbald die Ursache dieses plötzlichen Todes. Es war nämlich in dem Gekröse eine Eiterbeule zersprungen [...]."*

Morgagni beschreibt als weiteren Befund:

> *„Aber in den Geburtsteilen wich noch weit mehreres von der gewöhnlichen natürlichen Verfassung ab [...].*
>
> *Ich habe auch die obersten Ränder dieser breiten Mutterbänder besichtigt, um zu sehen, was für Eierstöcke sich bei dieser Frau befänden, aber meine Mühe war vergebens.*

Als ich nun den zunächstgelegenen Teil des Darmfells sorgfältig zur Seite legte, so habe ich sehr deutlich ersehen, dass diese Frau ganz und gar keine Eierstöcke gehabt habe […]" [3]

1805
Am 9. Mai 1805 berichtete Sir Joseph Banks der Royal Society in London vom Fall einer 29-jährigen Frau aus Wales, die an einem Herzfehler verstorben war. Mit 10 Jahren hatte sie aufgehört zu wachsen und wurde nur 132 cm groß. Wegen ihrer Amenorrhö hatte sie häufig Ärzte aufgesucht. Die inneren weiblichen Sexualorgane wurden untersucht. Der Uterus war unterentwickelt, und die Ovarien waren nur rudimentär angelegt.

1829
Johann Friedrich Lobstein (1777–1835) in Straßburg berichtet von einer 53-jährigen Frau mit primärer Amenorrhö. Sie sei ihr gesamtes Leben im Zustand mangelnder Entwicklung geblieben.

1879
Otto Wilhelm Madelung (1846–1926), der ab 1894 Lehrstuhlinhaber für Chirurgie in Straßburg wurde, veröffentlichte 1879 eine Arbeit über „Die spontane Subluxation der Hand nach vorne" [4]. Diese Anomalie, die wir als „Madelungsche Deformität" bezeichnen, kommt gehäuft beim Ullrich-Turner-Syndrom vor.

1886
Franz von Winckel (1837–1911), Ordinarius für Gynäkologie in München, beschreibt in seinem Buch „Lehrbuch der Frauenkrankheiten" ein 1½-jähriges, an Scharlach verstorbenes Mädchen, dessen Uterus unterentwickelt und dessen Ovarien nur als „flache Stränge" im Ligamentum latum angedeutet waren.

1905
F. Fromme publizierte 1905 den Fall eines neugeborenen Mädchens mit Lymphödemen an Händen und Füßen, den er an der Frauenklinik in Halle beobachtet hatte [5]. Weiterhin bemerkte er eine auffällige Abhebbarkeit der Nackenhaut, die er auf in utero bestehende Ödeme zurückführte.

1912
Die früheste Darstellung eines Röntgenbildes mit Madelungscher Deformität bei einer wahrscheinlichen Patientin mit Ullrich-Turner-Syndrom

stammt von E. Melchior [6] aus der Chirurgischen Klinik in Breslau. Er berichtet über ein 19-jähriges Mädchen mit einer Madelungschen Deformität, die die Klinik wegen einer Lymphdrüsentuberkulose aufgesucht hatte. Sie hatte neben einem beiderseitigen Cubitus valgus von 30° eine bajonettartig gegenüber dem Unterarm verschobene Hand gehabt.

Im ersten Drittel des vergangenen Jahrhunderts gab es unabhängig von der Beschreibung von Ullrich [1] vor allem in der deutschsprachigen Literatur zahlreiche Berichte über Frauen, die fehlende oder hypoplastische Gonaden aufwiesen. Unter Berücksichtigung der beschriebenen Pathologien kann davon ausgegangen werden, dass es sich um Fälle von Ullrich-Turner-Syndrom handelte.

1925

Im November 1925 hielt der junge Dozent Nikita A. Schereschewsky in Moskau vor der „Russischen Endokrinologischen Gesellschaft" einen Vortrag, in dem er einen Fall präsentierte, der zweifelsfrei die Symptome eines Ullrich-Turner-Syndroms aufwies [7]. Der Fall betraf ein 20 Jahre altes Mädchen „mit Abitur und guten Französischkenntnissen". Sie war 132 cm groß. Neben dem Kleinwuchs, über den die Patientin am meisten besorgt war, bestand auch sonst ein auffälliges Aussehen. Zwei Hautfalten am Hals gaben dem Gesicht des Mädchens einen „sphinxartigen" Ausdruck. Ein Brustdrüsenkörper fehlte vollständig.

Die weiteren Entwicklungen nach O. Ullrich und H. Turner.

1937

H. Graber berichtet 1937 über die Obduktion eines weiblichen Säuglings, der im Alter von 8 Wochen wegen Trinkschwäche in die Universitätskinderklinik Kiel aufgenommen worden war und dort an einem Herzfehler verstarb. Bei der Autopsie zeigte es sich, dass makroskopisch keine Eierstöcke zu erkennen waren. Die histologische Untersuchung ergab, dass ein neben der Tube verlaufender „Strang" aus Urnierengewebe bestand [8].

1942

Albright et al. [9] waren 1942 die Ersten, die die Ovarialinsuffizienz nachgewiesen haben. Anhand der Untersuchung von 11 Fällen haben sie eine erhöhte Ausscheidung von FSH im Urin festgestellt. Nach Substitution mit Östrogenen wurde eine schnelle Entwicklung der sekundären Geschlechtsmerkmale beobachtet.

1949

Barr et al. [10] entdecken die morphologischen Unterschiede in den Zellkernen von Mann und Frau in Form einer Chromatinanhäufung, des Barr-Körperchens. Patientinnen mit Ullrich-Turner-Syndrom weisen in den Leukozyten kein Barr-Körperchen auf.

1959

Ford et al. [11] zeigen die typische numerische Aberration 45, X0, beim Ullrich-Turner-Syndrom auf.

29.7 Der moderne Blick auf die Erkrankung [12]

In der angelsächsischen medizinischen Welt hatte die Arbeit von H. Turner eine große Wirkung, sodass in der Folge weltweit fast nur vom „Turner-Syndrom" gesprochen wurde, ohne die 8 Jahre früher erfolgte Publikation Ullrichs zu würdigen. Der Blick in die Geschichte zeigt uns, dass die Benennung des Syndroms nach Ullrich oder nach Turner ein Zufall ist und jeder andere der vielen „Fallbeschreiber" der Namengeber hätte sein können.

Zwischen Ullrich und Turner bestehen zwei grundsätzlich unterschiedliche Auffassungen. Turner vermutete die Ursache in einer Störung der Hypophyse, während Ullrich die Ursache in einer Fehlbildung des Lymphsystems während der vorgeburtlichen Entwicklung suchte. Unser moderner Blick auf die Erkrankungsproblematik zeigt:

- Das Ullrich-Turner-Syndrom entsteht durch das komplette oder partielle Fehlen eines X-Chromosoms.
- Die Häufigkeit beträgt ca. 1: 2000 Mädchengeburten.
- Der Verlust des auf der pseudoautosomalen Region des X-Chromosoms gelegenen *SHOX*-Gens bedingt weitgehend den bestehenden Kleinwuchs.
- Bei Verlust des *SHOX*-Gens tritt auch häufiger eine Madelungsche Deformität auf.
- Die mittlere Erwachsenengröße der Patientinnen ist 146 cm.
- Für das Ullrich-Turner-Syndrom ist die Behandlung mit Wachstumshormon zugelassen.

Literatur

1. Ullrich O (1930) Über typische Kombinationsbilder multipler Abartungen. Z Kinderheilk 49:271–276. https://doi.org/10.1007/bf02248090
2. Turner HH (1938) A syndrome of infantilism, congenital webbed neck, and cubitus valgus. Endocrinology 23:566–574
3. Kollmann F (1992) Die Entdeckungsgeschichte des Ullrich-Turner-Syndroms, vol 13. Frankfurter Beiträge zur Geschichte, Theorie und Ethik der Medizin. Georg Olms AG, Hildesheim
4. Madelung OW (1879) Die spontane Subluxation der Hand nach vorne. Arch Klin Chir 23:395–412
5. Fromme F (1905) Ueber Oedema lymphangiectaticum beim Neugeborenen. Arch Kinderheilk 41:357–360
6. Melchior E (1912) Über die Kombination von symmetrischer Madelungscher Handgelenksdeformität mit doppelseitiger metakarpaler Brachydaktylie. Z Orthop Chir 30:532–537
7. Schereschewsky NA (1925) On the problem of multiple developmental anomalies and their relation of the endocrine gonads. Vestik Endokrinologii 1:295–301
8. Graber H (1937) Ein Beitrag zur Frage der Ovarialaplasie unter besonderer Berücksichtigung eines Falles von beiderseitigem Fehlen der Ovarien bei einem Neugeborenen. Virch Arch Pathol Anat 299:80–105
9. Albright F, Smith PH, Fraser R (1942) A syndrome characterized by primary ovarian insufficiency and decreased stature. Report of 11 cases with a digression on hormonal control of axillary and pubic hair. Am J Med Sci 204:625–648
10. Barr ML, Bertram EG (1949) A morphological distinction between neurones of the male and female, and the behaviour of the nucleolar satellite during accelerated nucleo-protein synthesis. Nature 163:676–677
11. Ford CE, Jones KW, Polani PE et al (1959) A sex-chromosome anomaly in a case of gonadal dysgenesis (Turner's syndrome). Lancet i:709–710
12. Kunze J (2010) Wiedemanns Atlas klinischer Syndrome. Schattauer GmbH, Stuttgart, S 112–115

30

Ileitis regionalis (Morbus Crohn), 1932

Die entzündlichen Darmerkrankungen, „Colitis ulcerosa" und „Morbus Crohn", sind keine „neuen" Erkrankungen, sondern wurden schon in zurückliegenden Jahrhunderten beschrieben. Aber die Ätiologie dieser Erkrankungsgruppe ist bis heute noch nicht geklärt.

Im Jahr 1859 wurde in London der Fall der damals 42-jährigen Isabella Bankes beschrieben, die nach einigen Monaten mit Durchfällen und Fieber verstarb [1]. Bei der Autopsie fanden sich transmurale ulzerative Entzündungen des Kolons und des terminalen Ileums und wurde als *simple ulcerative colitis* diagnostiziert. Über ein Jahrhundert später wurde der Fall als Morbus Crohn reklassifiziert [2].

Im Jahr 1913 beschrieb der schottische Chirurg Kennedy Dalziel aus Glasgow 13 Patienten, die für ihre klassischen Befunde bemerkenswert sind

---

(Die Rechtschreibung der Erstbeschreibung wurde aus dem Originaltext übernommen).

© Springer-Verlag GmbH Deutschland, ein Teil von Springer Nature 2020
H. Böhles, *Historische Fälle aus der Medizin*,
https://doi.org/10.1007/978-3-662-59833-7_30

[3]. Der erste Patient, ein Arzt, hatte seit 1901 krampfartige, abdominelle Beschwerden und Durchfälle, die sich zu intestinalen Obstruktionen steigerten und schließlich zum Tod führten. Dalziel unterschied den histologischen Befund bewusst von der Tuberkulose. Im Jahr 1925 berichteten amerikanische Ärzte von „unspezifischen" hyperplastischen und granulomatösen intestinalen Läsionen, die als „hyperplastic intestinal tuberculosis" bezeichnet wurden [4]. Die klinischen und pathologischen Auffälligkeiten waren einander bemerkenswert ähnlich: Es handelte sich um relativ junge Patienten, Kinder, Jugendliche und junge Erwachsene, die auffällig häufig bereits appendektomiert worden waren. Die klinischen Symptome waren Fieber, Bauchkrämpfe, Durchfall und Gewichtsverluste.

Erst durch die Arbeit von Burrill Crohn kam es zu einer Abgrenzung von Tuberkulose von entzündlichen Darmerkrankungen.

30.1 Erstbeschreibung durch Burrill B. Crohn 1932 in New York [7]

Diese Arbeit wurde von Burrill Crohn bei der Sektion Gastro-Enterologie und Proktologie der 83. Jahrestagung der „American Medical Association" am 13. Mai 1932 in New Orleans vorgetragen.

» *„Regional Ileitis. A pathologic and clinical entity"*

„We propose to describe, in its pathologic and clinical details, a disease of the terminal ileum, affecting mainly young adults, characterized by a subacute or chronic necrotizing and cicatrizing inflammation. The ulceration of the mucosa is accompanied by a disproportionate connective tissue reaction of the remaining walls of the involved intestine, a process which frequently leads to stenosis of the lumen of the intestine, associated with the formation of multiple fistulas.

The disease is clinically featured by symptoms that resemble those of ulcerative colitis, namely, fever, diarrhea and emaciation, leading eventually to an obstruction of the small intestine; the constant occurrence of a mass in the right iliac fossa usually requires surgical intervention (resection). The terminal ileum is alone involved. The process begins abruptly at and involves the ileocecal valve in its maximal intensity, tapering off gradually as it ascends the ileum orally for from 8 to 12 inches

(20 to 30 cm.). The familiar fistulas lead usually to segments of the colon, forming small tracts communicating with the lumen of the large intestine; occasionally the abdominal wall, anteriorly, is the site of one or more of these fistulous tracts.

The etiology of the process is unknown; it belongs in none of the categories of recognized granulomatous or accepted inflammatory groups. The course is relatively benign, all the patients who survive operation being alive and well.

Such, in essence, is the definition of a disease, the description of which is based on the study, to date, of fourteen cases. [...].

[...], do we aim to disintegrate from the general group of varied diseases spoken of as a ‚benign granuloma‘ a specific clinical entity with constant and well defined characteristics, which we propose to name ‚regional ileitis‘.

Pathologic anatomy of the disease

[...] the terminal ileum is found thickened, soggy and edematous: the serosa is a blotchy red. The mesentery of the terminal ileum is greatly thickened and contains numerous hyperplastic glands. [...]

The inflammatory process is not, however, a static one, nor is the entire diseased segment affected at one time. The oldest lesions begin apparently at, or just oral to, the ileocecal valve, and the more recent ones are situated proximally. In some of our relatevely early cases, we have found isolated lesions separated from the main hypertrophic mass by normal mucosa. These isolated areas are, in our opinion, the earlier and primary lesions of the disease: they consist of oval mucosal ulcerations, about 1 cm. In Diameter, located on the mesenteric border of the small bowel and lying in the long axis of the intestine, were a sort of groove is naturally formed by the attachment of the mesentery.

The characteristic, fully developed hypertrophic process is, as a rule, limited to the distal 25 to 35 cm. (10 to 14 inches) of the terminal ileum, including the ileal side of Bauhin's valve and terminating rather abruptly at that point. [...]

A marked feature is the tendency toward perforation. Free perforation into the peritoneal cavity has not been encountered in this series. The chronic perforation apparently occurs slowly enough to permit of walling off by adhesions to a neighboring viscus, to the parietal peritoneum or to the omentum. There is a marked tendency to the formation of internal fistulas, the sigmoid having been the seat of fistulous involvement four times and the ascending colon and cecum once each. [...]

Microscopically, no specific features can be demonstrated. The stained histologic sections showed various degrees of acute, subacute and chronic inflammation, with variations in the predominance of polymorphonuclear, round cell, plasma cell and fibroblastic elements. [...]

In some of the cases, the presence of giant cells is quite striking. [...] The resultant foreign body reaction around these nonabsorbable particles results in the presence of the giant cells [...]

We believe that the attempts, by some authors, to classify this granulomatous condition as an unusual form of tuberculosis were, to a great extent, predicated on the assumption that the giant cells were, necessarily, evidences of tuberculosis.

It is quite likely that in the past this granulomatous condition was confounded with ileocecal tuberculosis, and so missed as a clinical and pathologic entity. [...]

The clinical features

Etiologically, young adults comprise the largest number of patients. Only two of the patients studied were over 40 years, the average incidence being at 32 years of age; the youngest patient was 17, the oldest 52. Males predominate over females in the proportion of nearly 2:1. There are no known predisposing factors.

Cases of regional ileitis run, in general, a fairly constant and typical clinical course. Most of the patients had been ill for from several months to two years before coming under observation. During this time the outstanding complaints were fever, diarrhea, continuous loss of weight and a progressive anemia. The clinical picture resembles that of a nonspecific ulcerative colitis. Fever is rarely high, long periods of apyrexia being interspersed with shorter and irregular cycles of moderate temperature.

[...]

Diarrhea is usually an outstanding feature, though the number of movements and the intensity of the actions never approach those of a true colitis. The average patient has from two to four loose or semisolid daily defecations, sometimes with blood and always with mucus. The stools are rarely mushy or liquid and contain free pus, coagulated lumps of mucus and streaks of blood, but tenesmus is always lacking. There are none of the perianal fistulas, condylomas or perirectal abscesses that characterize the complications of true colitis, for in this disease the rectum and colon are never involved. [...]

Vomiting characterizes the stenotic type of cases, is never marked or persistent and is usually accompanied by abdominal pain and visible peristalsis.

Pain distributed over the lower abdominal parietes is a common feature of the disease. This pain is dull and cramplike and accompanies, or is followed and relieved by defecation. It is usually localized to the right lower quadrant and is occasionally referred across the abdomen to the whole lower abdominal region. Occasionally, and not infrequently, when the sigmoid, as is not unusual, becomes adherent to the necrotizing hyperplastic ileum, fistula formation occurs between these two hollow viscera. In these cases the pain is mainly localized over the left lower abdominal quadrants; the mass which is then felt abdominally and per rectum may appear to be an integral disease of the rectosigmoid area.

The general symptoms are those of weakness, usually a rapid and progressive loss of weight, and an anemia which ordinarily is moderate, but which may progress to a severe degree. In the milder cases, however, there may be little or no emaciation and no anemia. The stools contain constantly occult blood. Appetite is poor, particularly during the febrile bouts.

A moderate leukocytosis characterizes some of the cases; in most, the white blood count is normal. Even in the stenotic cases the blood plasm findings that accompany marked obstructions of the upper alimentary tract are rarely seen.

Physical examination

Certain physical findings characterize this disease, the most constant ones being (1) a mass in the right iliac region, (2) evidences of fistula formation, (3) emaciation and anemia, (4) the scar of a previous appendectomy and (5) evidences of intestinal obstruction.

1. *A moderate-sized mass is usually felt in the lower right iliac region or in the lower midabdomen. The mass is usually the size of a small orange, tender, firm, irregular and only slightly movable. [...]*
2. *Fistula formation is a constant feature of the disease process. The most common site of adherence is the sigmoid; next in frequency is the cecum and the ascending colon and occasionally the hepatic flexure. [...]*
3. *There are evidences of emaciation and anemia.*
4. *In at least half of the cases the appendix had been removed at some previous operation. This appendectomy usually antedated by several months or years the present symptoms. [...]*
5. *In those cases in which the process has progressed to a stenotic stage, the physical findings are those of intestinal obstruction. Loops of distended intestine may be visible through the emaciated abdominal wall, [...].*

The visible loops of the distended intestine are usually localized to the lower midabdomen. General distention and ballooning of the whole abdomen are unusual.

Clinical course of the disease.

There are four various types of clinical course under which most of the cases may be grouped: (1) acute intra-abdominal disease with peritoneal irritation, (2) symptoms of ulcerative enteritis. (3) symptoms of chronic obstruction of the small intestine and (4) persistent and intractable fistulas in the right lower quadrant following previous drainage for ulcer or abdominal abscess. [...]

Roentgenographic observations

Two outstanding facts, one negative and the other positive, are regularly noted. Since the disease simulates regularly the clinical characteristics of ulcerative colitis, the barium enema is first attempted. This procedure results in a negative report. The reason for this is evident in the light of the pathology of the disease. The colon is uniformly free from changes, even though the ileocecal valve is the seat of greatest intensity of the process. [...]

Treatment
Medical treatment is purely palliative and supportive. The diseased area cannot be reached by colonic irrigations or enemas, and any attempts by medical means to reach a necrotizing, ulcerating and stenosing inflammation of the terminal ileum is purely and essentially futile. True, one case, discovered in the course of a cholecystectomy for stones, progressed to spontaneous healing or at least to a cessation of the intestinal symptoms.

But in general, the proper approach to a complete cure is by surgical resection of the diseased segment of the small intestine and of the ileocecal valve with its contiguous cecum. [...]. "

30.2 Der Autor Burrill B. Crohn (1884–1983)

Burrill B Crohn wurde im Juni 1884 in New York City geboren. Seine Großeltern väterlicherseits waren, vom Goldrausch in Kalifornien angezogen, in der Folge der Revolution 1848 in Europa nach Amerika ausgewandert, der Großvater, ein orthodoxer Jude aus Deutschland, und die Großmutter aus Polen. Sie kehrten jedoch nach dem kurzen „Goldrausch" nach New York zurück. Burrills Eltern ließen sich ebenfalls in New York nieder. Sein Vater arbeitete im Petroleum-Geschäft. Er arbeitete unermüdlich, um seine 11 Kinder zu ernähren. Er führte offensichtlich ein von Burrill als einengend empfundenes sehr orthodoxes religiöses Leben. Burrill war ein sehr disziplinierter und ehrgeiziger Schüler. Im Jahr 1902, also mit 18 Jahren, machte er seinen Bachelor Abschluss am City College von New York. Danach entschied er sich für das Medizinstudium an der Medizinischen Fakultät der Columbia University, dem College of Physicians and Surgeons, wo er 1907, also mit 23 Jahren, den Titel des Doktors der Medizin erhielt. Das nächste Ziel war eine Anstellung als Assistenzarzt am jüdischen Mt. Sinai Hospital in New York City. Für eine Stelle musste er sich aber erst über eine kombinierte schriftliche und mündliche Prüfung unter 120 Mitbewerbern qualifizieren. Die Assistenzarztzeit hatte internistische, chirurgische und pathoanatomische Komponenten. Diese kombinierte Assistenzarztstelle versetzte, wie Burrill B. Crohn es sah, ihn in eine höchst aufregende medizinische Welt. Nach der Assistenzarztzeit ließ er sich als praktischer Arzt nieder. Die Praxis vergrößerte sich schnell, und 1912 war er in der Lage Lucille Pels zu heiraten. Die Ehe, aus der zwei Kinder hervorgingen, war nicht sehr glücklich. Dies führte.

Crohn auf seine ausschließliche Beschäftigung mit der Medizin und die fehlende Zeit für die Familie zurück. Die Ehe wurde 1927 geschieden.

Zwei Jahre lang verbrachte er jede freie Minute damit, sein Buch „Affections of the Stomach" zu schreiben, das 1928 veröffentlicht wurde.

Neben seiner Privatpraxis, die er bis zum Ende seiner medizinischen Tätigkeit führte, beschäftigte sich Burrill Crohn nahezu ausschließlich mit Gastroenterologie. Im Jahr 1917 wurde er als Mitglied in die „American Gastroenterological Association" aufgenommen, zu deren Präsidenten er 1933 gewählt wurde.

In der Zeit von 1913 bis 1921 konzentrierte er sich auf die Untersuchung von Funktion und Erkrankungen des Pankreas. Er selbst bezeichnete diese Zeit als seine „Pankreas-Periode". Um Normwerte der Sekretion von Galle und Pankreas zu erhalten, schluckte er Abend für Abend vor dem Zubettgehen einen „36-Zoll-Gummikatheter", trank ein Glas Milch, um die Sekretion des Pankreas zu stimulieren, und legte sich schlafen. Am folgenden Nachmittag untersuchte er die Sekrete mit der Hilfe von Dr. Sam Bookman, dem Biochemiker des Krankenhauses [5].

Im Jahr 1920 wurde er am Mount Sinai Hospital zum Leiter der Gastroenterologie ernannt. Dieser Arbeitsbereich wurde bis dahin ausschließlich von den Chirurgen behandelt; 1920 wurde er ebenfalls in den Lehrkörper der Columbia University aufgenommen.

Bis 1932 war von den entzündlichen Darmerkrankungen lediglich die Colitis ulcerosa bekannt, die in der Mitte des 19. Jahrhunderts von dem englischen Pathologen Wilks gut beschrieben worden war [1]. Crohn sah sehr viele Patienten mit Colitis ulcerosa. Sein bedeutendster Beitrag zur Aufklärung ihres Verlaufes war 1925 die Veröffentlichung des ersten Falles eines Kolonkarzinoms [6].

Manche Erkrankungen „müssen" erst mehrmals entdeckt werden, bevor sie sich als Entität durchsetzen. So war es auch bei der „Ileitis regionalis", die dreier verschiedener Entdecker bedurfte: 1. T.K. Dalziel, Chirurg in Edinburgh 1913 [3]; 2. Eli Moschcowitz und A.O. Wilensky vom Mt. Sinai und Beth Israel Hospital 1923 und 3. B.B. Crohn, L. Ginzburg und G. Oppenheimer am Mt. Sinai Hospital 1932 [7]. Bereits im Dezember hat Crohn der „American Gastroenterological Association" (AGA) die „Neuentdeckung" in einem Brief angekündigt: *„Ich habe einen bedeutenden wissenschaftlichen Beitrag, den ich gern im kommenden Mai vor der American Gastroenterological Association präsentieren würde. Ich vermute, dass ich eine neue Erkrankung des Darmes entdeckt habe, die wir Ileitis terminalis genannt haben. Mit den besten Grüßen."*

P.S. Bei Präsentation der Arbeit würde ich mich sehr über die Erwähnung des Namens von Dr. Leon Ginzburg zusammen mit dem meinen, per Einladung, freuen. B.B.C."

Obwohl noch ein Jahr nach der Arbeit von 1932 ein Artikel erschien, der den Titel „Regional ileitis (Crohn)" trug und damit bereits das Eponym beinhaltete, wurde die routinemäßige Verwendung von Crohns Namen zur Beschreibung der Pathologie und klinischen Einheit dem engen Freund und Londoner Chirurgen Brian Brooke zugeschrieben.

Die Jahre nach dem Zweiten Weltkrieg waren für B.B. Crohn offensichtlich eine glückliche Zeit. Er betreute weiterhin Patienten und verlegte seine Praxis 1958 in die Park Avenue. Im Jahr 1948 heiratete er Rose Blumenthal Elbogen, mit der er glückliche Ehejahre verbrachte; 1956 wurde er zur Konsultation zu Präsident Dwight D. Eisenhower gerufen. Crohn betrieb seine Praxis bis zum Alter von 91 Jahren. Er verstarb im Alter von 99 Jahren in seinem Haus in New Milford, Connecticut.

30.3 Das medizinische und kulturelle Umfeld um die Zeit der Publikation 1930–1935

1930
- Heinrich Brüning (1885–1970) ist deutscher Reichskanzler von 1930–1932.
- Der Schriftsteller und Arzt Arthur Conan Doyle (1859–1930) stirbt.
- Karl Landsteiner (1868–1943) erhält den Medizin-Nobelpreis für die Erforschung der Blutgruppen.
- Der britische Bakteriologe Alexander Fleming (1881–1955) behandelt erste Patienten mit Infektionen im Gesichtsbereich mit „Schimmelsaft" und erzielt Heilerfolge.

1931
- Der Berliner Physiker Ernst Ruska (1906–1988) entwickelt das Elektronenmikroskop.
- Der Berliner Biochemiker Otto Warburg erhält für seine Forschungsarbeit über den zellulären Energiestoffwechsel den Medizin-Nobelpreis.
- Josef Roth (1894–1939) veröffentlicht den Roman „Radetzkymarsch" und der französische Schriftsteller und Flieger Antoine Saint-Exupéry (1900–1944) die Erzählung „Der Nachtflug".

1932

- Der Münchner Arzt Rudolf Schindler (1888–1968) führt das flexible Gastroskop ein.
- Sigmund Freud (1856–1939) versucht in einem kurzen Briefwechsel mit Albert Einstein (1879–1955) die Frage „Warum Krieg?" zu beantworten.
- Bei der Reichstagswahl erhält die NSDAP 37,8 % der Sitze.
- Werner Heisenberg (1901–1976) stellt fest, dass ein Atomkern aus positiv geladenen Protonen und neutralen Neutronen besteht. Für seine Theorie der Quantenmechanik erhält er den Physik-Nobelpreis.

1933

- Der Londoner Physiologe Henry Hallett Dale (1875–1968) unterteilt das vegetative Nervensystem in einen cholinergen und einen adrenergen Anteil.
- Adolf Hitler wird Reichskanzler. Ärzte, die dem Regime kritisch gegenüberstehen, werden verfolgt.
- In Halle beginnt ein erster rassenhygienischer Lehrgang, der dann obligatorisch für die medizinische Ausbildung im Deutschen Reich wird.
- Der Spanier Federico García Lorca (1898–1936) schreibt das Schauspiel „Bodas de Sangre" (Bluthochzeit).
- Heinrich Spoerl (1887–1955) schreibt den humoristischen Schülerroman „Die Feuerzangenbowle".

1934

- Im Deutschen Reich tritt das „Gesetz zur Verhütung erbkranken Nachwuchses" in Kraft, welches Zwangssterilisationen vorsieht.
- Der Nobelpreis für Literatur geht an den Italiener Luigi Pirandello (1867–1936).

1935

- Der Bakteriologe Gerhard Domagk (1895–1964), Leiter des bakteriologischen Forschungsinstituts der I.G. Farbenindustrie in Wuppertal-Elberfeld, führt Sulfonamide („Prontosil") in die Therapie bakterieller Infektionen ein.
- Der Portugiese Antonio Caetano de Abreu Freire Egas Moniz (1874–1955) entwickelt die Leukotomie zur operativen Therapie psychiatrischer Erkrankungen.
- Der politisch kritische deutsche Schriftsteller Kurt Tucholsky (1890–1935) wählt im schwedischen Exil den Freitod.

30.4 Die Entwicklung zum Krankheitsverständnis

1936
- In einer 1936 publizierten Erkrankungsserie wurden 13 Patienten präoperativ mit der Diagnose Appendizitis aufgenommen [8].
- Reichert und Mathes verfolgen experimentell das Konzept einer zugrunde liegenden Endolymphangitis mit lymphatischer Obstruktion [9].

1939
- Beschreibung von Patienten mit Fistelbildungen [10].

1940
- Immunreaktionen an der gastrointestinalen Mukosa werden beschrieben [13].

1948
- K. Meyer et al. berichten über erhöhte Lysozymkonzentrationen in Blut und Stuhl von Patienten mit entzündlichen Darmerkrankungen [11].

1953
- Durch die Arbeit von James Gear nimmt das Interesse an Immunmechanismen stark zu [14].

1980
- Ein kleines, schlitzförmiges Ulkus, genau über den M-Zellen des Epithels über den Peyer-Plaques wird als die früheste Läsion eines Morbus Crohn angesehen [12].

1990
- Nachweis von Antiendothelzellen-Antikörpern bei Patienten mit Morbus Crohn, die mit der Konzentration des zirkulierenden von Willebrand-Faktors korrelieren. Sie gelten als Marker für eine beteiligte Gefäßschädigung [15].

1992
- Nachweis von erhöhten Interleukin-2-Messenger-RNA-Konzentrationen in der Darmschleimhaut von Morbus-Crohn-Patienten im Gegensatz zu solchen mit Colitis ulcerosa [16]. Die 1990 und 1992 gewonnenen Erkenntnisse werden als Beleg für eine unterschiedliche Pathogenese der beiden entzündlichen Darmerkrankungen gewertet.

30.5 Der moderne Blick auf die Erkrankung [17]

Seit den 50er-Jahren ist es zu einer deutlichen Zunahme der Erkrankungsfälle an Morbus Crohn (MC) gekommen. MC ist eine chronisch rezidivierende Entzündung der Darmwand, die den gesamten Gastrointestinaltrakt, von den Lippen bis zum Anus, befallen kann. Es besteht aber ein Schwerpunktbereich im terminalen Ileum und im Kolon. Die Entzündung befällt die gesamte Darmwand, d. h. sie ist transmural. Neben den intestinalen kommt es häufig zu extraintestinalen Auffälligkeiten. Obwohl die Ätiologie noch nicht vollständig geklärt ist, geht man davon aus, dass eine angeborene gestörte Immunantwort des Darmes vorliegt und es zu einer überschießenden Immunantwort auf kommensale Bakterien kommt. Die genetische Prädisposition zeigt sich in einer deutlichen familiären Häufung. Die intensive molekulargenetische Forschung der letzten Jahre konnte eine Reihe von sog. Suszeptibilitätsgenen für Morbus Crohn identifizieren. Die meisten Hinweise liegen zu dem auf Chromosom 16 lokalisierten NOD2 (*CARD 15*-Gen) vor. NOD2 ist für die Abwehr bakterieller Pathogene von Bedeutung. Patienten mit NOD2-Mutationen weisen Störungen in der angeborenen Immunantwort des Darmes auf. Als weitere Suszeptibilitätsgene für Morbus Crohn gelten: das *ATG16L1*-Gen, das *DLG5*-Gen sowie das *Interleukin-23-Rezeptor*-Gen.

Die klinischen Leitsymptome der Erkrankung sind, wie bereits in den klassischen Arbeiten beschrieben, Durchfall und Bauchschmerzen, Gewichtsverlust, Fieber, Anämie, Blutungen, Fistelbildungen. Der entzündliche Krankheitsverlauf führt häufig zu Stenosierungen. Zu den extraintestinalen Manifestationen gehören: Gelenkmanifestationen, Erythema nodosum, Pyoderma gangraenosum, Uveitis, Episkleritis, primär sklerosierende Cholangitis. Unter den Laborparametern hat Calprotectin, das in intestinalen Leukozyten gebildet wird und im Stuhl nachweisbar ist, eine besondere diagnostische Bedeutung.

Gegenwärtig gibt es noch keine Erklärung dafür, dass die entzündlichen Darmerkrankungen in westlichen Ländern häufiger vorkommen, während sie in der Dritten Welt fast unbekannt sind. Insbesondere bleiben Personen von niedrigem sozioökonomischem Status davon verschont. Eine gesteigerte Darmwandpermeabilität, bedingt durch „geschwächte" „tight junctions" zwischen den Epithelzellen, könnte entzündliche Reaktionen auslösen.

Eine gedankliche Herausforderung stellen die Ähnlichkeiten zwischen zwei chronisch entzündlichen Erkrankungen dar, den chronisch entzündlichen Darmerkrankungen und dem Asthma. Zwischen beiden bestehen zwischen pathophysiologischen, klinischen und therapeutischen Überlegungen starke Übereinstimmungen.

Literatur

1. Wilks S (1859) Morbid appearances in the intestine of Miss Bankes. London Med Gaz 2:264
2. Fielding JF (1985) „Inflammatory" bowel disease. Brit Med J 290:47
3. Dalziel TK (1913) Chronic interstitial enteritis. Brit Med J 2:1068
4. Coffen TH (1925) Nonspecific granuloma of the intestine causing intestinal obstruction. JAMA 35:1303
5. Crohn BB (1913) The diagnosis of the functional activity of the pancreatic gland by means of ferment analyses of the duodenal contents and of the stools. Am J Med Sci 115:393
6. Crohn BB, Rosenberg H (1925) The sigmoidoscopic picture of chronic ulcerative colitis (non-specific). Am J Med Sci 170:220
7. Crohn BB, Ginzburg L, Oppenheimer GD (1932) Regional ileitis: a pathologic and clinical entity. JAMA 99:1323–1329
8. Koster H, Kasman LP, Sheinfeld W (1936) Regional ileitis. Arch Surg 32:789
9. Reichert FL, Mathes ME (1936) Experimental lymphoderma of the intestinal tract and its relation to regional cicatrizing enteritis. Ann Surg 104:601
10. Hurst AF (1939) Regional ileitis – three cases with fistula formation. Guy's Hosp Rep 89:54
11. Meyer K (1948) Lysozyme activity in ulcerative alimentary disease. Am J Med 5:496
12. Rickert RR, Cantor HW (1980) The „early" ulcerative lesion of Crohn's disease corrective light and scanning electron microscopic studies. J Clin Gastroenterol 2:11
13. Gray I, Harten M, Walzer M (1940) Studies in mucous membrane hypersensitiveness: allergic reactions in passively sensitized mucous membrane of ileum and colon in humans. Ann Intern Med 13:2050
14. Gear J (1955) Autoantibodies and the hyperreactive state in the pathogenesis in disease. Acta Med Scand 152(306):39
15. Sawyer AM, Pottinger BE, Wakefield AJ (1990) Serum antiendothelial cell antibodies are present in Crohn's disease but not ulcerative colitis. Gut 31:A1169
16. Mullin GE (1992) Increased interleukin-2 messenger RNA in the intestinal mucosal lesions of Crohn's disease but not ulcerative colitis. Gastroenterology 102:1620
17. Kucharzik T, Crohn M, Messmann H (Hrsg) (2012) Klinische Gastroenterologie. Georg Thieme Verlag, Stuttgart, S 371–383

31

Kwashiorkor, 1933

Inhaltsverzeichnis

Wie wir zwischenzeitlich wissen, ist Kwashiorkor ein weltweites Erkrankungsproblem, das nicht nur in tropischen afrikanischen Ländern vorkommen kann, sondern als eine Form des Eiweißmangels auch aus dem Deutschland der 1920er-Jahre bekannt ist. Adalbert Cerny (1863–1941) und Arthur Keller (1868–1934) haben in ihrem klassischen Lehrbuch der Ernährungslehre „Des Kindes Ernährung, Ernährungsstörungen und Ernährungstherapie" den Begriff „Mehlnährschaden" geprägt, der im Grunde mit Kwashiorkor übereinstimmt. Sie schreiben dazu wörtlich: *„Die relative Seltenheit des Mehlnährschadens ist darauf zurückzuführen, dass die Milch als ein für Säuglinge notwendiges Nahrungsmittel allgemein anerkannt ist und dass infolgedessen erst außergewöhnliche Verhältnisse Anlass zu einer ausschließlichen Ernährung mit Mehlabkochungen geben, deren Folge der Mehlnährschaden ist.*

(Die Rechtschreibung der Erstbeschreibung wurde aus dem Originaltext übernommen).

© Springer-Verlag GmbH Deutschland, ein Teil von Springer Nature 2020
H. Böhles, *Historische Fälle aus der Medizin*,
https://doi.org/10.1007/978-3-662-59833-7_31

Den Ärzten ist die Tatsache, dass Säuglinge durch vorwiegende oder ausschließliche Mehlverabreichung geschädigt werden können, bekannt."

31.1 Erstbeschreibung durch C.D. Williams 1933 in Accra [1]

» *"A nutritional disease of childhood associated with maize diet"*

"There is a well-marked syndrome, not uncommonly found among the children of the Gold Coast Colony, which I have not found described. About twenty cases have been seen in the last year.

The syndrome consists of oedema, chiefly of the hands and feet, followed by wasting; diarrhoea; irritability; sores, chiefly of the mucous membranes; and desquamation of areas of the skin in a manner and distribution which is constant and unique. The disease attacks children of either sex, between one and four years old. It appears to be due to some dietetic deficiency and to be uniformly fatal unless treated early.

In all the cases seen there was a history of an abnormal diet. Breast feeding had been given by an old or else a pregnant woman, and the only supplementary food consisted of preparations of maize, namely arkasa and kenki, as described below.

***Family customs.** – In order to appreciate the salient points in the patients' history it is necessary to understand some of the local customs of the Gold Coast Colony.amily customs.*

African women lactate far more than European. They breast-feed one child until the next is born, and the deposed baby is still nursed sometimes. It is rare to find an interval of less than two years between each pregnancy. [...]

The children may be given occasional breast-feeds up to six years old and more. Not only the mother, but the grandmother, aunts, or other women living in the compound will nurse a child, not as a routine, but as a saporific in moments of stress. Some mammary secretion may be present in quite old women who have not had a child for twenty years. The grandmothers are willing to act as comforters even when there is no secretion present.

If a woman dies in child-birth or soon after, the surviving baby is generally adopted by the maternal grandmother, and breast-fed by her possibly with the help of her sisters and other daughters. The women of a family often live in a compound together, so the arrangement is simple. These foster-children generally die early. It is not a question of the survival of the fittest, but the survival of just a few of the luckiest. [...]

Diet. *– Maize enters largely into the diet of all classes. The two forms in which it is most commonly used are called arkasa and kenki. [...]*

It would not be surprising, therefore, if some of the babies, though apparently healthy at birth, were lacking in some essential factors, especially those contained in proteins and animal fats. This defect perhaps only becomes obvious when there is an extra demand on the reserve stores.

History. *– The history of the patients who suffer from the disease I am describing is invariably connected with improper feeding. The mother is dead and the patient has been breast-fed by a grandmother or an aunt; or the mother has become pregnant again while the patient is still young; or the mother has been ill or under-nourished. Always the story is the same – supplementary feeds have consisted of nothing but arkasa, or arkasa and kenki.*

Symptoms. *– This defective feeding has gone on for four to twelve months, and the patient has developed normally. Then he begins to get irritable; there are attacks of diarrhoea; and swelling of the hands and feet. At the end of a week to ten days the skin changes set in. If untreated, the child dies, generally within a month of the onset of the skin changes.*

These changes must be described in detail. In the first place it should be remembered that an African child who suffers from a chronic disease generally shows some degree of depigmentation. This is more marked in disease with accompanying anaemia, and is particularly conspicuous in a profound helminthiasis. A child who in health would be a rich black or a dark glossy brown, becomes gradually a dull, reddish, muddy colour. With a little experience this colour is easily distinguished from that of a child of mixed race, or that of the tribes who are naturally reddish rather than black [...].

The early picture, then, is one of a child of about eighteen months old, well nourished but irritable, with slight oedema of the hands and feet, and the skin showing some degree of depigmentation. There suddenly appear on the ankles, on the knees, above the wrists, and on the elbows, some small black patches, first on the extensor surfaces and gradually spreading. These patches appear to consist of the epidermis which has become dark, thickened and crumpled, though it remains soft and pliable. The number and extent of these patches increase. Their distribution and their character remain distinct from the rash that is typical of pellagra. Soon the legs and forearms, knees and elbows, are covered with a sort of crazy pavement of this thickened epidermis. In a few days as the older patches mature, they strip off very readily, leaving a pink, raw surface exposed underneath. The oedema subsides at this stage. The patches of desquamation progress up the thigh and may become severe on the buttocks. Very small patches may also be seen on the face, back, and elsewhere.

The appearance of the skin condition at this stage is striking. There is the dark or reddish brown of the unaffected skin, the black patches of crumpled and thickened epidermis, and the raw areas where these have peeled off. [...]

By this time the child is in a miserable condition with sores on the mucous membranes, and perhaps a corneal ulcer. [...]

The child is extremely irritable, and may die in a few days if it is not treated. It appears that unless the diet is changed before the skin condition is fully developed it is impossible to save the child's life.

It may be noted that the blackened patches on the skin appear first where there is any focus of irritation or pressure. The areas round the ankles, below the knees, and above the wrists are probably determined by the strings of beads invariably worn in these positions. Over the knees, elbows, and buttocks are normal pressure points in a child who is beginning to crawl.

The irritability of these children is always great. There may also be some photophobia, but there is no alteration in any of the reflexes. Diarrhoea is persistent, especially in the later stages. The pulse is rapid, becoming more so as death approaches. There is an irregular type of pyrexia, which in some cases was modified by a concurrent malaria.

***Morbid anatomy.** – Three post-mortem examinations have been held. All three have been exactly like that quoted at length in Case 2, the only thing of note being a pale, fatty, almost diffluent liver.*

Case records.

[...]

Case 1 – Female. Her mother, a primipara, had died four days after the birth of the child. Baby was fed entirely by the grandmother, whose youngest child was said to be 2 years old at the time. The grandmother, however, looked at least 60, and her youngest child was more likely to be 12.

She was brought to the children's hospital fairly regularly. The fact that she was motherless was not divulged, and no special instructions were given about the feeding. She suffered from some minor ailments such as bronchitis and malaria.

She was brought to the children's hospital fairly regularly. The fact that she was motherless was not divulged, and no special instructions were given about the feeding. She suffered from some minor ailments such as bronchitis and malaria, and she was small for her age, but until thirteen months old she grew steadily and gained weight. She then began to lose weight and showed sore mouth, acid saliva, cough, fever, swelling of feet, and intertrigo. Bowels open to or three times a day. Cod-liver oil and malt with quinine and iron, and a mouth wash, were given on July 7th. The Wassermann reaction was negative on two occasions.

The child was brought again on July 14th. She had been so peevish that the grandmother did not get her to take the medicine regularly, and the condition was now well developed. There was much oedema of the face, hands and feet. Unlike the oedema from ascaris, the cheeks were not pendulous, but there was a general puffiness all over the face. Nor was there that bulging of the eyelids so characteristic of nephritis. The tears and saliva appeared to irritate the skin, which was peeling off round the corners of the mouth and the eyes. [...]

The liver was enlarged, and so was the spleen [...].

For diet were given: Lactogen, arkasa, eggs, paw-paw, oranges, bananas, meat-juice. The child was in hospital for two months, and though she appeared to improve a little, the disease was never arrested.

She died on September 9th. of a terminal broncho-pneumonia. At post-mortem examination nothing definitely abnormal was found except a pale, fatty, almost diffluent liver.

Case 2. – Male microcephalic child, aged 2 years old at death. The mother was about 14 years old when the child was born. The parents realized that the child was abnormal and neglected it. It was not brought to the hospital until 2 years old, and moribund with this disease. The parents said it was breast-fed entirely up to 18 months. The mother then became pregnant. The child was weaned and fed with arkasa only for the last two months.

The syndrome was well marked. The skin was peeling off fore-arms and legs. Liver and spleen were not palpable. The child died four days after admission. [...]

The post-mortem report is as follows: The body was that of an ill-nourished child with a small head. Thorax, lungs and heart normal. Liver enlarged (weight, 560 grm.), pale and firm: cut surface greasy, and blood oozed from the central veins. Gall-bladder full of bile. Spleen congested. Kidneys pale: showed differentiation between cortex and medulla: capsule strips easily. Intestine: extremely thin walled; Peyer's patches prominent; contained green slimy stool.

Culture of intestinal contents: no non-lactose fermenters isolated. Microscopic section of liver showed marked fatty degeneration.

Cause of death:? avitaminosis.

Case 3 – Male, first seen March 29th, 1932, aged 14 months. The mother is seven months pregnant. The child was weaned four months ago; since then it has been given nothing but arkasa and kenki. It was in poor condition, with stomatitis, swelling of feet and some areas of thickened epidermis on the back.

[...] Advised diet containing fruit and eggs and tinned milk [...]. The condition did not improve, and on May 3rd the left cornea ulcerated. The child died on May 6th, three weeks after admission. [...]."

31.2 Die Autorin Cicely Delphine Williams (1893–1992)

Cicely Williams wurde 1893 in Kew Park auf Jamaika als viertes von sechs Kindern in einer Plantagenbesitzerfamilie geboren. Ihre Familie war bereits im 17. Jahrhundert von Wales eingewandert. Sie verbrachte eine privilegierte Kindheit in einer Idylle aus Sonne und Meer.

Im Jahr 1906 wurde Cicely auf die Bath High School für Mädchen nach England geschickt, um dort ihre Schulbildung zu vervollständigen. Sie schloss die Schule 1912 ab und bestand auch die Eintrittsprüfung der Universität Oxford. In diesem Jahr verwüstete ein Hurrikan die Plantage der Familie, und wegen der fehlenden finanziellen Mittel musste Cicely nach Jamaica zurückkehren, um ihren Eltern zu helfen. In Jamaika nahm sie eine Stelle als Montessori-Erzieherin in Kingston an. Die finanzielle Lage besserte sich wieder, und Cicely konnte im Oktober 1917 nach England zurückkehren. Bedingt durch den Mangel an männlichen Studenten, die sich im Ersten Weltkrieg befanden, wurde sie als eine der ersten Frauen in Oxford zum Medizinstudium zugelassen.

Im Jahr 1920 wurde sie in das King's College Hospital aufgenommen. Durch Sir George Fredrick Still (s. Still-Syndrom), einen Pionier der Kinderheilkunde, wurde sie in die Pädiatrie eingeführt. Sie schloss ihr Studium 1923 in Oxford ab. Sie bekam am „London Hospital for Women and Children", eine der wenigen Kliniken, die Ärztinnen einstellte, eine Stelle als Assistenzärztin. Ihre Mentorin war dort Dr. Helen MacKay, eine Pionierin der Präventivmedizin.

Im Jahr 1927, nach zwei Jahren in Südlondon und ohne die Möglichkeit einer Daueranstellung wechselte Cicely Williams zur „American Farm School" in der Nähe von Saloniki in Griechenland, wo sie junge Farmer in den Grundlagen von Gesundheitslehre, Ernährung und die Vermeidung von Infektionskrankheiten unterrichtete.

Im Jahr 1929, nach ihrer Rückkehr nach England, erwarb sie an der Universität London ein Diplom in Tropenmedizin. Bereits am ersten Tag nach ihrem Abschluss erhielt sie ein Anstellungsangebot vom „British Colonial Service" an der „Gold Coast" (Ghana). Wegen der vielen Seuchen war die Goldküste damals als „White man's grave" gefürchtet.

Nach einer Anfangstätigkeit in Außenposten wurde sie 1930 zur Leiterin des „Princess Marie Louise Hospital for Children" ernannt. Sie trainierte Kinderkrankenschwestern für Besuche in den örtlichen Gemeinden, und sie rief die Präventivmaßnahme der „well-baby-visits" ins Leben. Ihr besonderes

Interesse erregten Kinder mit „geschwollenen Bäuchen und dünnen Armen und Beinen", die häufig trotz therapeutischer Anstrengungen verstarben. Diese Zustände wurden als „Pellagra", also als Niacinmangel angesehen. Williams war nicht dieser Meinung und führte bei diesen Kindern Obduktionen durch. Dies war für sie durchaus gefährlich, wie eine schwere Streptokokkeninfektion, die sie sich durch eine Schnittverletzung zugezogen hatte, zeigte. Sie fragte die Frauen am Ort, wie sie den Krankheitszustand der Kinder bezeichneten. Diese nannten den Zustand „Kwashiorkor", was in der ghanaischen Ga-Sprache bedeutet: „die Krankheit, die ein Kind bekommt, wenn ein neues Kind geboren wird". Ihre Erkenntnisse darüber, dass der Erkrankungszustand Folge eines Proteinmangels in der Nahrung nach dem Abstillen ist, hat Dr. Williams 1933 in *Archives of Disease in Childhood* publiziert [1].

Nach sieben Jahren der Tätigkeit an der Goldküste wurde Dr. Williams nach Malaysia versetzt, um an der Universität Singapur zu unterrichten. In Singapur fand sie ein anderes Problem als Ursache hoher Säuglingssterblichkeit vor, dass nämlich junge Mütter von Milchfirmen zum Abstillen überredet wurden und dafür gesüßte Kondensmilch verwenden sollten, die als besonders geeignet für „zarte" Säuglinge beworben wurde. In ihrer berühmt gewordenen Rede: „Milk and Murder" brandmarkte sie dieses Verhalten als kriminell.

Im Verlauf des Weltkrieges wurde 1941 auch Singapur von Japan besetzt, und Dr. Williams wurde in einem Lager interniert. In dieser Internierungszeit erlitt sie Hunger und Folter. Dabei erkrankte sie auch an schweren Durchfällen und Beri-Beri. Letztere verursachte eine Polyneuropathie der Füße. Das Taubheitsgefühl an den Füßen behielt sie für den Rest ihres Lebens. Die Internierung dauerte bis März 1944.

Unmittelbar nach Ende des Zweiten Weltkrieges verbrachte sie einige Monate in den USA, um als „Postgraduate Student" die zwischenzeitlich erfolgten neuesten Entwicklungen der Medizin kennenzulernen.

Im Jahr 1948 wurde Dr. Williams die Leitung der „Maternal and Child Health" (MCH)-Abteilung der Weltgesundheitsorganisation (WHO) in Genf übertragen. Danach wurde sie wieder nach Südostasien versetzt, um von ihrem Hauptquartier in Neu Delhi aus allen Mutter- und Kind-Wohlfahrtsorganisationen Südostasiens vorzustehen.

Nachfolgend war sie Beraterin in über 70 Länderorganisationen zu Fragen der Gesundheit von Mutter und Kind.

Im Jahr 1951 beendete Williams ihre Tätigkeit bei der WHO, um sich der Pflege ihrer Mutter in Jamaika zu widmen. In jener Zeit kam es in Jamaika zu einem Ausbruch der „Jamaican Vomiting Sickness", zu dem die

Regierung des Landes eine Untersuchung anordnete. Zwischen 1951 und 1953 koordinierte Dr. Williams diese Forschungsarbeit. Als Ursache konnte der Genuss der unreifen Ackee-Frucht erkannt werden. Die Merkmale dieser Erkrankung entsprechen dem Zustand, der heute als „Reye-Syndrom" bezeichnet wird [9].

Im Jahr 1953 verstarb die Mutter, und Cicely Williams kehrte nach England als „Senior Lecturer in Nutrition" an der Universität London zurück.

Im Jahr 1960 wird Dr. Williams Professorin an den Mütter- und Kinder-Einrichtungen an der Amerikanischen Universität Beirut. In diesen vier Jahren arbeitete sie u. a. zusammen mit der „United Nations Relief and Works Agency" (UNRWA) Hilfsprogramme für die palästinensischen Flüchtlinge im Gazastreifen aus.

Dr. Williams verstarb 1992 in Oxford im Alter von 98 Jahren; sie war nie verheiratet und hatte keine Kinder.

31.3 Das medizinische und kulturelle Umfeld der Publikationsjahre 1930–1940

1930
- Der britische Bakteriologe Alexander Fleming (1881–1955) behandelt erste Patienten, die an verschiedenen bakteriellen Entzündungen im Gesichtsbereich leiden, mit „Schimmelsaft" und erzielt Heilerfolge.

1933
- Der deutsche Pharmakologe Hellmut Weese (1897–1954) führt die Narkose mit Hexobarbital ein.

1934
- Der norwegische Arzt und Biochemiker Ivar Asbjorn Fölling (1888–1973) entdeckt die Phenylketonurie.
- Der US-amerikanische Physiologe Harry Goldblatt (1891–1977) kann im Tierexperiment durch Abklemmen der Nierenarterien einen chronischen Bluthochdruck erzeugen („Goldblatt-Mechanismus").

1935
- Der Bakteriologe Gerhard Domagk (1895–1964) führt Sulfonamide („Prontosil") in die Therapie bakterieller Infektionen ein.

31.4 Die weitere Entwicklung zum Krankheitsverständnis

1935

- Dr. Williams erhielt mit ihren publizierten Ergebnissen nicht nur Zustimmung, sondern auch „Gegenwind" aus den eigenen Reihen. Sie publizierte 1935 einen weiteren Artikel in *The Lancet*, in dem „Kwashiorkor" gegenüber „Pellagra" abgegrenzt wurde [2]. In diesem zweiten Artikel gebraucht sie erstmals die Bezeichnung Kwashiorkor. Die ersten Hinweise auf ein dem Kwashiorkor entsprechendes Krankheitsbild waren jedoch bereits 1865 in Mexiko publiziert worden [3].

1940er-Jahre

- In den 1940er-Jahren werden die „Infantile pellagra" in Uganda und die „Fettleber-Erkrankung" auf den karibischen Inseln als Kwashiorkor erkannt. Nach dem Zweiten Weltkrieg wurde in einigen europäischen Ländern über das Auftreten von Kwashiorkor und ernährungsbedingten Ödemen berichtet.

1959

- Jelliffe prägt den Begriff „Protein-calorie malnutrition" [4].

1970

- Gopalan stellt die Theorie des Proteinmangels als Kwashiorkor-Ursache infrage [5].

31.5 Der moderne Blick auf die Erkrankung [6]

Kwashiorkor trat bei Kindern auf, die nach dem Abstillen nur noch einen Mehlbrei bekamen. Wichtige klinische Zeichen sind dabei: Ödeme, Fettleber und eine Dermatose. Die Erkrankungsproblematik entspricht dem 1925 von den deutschen Pädiatern Czerny und Keller beschriebenen „Mehlnährschaden" [7]. Trowell et al. [8] listeten 1954 um die 70 Namen für „Kwashiorkor" auf. Es ist im Grunde seltsam, dass sich zur Beschreibung der Problematik dieser etwas sperrig auszusprechende Name aus einer Stammessprache, der erstmalig in einer *Lancet*-Publikation eingeführt wurde, durchgesetzt hat. Eine Begründung ist nach Fondu et al. [10], dass sich letztlich nur Publikationen aus der englischsprachigen Welt durchsetzen konnten.

Zwischenzeitlich hat sich der einende Begriff „Protein-Energie-Malnutrition" durchgesetzt [6]. Dieser zeigt, dass das klinische Bild ein ganzes Erkrankungsspektrum aufweisen kann, das von Kwashiorkor, wie von Williams beschrieben, bis zum Energiemangel (Marasmus) reichen kann. Auch die Meinung, dass es sich bei Kwashiorkor um einen reinen Eiweißmangel handle, ist nicht mehr haltbar. Derzeit besteht das Konzept, dass eine Kombination von Mangelerscheinungen in unterschiedlicher Ausprägung besteht; dabei ist an einem Ende der Proteinmangel (Kwashiorkor) und am anderen Ende der Energiemangel (Marasmus) am stärksten ausgeprägt.

Literatur

1. Williams CD (1933) A nutritional disease of childhood associated with maize diet. Arch Dis Child 8:423–433. https://doi.org/10.1111/j.1753-4887.1973.tb07043.x
2. Williams CD (1935) Kwashiorkor: a nutritional disease of children associated with a maize diet. Lancet 226:1151–1152
3. Hinajosa F (1865) Apuntes sobre una enfermedad del pueblo de la Magdalena. Gac Méd de Mex 1:137–139
4. Jelliffe DB (1959) Protein-calorie malnutrition in tropical pre-school children. J Pediatr 54:227–256
5. Gopalan C (1970) Some recent studies in the Nutrition Research Laboratories, Hyderabad. Am J Clin Nutr 23:35–51
6. Waterlow JC (1992) Protein energy malnutrition. Edward Arnold, London
7. Czerny A, Keller A (1925) Des Kindes Ernährung, Ernährungsstörungen und Ernährungstherapie, vol 1, 2. Aufl. Franz Deuticke, Leipzig, S 35
8. Trowell HC, Davies JNP, Dean RFA (1954) Kwashiorkor: Part I Reports of kwashiorkor in children and a discussion of terminology. Part II The history of kwashiorkor. Edward Arnold, London. Reprinted in 1982 by the Nutrition Foundations, Academic Press, New York and London
9. Reye RDK, Morgan G, Baral J (1963) Encephalopathy and fatty degeneration of the viscera: a disease entity in childhood. Lancet 2:749–752
10. Fondu P, Mandelbaum JM, Vis HL (1979) The erythrocyte membrane in protein-energy malnutrition. Am J Clin Nutr 31:717–719

32

Phenylketonurie, 1934

Inhaltsverzeichnis

Auch bei dieser Erkrankung sind es einige Zufälle, die zu ihrer Beschreibung geführt haben. Dies beginnt einerseits mit dem Chemie- und Medizinstudium von Følling, das ihn erst zu der entscheidenden chemischen Aufarbeitung der Urinproben der Patienten befähigte, und endet andererseits bei der Asthmaerkrankung des Patientenvaters, der feststellte, dass sich seine Beschwerden durch den Geruch der Ausdünstungen seines Kindes verschlechterten. Im Jahr 1963 wurde von Guthrie in den USA ein mikrobiologischer Test zur Bestimmung der Blut-Phenylalanin-Konzentration eingeführt, wodurch die Messung der Serum-Phenylalanin-Konzentration und somit die Erkennung einer Phenylketonurie möglich wurde. Seither ist es möglich, die Erkrankung so frühzeitig zu erkennen, dass eine erfolgreiche diätetische Behandlung und eine normale geistige Entwicklung möglich sind.

(Die Rechtschreibung der Erstbeschreibung wurde aus dem Originaltext übernommen.)

© Springer-Verlag GmbH Deutschland, ein Teil von Springer Nature 2020
H. Böhles, *Historische Fälle aus der Medizin*,
https://doi.org/10.1007/978-3-662-59833-7_32

32.1 Erstbeschreibung durch Asbjørn Følling 1934 in Oslo [1]

>> *„Über Ausscheidung von Phenylbrenztraubensäure in den Harn als Stoffwechselanomalie in Verbindung mit Imbezillität"*

Anmerkung: Deutsch war bis zum Zweiten Weltkrieg eine Sprache der Wissenschaft, die natürlich im Ausland mit unterschiedlicher Eleganz geschrieben wurde.

> *„L.E. weiblich, Geb. 14. Juni 1927. Die Patientin ist die ältere von zwei Geschwistern. Eltern gesund. Keine Verwandtschaft zwischen ihnen. Eine Tante (mütterlicher Seite) des Vaters leidet an Dementia praecox. Normales Geburtsgewicht. Erhielt 8–9 Monate Brustmilch, die ersten 2 ½ Monate ausschließlich. Zahndurchbruch im normalen Alter. Begann zu gehen 22 Monate alt. Keine Erbrechen und Krämpfe. Keine anderen Krankheiten als Angina. Körperliche Entwicklung normal. 31 kg, 131 cm, Schädelumfang 51 cm. Naturalfunktionen normal. Sehr agil, huscht stets umher, scheinbar ohne Zweck. Spricht in Einzelwörtern, wodurch sie sich ihrer nächsten Umgebung verständlich macht. Das Spielen gefällt ihr, auch die Musik (die Familie ist von väterlicher Seite sehr musikalisch). Sie kann selbst essen, aber mit Heißhunger. Meldet selbst den Harn- und Stuhldrang. Fixiert die Augen, aber ein wenig verwirrt. Kein Nystagmus. Zunge normal. Gl. thyr. von normaler Größe. Zähne gut. Keine Rachitis. Haut, besonders die der Streckseite der Extremitäten, rauh mit kleinen, weißen Papeln. Alle Reflexe normal. Leichte Rigidität aller Muskeln. Bei der Organuntersuchung normale Verhältnisse."*

32.2 Der Autor Asbjørn Følling (1888–1973)

Der Norweger Ivar Asbjørn Følling wurde als jüngstes von sieben Kindern auf einem Bauernhof in Mittelnorwegen geboren. Alle Kinder mussten auf dem Hof mit anpacken. Der kleine Asbjørn war für das Feuer in der Küche verantwortlich, und im Sommer musste er die Schafe hüten. Zunächst ging er in eine einklassige Dorfschule. Wegen seines Fleißes und seiner Begabung durfte er nach 9 Jahren auf eine weiterführende Schule nach Trondheim wechseln, wo er bei seiner ältesten Schwester wohnen konnte. Er liebte Bücher und das Studium, jedoch war es entscheidend, dass er durch die Möglichkeit, in der Familie seiner Schwester zu bleiben, nach Trondheim gehen und dort einen qualifizierten Schulabschluss machen konnte. Mit Abschluss der höheren Schule wurde bei ihm eine Tuberkulose diagnostiziert. Der Arzt schickte ihn mit der lakonischen Bemerkung nach Hause: „Wenn Du in einem Jahr noch lebst, kannst Du wiederkommen." In diesem Jahr entschloss er sich für das Medizinstudium, doch die Geldnöte der Familie machten es nicht möglich, ein Studium zu finanzieren. Der entschlossene junge Mann handelte jedoch mit seinem Vater aus, sich das Studium durch Nachhilfeunterricht selbst finanzieren zu können und im Sommer nach Hause zu kommen, um auf dem Hof mitzuarbeiten. Er begann zunächst das Studium des Chemieingenieurwesens an der neu eingerichteten Norwegischen Technischen Hochschule in Trondheim. Im Jahr 1916, nach dem Studienabschluss erwartete die Familie, dass er sich, wenn schon nicht auf dem elterlichen Hof, dann doch wenigstens in Trondheim niederlasse. Følling plante jedoch, seine Studien an der Universität Kristiania (Oslo) fortzusetzen, was wiederum finanziell sehr schwierig war. Das jetzt durchgeführte Medizinstudium finanzierte er durch Chemieunterricht an der zahnmedizinischen Fakultät. Auch nach Abschluss des Medizinstudiums 1922 arbeitete er an verschiedenen Kliniken in Oslo und unterrichtete an der zahnmedizinischen Fakultät weiter. In den folgenden Jahren reiste er viel, um sich in England, Dänemark und den USA fortzubilden. In den USA studierte er 1928 mit einem Stipendium der Rockefeller-Stiftung weiter, studierte insbesondere die chemischen Krankheitsaspekte an der Mayo-Klinik in Rochester, in Harvard, Yale und Johns Hopkins. Im Jahr 1929 wurde er an der Universität Oslo mit einer Arbeit über den Mechanismus der Ammoniumchlorid-Azidose promoviert. Bei der Arbeit hat er sich selbst als Versuchsperson zur Verfügung gestellt, um zu beweisen, dass in den Nieren überschüssige Säure an Ammonium gebunden ausgeschieden wird.

Im Jahr 1930 folgte eine weitere Forschungsreise in die USA; 1930 heiratete Følling. Zusammen mit seiner Frau besuchte er im Rahmen eines weiteren Forschungsstipendiums Wien. Im Jahr 1932 wurde er zum Professor der Ernährungswissenschaften an der Universität Oslo und 1934 zum Professor für Physiologie und Biochemie an der neu eröffneten Veterinärhochschule ernannt. Im gleichen Jahr publizierte er den Fall des Kindes, der ihm internationale Anerkennung bringen sollte.

Von 1953 bis zu seinem Ruhestand 1958 war er Professor für Biochemie und leitender Arzt des Zentrallabors am Rikspitalet in Oslo.

Die Mutter der Kinder, Borgny Egeland, überlebte ihren Mann und beide Kinder. Sie starb 1991 im Alter von 87 Jahren in Oslo. Asbjørn Følling starb 1973, vier Jahre nach einem Schlaganfall, im Alter von 84 Jahren und liegt auf dem Friedhof seines Heimatdorfes Steinkjer begraben.

32.3 Das medizinische und kulturelle Umfeld des Publikationsjahres 1934

- Der US-amerikanische Chirurg William Jason Mixter (1880–1958) weist die ursächliche Bedeutung des Bandscheibenvorfalls für das Ischias-Syndrom röntgenologisch nach.
- Das Buch „Health via Food" (Gesund durch Ernährung) des US-Amerikaners William Howard Hay (1866–1940) erscheint in 12. Auflage. Die darin beschriebene Diät wurde auch in Deutschland als „Hay-Trennkost" sehr populär.
- Der deutsche Biochemiker Adolf Butenandt (1903–1995) kann das Gelbkörperhormon Progesteron in kristallisierter Form isolieren. Durch Progesteron wird eine Schwangerschaft aufrechterhalten.
- Hans Fallada (1893–1947) schreibt seinen Gefängnisroman „Wer einmal aus dem Blechnapf frißt".
- Der Literatur-Nobelpreis geht an den Italiener Luigi Pirandello (1867–1936).
- Die US-Amerikaner G.R. Minot (1885–1950), W.P. Murphy (1892–1987) und G. Whipple (1878–1976) erhalten den Medizin-Nobelpreis für die Heilung der perniziösen Anämie durch Essen roher Leber.

32.4 Die weitere Entwicklung zum Krankheitsverständnis

1908
- Der Engländer Archibald Garrod (1857–1936) prägt in seinen „Croonian Lectures" den Begriff „Inborn Error of Metabolism" [2].

1934
- Føllings Entdeckung der Phenylketonurie legte das Grundverständnis für Erkrankungen, die durch die Akkumulation von Produkten des Intermediärstoffwechsels als Folge angeborener Enzymdefekte Neurotoxizität entwickeln. Letztlich entstand daraus auch das neue Konzept einer

diätetischen Behandlung durch die Restriktion eines Nahrungsbestandteils. Es war ein Kollege der zahnärztlichen Hochschule, der einer Mutter von zwei geistig retardierten Kindern empfahl, Følling mit seiner biochemischen Expertise zu konsultieren. Der Vater der Kinder, ein Zahnarzt mit Asthma, hatte den Eindruck, dass sich seine asthmatischen Beschwerden verschlechtern würden, wenn er den seltsamen, mäuseartigen Geruch seiner Kinder einatmen würde. Er fand, dass der Geruch besonders vom Urin der Kinder kam. Die weitere Untersuchung, wie in der Arbeit dargestellt, ergab nicht viel außer einer sehr hellen Haut und einiger ekzematöser Stellen. Bei der Untersuchung des Urins mit Eisen(III)-Chlorid auf Ketonkörper, bei der normalerweise Acetoacetat mit $FeCl_3$ zu einer rotbraunen Farbe reagieren sollte, zeigte der Urin eine starke Grünreaktion, die jedoch nach einigen Minuten wieder verschwand. In den folgenden zwei Monaten brachte die Mutter über 20 l Urin zur Untersuchung. Zur Vermeidung der Oxidation machte Følling die Untersuchungen unter Stickstoff. Es gelang ihm, die für die Grünfärbung verantwortliche Substanz als Phenylbrenztraubensäure zu identifizieren. Die Hauptfrage der Patienteneltern war gewesen, ob es einen Zusammenhang der chemischen Auffälligkeit mit der geistigen Entwicklungsstörung gebe. Følling untersuchte daraufhin in Einrichtungen zur Pflege geistig Behinderter in und um Oslo insgesamt 480 Kinder und entdeckte darunter acht weitere mit der auffälligen „Grünreaktion" im Urin.

1935
- Durch Penrose wird die Erkrankung „Phenylketonurie" genannt [3].

1938
- Følling macht eine weitere wichtige Beobachtung, indem er feststellt, dass die Patienten in Serum und Urin erhöhte Phenylalanin-Konzentrationen haben [4].

1945
- Følling und seine Mitarbeiter weisen nach, dass die Phenylketonurie eine autosomal-rezessiv vererbte Erkrankung ist [5].

1950
- Die amerikanische Literatur-Nobelpreisträgerin von 1938, Pearl S. Buck (1892–1973), schreibt ihr Buch „The Child Who Never Grew", in dem sie ihre leidvollen Erfahrungen mit ihrer an Phenylketonurie leidenden Tochter beschreibt.

1952

- Udenfriend und Cooper zeigen erstmals, dass in der löslichen Fraktion von Leberextrakten von Säugetieren das Enzym Phenylalaninhydroxylase die p-Hydroxylierung von Phenylalanin zu Tyrosin katalysiert [6].

1953

- Horst Bickel et al. inaugurieren die erfolgreiche diätetische Therapie der Phenylketonurie [7].

1962

- Zusammen mit Sverre Sydnes zeigt Følling, dass Überträger der Erkrankung Phenylalanin nach einer Belastung langsamer ausscheiden [8].

1963

- R. Guthrie und A. Susi entwickeln ein bakteriologisches Screening-Verfahren zur Erkennung der Phenylketonurie („Guthrie-Test") [9].

1971

- S. Kaufman zeigt, dass die Phenylalaninhydroxylase nur in Gegenwart von Tetrahydrobiopterin als Koenzym aktiv ist [10].

1975

- Beschreibung der sog. „malignen Phenylketonurie" durch K. Bartholomé et al. [11]. Dabei handelt es sich aus moderner Sicht um die Beschreibung einer Störung des Tetrahydrobiopterin-Stoffwechsels.

1980

- R.R. Lenke und H.R. Levy lenken die Aufmerksamkeit auf schwangere Phenylketonuriepatientinnen und beschreiben damit die „mütterliche Phenylketonurie" [12].

1982

- Das *Phenylalaninhydroxylase*-Gen wird erstmals geklont [13].

2002

- Tetrahydrobiopterin wird als Behandlungsmöglichkeit bei den meisten Phenylketonuriefällen erkannt [14].

32.5 Der moderne Blick auf die Erkrankung [15]

Die Phenylketonurie ist die häufigste angeborene Störung des Aminosäure-stoffwechsels mit einer Prävalenz von ca. 1:10.000 in Zentraleuropa und von ca. 1:3000–5000 in der Türkei. Grundlage ist eine fehlende Aktivität der Phenylalaninhydroxylase, welche die Umwandlung von Phenylalanin in Tyrosin bewirkt. Die Phenylalaninhydroxylase-Aktivität ist von Tetra-hydrobiopterin (BH4) abhängig. Wird die Erkrankung nach der Geburt nicht erkannt, kommt es zu massiven Beeinträchtigungen der intellektuellen Entwicklung. Unterschiedliche Restaktivitäten des Enzyms sind die Erklärung des Krankheitsverlaufes in verschiedenen Schweregraden. Störungen im Syntheseweg von BH4 können ebenfalls Ursache einer Phenylketonurie sein. Für eine erfolgreiche Behandlung ist dann jedoch die Zufuhr von BH4 notwendig, um eine normale Neurotransmittersynthese zu erzielen (s. „Maligne Phenylketonurie"). Bei Patientinnen mit Phenylketonurie, die erfolgreich behandelt wurden, ergibt sich in einer evtl. eintretenden Schwangerschaft ein eigenes neues Problem. Erhöhte Phenylalanin-Konzentrationen bei einer Schwangeren mit Phenylketonurie („maternale Phenylketonurie") führen zu einer Embryofetopathie des Kindes (Mikrozephalie, Herzfehler). Das Problem kann durch eine gute, bereits präkonzeptionell erfolgte Stoffwechseleinstellung der Mutter vermieden werden.

Literatur

1. Følling A (1934) Über Ausscheidung von Phenylbrenztraubensäure in den Harn als Stoffwechselanomalie in Verbindung mit Imbezillität. Hoppe-Seyler's Z Physiol Chem 227:169–176. https://doi.org/10.1515/bchm2.1934.227.1-4.169
2. Garrod AE (1908) Inborn errors of metabolism (Croonian lectures). Lancet 2:73
3. Penrose LS (1935) Inheritance of phenylpyruvic amentia (phenylketonuria). Lancet 2:192–194
4. Følling A, Closs K (1938) Über das Vorkommen von l-Phenylalanin in Harn und Blut bei Imbecillitas phenylpyruvica. Hoppe-Seyler's Z Physiol Chem 254:115–116
5. Følling A, Mohr OL, Rudd L (1945) Oligophrenia Phenylpyruvica. A recessive syndrome in man. Det Norske Videnskap Akademi, Skrfter I. Math. Naturv. Klasse No 13:44, Oslo

6. Udenfriend S, Cooper JR (1952) The enzymatic conversion of phenylalanine to tyrosine. J Biol Chem 194:503
7. Bickel H, Gerrard J, Hickmans EM (1953) Influence of phenylalanine intake on phenylketonuria. Lancet 2:812
8. Sydnes S, Følling A (1962) On detection of heterocygotes for phenylpyruvic oligophrenia. Scand J Clin Invest 14:44–46
9. Guthrie R, Susi A (1963) A simple phenylalanine method for detecting phenyl-ketonuria in large populations of newborn infants. Pediatrics 32:318
10. Kaufman S (1971) The phenylalanine hydroxylating system from mammalian liver. Adv Enzymol 35:245
11. Bartholomé K, Byrd DJ (1975) L-dopa and 5-hydroxytryptophan therapy in phenyl-ketonuria with normal phenylalaninehydroxylase activity. Lancet 2:1042–104
12. Lenke RR, Levy HR (1980) Maternal phenylketonuria and hyperphenylalani-nemia. An international survey of the outcome of untreated and treated pregnancies. New Engl J Med 03:1202–1208
13. Robson KJH, Chandra T, MacGillivray RTA et al (1982) Polysome immuno-precipitation of phenylalanine hydroxylase mRNA from rat liver and cloning of its cDNA. Proc Natl Acad Sci USA 79:4701
14. Munthau A, Röschinger W, Habich M et al (2002) Tetrahydrobiopterin as an alternative treatment for mild phenylketonuria. New Engl J Med 347:2122–2132
15. Böhles H (2016) Stoffwechselerkrankungen im Kindes- und Jugendalter. Thieme, Stuttgart, S 493–496

33

Ahornsiruperkrankung (Maple Syrup Urine Disease; MSUD), 1954

Inhaltsverzeichnis

Am Anfang der chemischen Analytik von Stoffwechselerkrankungen standen die Sinneseindrücke, die Substanzen vermittelten, d. h. welche Farbe sie hatten, wie sie rochen und wie sie schmeckten. Erst durch diese Einsicht werden Bezeichnungen wie z. B. Diabetes mellitus (der Honigschmeckende) und Diabetes insipidus (der Geschmacklose) nachvollziehbar. In dieser Tradition ist auch noch die Bezeichnung Ahornsiruperkrankung zu sehen. Gerade bei angeborenen Stoffwechselerkrankungen wird dem untersuchenden Arzt nahegelegt, besonders auf den Geruch der Körperausscheidungen zu achten. Dies traf auch für die von Menkes beschriebenen Kinder zu, deren Mutter berichtete, dass der Urin ihrer Kinder nach Ahornsirup gerochen hätte.

(Die Rechtschreibung der Erstbeschreibung wurde aus dem Originaltext übernommen.)

© Springer-Verlag GmbH Deutschland, ein Teil von Springer Nature 2020
H. Böhles, *Historische Fälle aus der Medizin,*
https://doi.org/10.1007/978-3-662-59833-7_33

33.1 Erstbeschreibung durch John Hans Menkes 1954 in Boston [1]

》 „A new syndrome: progressive familial infantile cerebral dysfunction associated with unusual urinary substance"

„[...]

Case 1: Helen Patricia H. Delivered 2/14/1944 at the Lynn (Mass.) Hospital, following a fullterm uneventful pregnancy. Birth weight was 9 lbs. 6 oz. (4256gm). The neonatal course was uneventful until the 5th day of life, when convulsions and generalized rigidity ensued. Treatment with calcium chloride and phenobarbital was instituted, but the patient was taken home against advice on the 6th day of life. Two days later she was readmitted because of twitching of the face and arms and refusal to nurse. Her temperature was 104 °, her respirations irregular. Hemoglobin was 113 %, the white blood cell count was 17400 with a differential count of 84 % polymorphonuclears and 16 % lymphocytes. Lumbar puncture yielded bloody fluid with a total protein content of 86 mg. per 100 cc. X-rays of the chest showed a ,prominence of the superior mediastinal shadow and an unusual heart shadow.' Within the next few days the patient's respirations became slower and more irregular. She refused all feedings and died on the 12th. day of life. There was no history of drug intoxication. While taking care of this infant the mother was struck by the urinary odor, which she described as resembling maple syrup.

Case 2: Alfred E. H. This infant was uneventfully delivered on 7/18/1945 after a fullterm normal pregnancy. His birth weight was 10 lbs. 6 oz (4710 gm). Neonatal course was unremarkable until the 5th day of life when he refused feedings and became drowsy. When aroused he was noted to be rigid. On admission to the Massachusetts General Hospital at 9 days of age, he was hypertonic, had a weak cry and an inspiratory stridor. The pupils were fixed; the fundi were normal, as was the rest of the physical examination.

His blood hemoglobin level was 16.4 gm. per 100 cc.; the white cell count was 8600 with a normal differential count. Urine examination was entirely normal. Nonprotein nitrogen was 31 mg. per 100 cc.; serum proteins 6.5 gm. per 100 cc., and serum phosphorus 5.7 mg. per 100 cc. The spinal fluid was clear and under normal pressure. It contained 6 red blood cells and 3 white blood cells per cmm., all lymphocytes. Cerebrospinal fluid sugar was 54 mg. per 100 cc.; cerebrospinal fluid protein was 27 mg. per 100 cc. Bilateral subdural taps were dry. X-rays of *the chest showed normal lungs and a fullness in the upper left mediastinum. A pneumoencephalogram showed slight enlargement of the ventricles and an increased amount of subarachnoid air suggestive of cortical atrophy.*

The infant had numerous attacks of cyanosis, probably due to aspiration of vomitus. His posture remained rigid. Because of the possibility of myotonia congenita, USP thyroid, 8 mg. b.i.d. was given, without beneficial effects. However, the infant gradually improved to the extent that he took and retained his caloric requirements, and he was discharged home at 5 weeks of age. There he continued to be intermittently rigid and gained weight poorly. Death occurred at 3 months of due to cessation of respirations during a tonic seizure. While caring for this infant the mother again noted the peculiar maple-syrup like urinary odor. Autopsy was not obtained.

Case 3: James H. This infant was delivered on 10/25/1950 with low forceps following a fullterm normal pregnancy. His birth weight was 12 lbs. 3 oz. (5533 gm.). He did well for 5 days, and then suddenly became cyanotic, rigid and lost consciousness. Such episodes occurred repeatedly despite sedation and calcium gluconate. Upon admission to the Children's Medical Center at 8 days of age his temperature was 101 °, and his pulse was 148. Respirations were irregular and of Cheyne-Stokes pattern. He was in opisthotonus and had tonic neck patterns.

The urine pH was 7.0, specific gravity was 1.018, and the albumen 2+. It contained no reducing substance and no acetone. Urinary culture remained sterile. A Sulkowitch test for calcium was 3+. Subsequent urine analyses were essentially similar, and all specimens had a strong odor reminiscent of maple syrup. Blood hemoglobin was 17.4 gm. Per 100 cc.; white blood cell count was 9700 with a differential count of 77 % polymorphonuclears, 18 % lymphocytes, and 3 % eosinophiles. The blood Hinton test was negative. The spinal fluid after a traumatic tap was blood tinged and contained 7 polymorphonuclear and 8 monocytes per cmm., with 2800 red blood cells per cmm. The spinal fluid Pandy was 3+ and the spinal fluid protein was 192 mg. per 100 cc. The spinal fluid sugar by the 5 tube test was normal. Non protein nitrogen was 51.7 mg. per 100 cc.; serum pH 7.18; serum CO_2 12.7 meq./liter; serum sodium 160 meq./liter; serum potassium 4.9 meq./liter; serum chloride 112 meq./liter; serum calcium 9.6 mg. per 100 cc.; serum phosphorus 6.0 mg. per 100 cc. X-rays of the skull and long bones showed the latter to be unusually dense with non-specific submeta-physeal rarefaction. There was no evidence of increased intracranial pressure.

During the 3 days of hospitalization the infant continued to be rigid and in opisthotonus. His treatment consisted of vitamin C, penicillin and streptomycin. Finally he developed pulmonary rales and died at 11 days of age in respiratory failure. The striking urinary odor persisted throughout his life.

Postmortem Examination: At autopsy the child was well developed and well-nourished. His length was 59 cm. (normal for this age is 52 cm.). All the external feature of the body were normal. There was a good amount of fat. On opening the peritoneal cavity the liver extended a maximum of 5 cm. below the costal margin. The spleen did not extend below the costal margin. [...]

The gastro-intestinal tract showed an acute ulceration of the oesophagus with a purulent exudate on and beneath the ulcerated surface. The pancreas was grossly and histologically normal. The liver weighed 275 gm. (normal weight for this age is 123 gm.). Microscopically the liver cells contained large amounts of glycogen. There was a minimal periportal infiltration with lymphocytes, mononuclear cells, and occasionally eosinophilic leukocytes. The kidneys were enlarged, weighing 38 and 41 gm. respectively (normal weight for this age is 15 gm.). [...]

The brain weighed 650 gm. (normal brain weight at this age is 412 gm.) and on gross inspection showed evidence of considerable edema. There was no pressure conus. Microscopically only a few abnormalities were found. In the major tracts of the pons and medulla there was some evidence of failure of myelinization. (However, nowhere were there signs of demyelinization, neuronal degeneration or of a glial reaction).

Case 4: James J. H. This boy was delivered on 7/29/1952 by cesarean section because of a prolapse of the uterus. Pregnancy had been normal. His birth weight was 9 lbs. 13 oz. (4454 gm.). The immediate post-natal course was uneventful, but because of the family history the child was transferred to the Children's Medical Center at 1 day of age. The initial physical examination showed nothing unusual.

On admission the hemoglobin was 13 gm. per 100 cc.; white blood count was 13,700 with a differential count of 69 % polymorphonuclears, 18 % lymphocytes, 4 % monocytes, 7 % band forms; 1 % myelocytes and 1 % metamyelocytes. Reticulocytes were 7.9 %. The blood type was O, RH negative; the Coombs test was negative. The cerebrospinal fluid was xanthochromic and contained a total protein of 85.2 mg. per 100 cc. The spinal fluid sugar was 57 mg. per 100 cc. There were 14 mononuclear cells per cmm. The serum nonprotein nitrogen was 22.3 mg. per 100 cc.; serum pH was 7.45; serum sodium 129 meq./liter; serum chloride 94 meq./liter. The urine was negative for reducing substances, acetone and acetoacetic acid. The urine Sulkowitch test for calcium was 1+.

During the course of the infant's hospitalization these laboratory findings did not change significantly. Until the 3rd day of life the infant appeared healthy, and no abnormal urinary odor was detected. A transient episode of edema cleared on withholding of feedings for several hours. On the 3rd day of life the Moro reflex was noted to become sluggish and the respirations became irregular. The following day opisthotonus appeared. On the 6th day of life the urine developed a strong odor of maple syrup, which, according to the mother, was similar to that passed by the previously affected infants. Then followed a rapid progression of neurological signs, with rigidity, refusal to feed, and irregular, shallow respirations. The infant was placed on a sugar and fat diet with added protolysate. Ascorbic acid, thyroid

extract, gantrisin and aureomycin seemed to have no effect. On the 14th day he had several generalized convulsions and developed signs of bronchopneumonia. He expired soon thereafter.
Postmortem Examination: This infant was well-nourished and well developed. His body length was 56 cm. (normal length for this age is 52 cm.). The external features of the body were completely normal. The lungs were very firm and non-crepitant. The bronchi contained a moderate amount of frothy red fluid. Microscopically the lungs showed a very severe aspiration pneumonia with large masses of detritus in the alveoli in which were spread numerous polymorphonuclear cells. [...]
The brain weighed 515 gm. (normal brain weight at this age is 332 gm.). On gross inspection there was broadening and flattening of the sulci, but no areas of obvious degeneration. Microscopically, the only definite abnormality was a swelling of the astrocytes in the corona radiata of the cerebral hemispheres and a slight delay in the myelinization of the fiber tracts of a spinal cord. There again was no evidence of degeneration of the myelin or neuronal structure."

33.2 Der Autor John Hans Menkes (1928–2008)

Er wurde 1928 in Wien geboren. Er sollte in der Familie die fünfte in Kontinuität auftretende Ärztegeneration sein. Die jüdische Familie emigrierte 1938 nach dem Anschluss Österreichs an das Deutsche Reich. Sein Weg führte mit den Eltern über Irland in die USA. Dort besuchte er die University of South Carolina. Er studierte Medizin und schloss das Studium 1952 am Johns Hopkins Hospital in Baltimore ab.

Im Jahr 1954, während seiner Zeit als Intern am Boston Children's Hospital, beschrieb er die Ahornsiruperkrankung und klärte in der Folge auch den Stoffwechseldefekt auf.

Menkes wurde am Bellevue Hospital in New York in pädiatrischer Neurologie ausgebildet. Während seiner Zeit als Neurologie-Fellow fand er einen weiteren Patienten mit Ahornsiruperkrankung und 1962 einen anderen Jungen mit Hypotonie, Krampfanfällen und auffälligen, brüchigen Haaren, den er als „Kinky Hair-Syndrom" beschrieb (s. unten).

Menkes wurde 1964 Direktor der pädiatrischen Neurologie am Johns Hopkins Hospital und danach an der Universität von Kalifornien in Los Angeles. Im Jahr 1974 veröffentlichte er sein „Textbook of Child Neurology", das zwischenzeitlich vielfache Auflagen erlebt hat; 1974 eröffnete er auch eine Privatpraxis, um aber 1984 wieder als Professor der Kinderheilkunde und Neurologie in die akademische Medizin zurückzukehren. Menkes beschäftigte sich sehr intensiv mit dem russischen Arzt und Dichter Anton Chechov, den er sich als Vorbild gewählt hatte, da dieser seinen Beruf als Arzt mit seinem Leben als Schriftsteller ideal verbunden hatte. Menkes schrieb zwei Romane: 1998 einen medizinischen Mystery-Thriller „The angry puppet syndrome" und 2003 „After the tempest", der die Auswirkungen des Holocaust für Täter und Opfer reflektiert.

Menkes verstarb im November 2008 im Alter von 79 Jahren an den Komplikationen einer Krebserkrankung.

33.3 Das medizinische und kulturelle Umfeld des Publikationsjahres 1954

- Der US-amerikanische Virologe Jonas E. Salk (1914–1995) entwickelt den ersten Impfstoff gegen Poliomyelitis (Kinderlähmung).
- Der Londoner Biochemiker Samuel Leonard Simpson (1900–1983) klärt die Struktur des Nebennierenmineralokortikoids Aldosteron.
- Der US-amerikanische Mikrobiologe John Franklin Enders (1897–1985) entwickelt zusammen mit dem Pädiater Thomas C. Peebles (1921–2010) einen Impfstoff gegen Röteln. J.F. Enders erhält in diesem Jahr auch den Nobelpreis für Medizin.
- Theodor Heuss (1884–1963) wird zum zweiten Mal zum deutschen Bundespräsidenten gewählt.
- Ernest Hemingway (1899–1961) erhält den Nobelpreis für Literatur.
- Der letzte Roman Thomas Manns (1875–1955) „Bekenntnisse des Hochstaplers Felix Krull" erscheint.

33.4 Die weitere Entwicklung zum Krankheitsverständnis

1954
- Menkes, Hurst (Assistenzarzt) und Craig (Pathologe) beschreiben die oben dargestellten 4 Patienten mit einer familiären zerebralen, degenerativen Erkrankung, die bereits in der ersten Lebenswoche auffällig wurden und innerhalb der ersten 3 Lebensmonate verstarben [1]. Bei all diesen Kindern wurde ein auffälliger süßlicher Uringeruch nach „Ahornsirup" festgestellt.

1957
- Westall et al. finden bei einem anderen Patienten erhöhte Serumkonzentrationen der verzweigtkettigen Aminosäuren (Leuzin, Isoleuzin und Valin) [2].

1960
- Dancis et al. beschreiben die Ausscheidung von verzweigtkettigen Ketosäuren [3].
- Die Arbeitsgruppe um Dancis weist nach, dass bei der Ahornsiruperkrankung die Dekarboxylierung der verzweigtkettigen Aminosäuren gestört ist [4].

1964
- Snyderman und Mitarbeiter beschreiben eine erfolgreiche diätetische Therapie durch Einschränkung der Zufuhr verzweigtkettiger Aminosäuren [5].

1978
- In der Enzymologie der Ahornsiruperkrankung wurde durch die Reinigung des α-Ketosäuredehydrogenase-Enzymkomplexes ein Durchbruch erzielt [6].

1991
- Mit der Verfügbarkeit der Klonierung der cDNA für die katalytischen Untereinheiten des Enzyms beginnt das molekulargenetische Verständnis für die Erkrankung [7].

33.5 Der moderne Blick auf die Erkrankung [8]

Die Ahornsiruperkrankung (Maple Syrup Urine Disease [MSUD]) tritt mit einer Prävalenz von ca. 1:150.000 auf. Sie beruht auf einer gestörten oxidativen Decarboxylierung der verzweigtkettigen Aminosäuren Leuzin, Isoleuzin und Valin durch den Mangel an der verzweigtkettigen α-Ketosäuren-Dehydrogenase. Es können drei Erkrankungsformen unterschieden werden:

- MSUD Typ 1A: Sie betrifft die E1-α-Untereinheit der verzweigtkettigen α-Ketosäuren-Dehydrogenase.
- MSUD Typ 1B: Sie betrifft die E1-β-Untereinheit der verzweigtkettigen α-Ketosäuren-Dehydrogenase.
- Thiaminsensible MSUD.

Die klassische schwere Erkrankung wird bereits in den ersten Lebenstagen, meistens nach einem kurzen symptomfreien Intervall bis zur kritischen Akkumulation toxischer Metabolite, auffällig. Die klinischen Auffälligkeiten sind Erbrechen, Atemstörungen, Lethargie, schrilles Schreien, schwere Krampfanfälle und eine schwere Ketoazidose. Mildere Formen wie die intermittierende, die intermediäre und die thiaminsensible MSUD werden erst später im Säuglings- oder Kleinkindesalter symptomatisch. Der charakteristische Geruch dieser Patienten nach Ahornsirup bzw. Karamell ist durch das Isoleuzin-Abbauprodukt 2-Keto-3-Methylvaleriansäure (Sotolon) bedingt.

Literatur

1. Menkes JH, Hurst PL, Craig JM (1954) A new syndrome: progressive familial infantile cerebral dysfunction associated with unusual urinary substance. Pediatrics 14:462–466
2. Westall RG, Dancis J, Miller S (1957) Maple syrup urine disease. Am J Dis Child 94:571–572
3. Dancis J, Levitz M, Westall RG (1967) Intermittent branched-chain ketonuria. Variant of maple-syrup-urine disease. New Engl J Med 276:84–89
4. Dancis J, Hutzler J, Levitz M (1960) Metabolism of the white blood cells in maple-syrup-urine disease. Biochim Biophys Acta 43:342–343
5. Snyderman SE, Norton PM, Roitman E et al (1964) Maple syrup urine disease, with particular reference to dietotherapy. Pediatrics 34:454–472
6. Pettit FH, Yeaman SJ, Reed LJ (1978) Purification and characterization of branched chain α-keto acid dehydrogenase complex of bovine kidney. Proc Natl Acad Sci USA 75:4881–4885
7. Mitsubuchi H, Norbukumi Y, Endo F et al (1991) Structural organization and chromosomal localisation of the gene for the E1β subunit of human branched chain α-keto acid dehydrogenase. J Biol Chem 266:14686–14691
8. Böhles H (2016) Stoffwechselerkrankungen im Kindes- und Jugendalter. Thieme, Stuttgart, S 496–497

34

Morbus Hartnup, 1956

Inhaltsverzeichnis

Im Jahr 1735 beschrieb Gaspar Casal (1680–1759), ab 1751 Leibarzt des spanischen Königs Fernando VI. (1713–1759), im asturischen Oviedo die Pellagra. Er sah in der von den Einheimischen „mal de la rosa" genannten Erkrankung eine besondere Form der Lepra. Die bei diesen Patienten typischerweise im Halsbereich auftretende dunkle und schuppige Haut wird immer noch „Casal'sches Halsband" genannt. In Italien geht Francesco Frapolli auf die Erkrankung ein („Animadversiones in morbum, vulgo palagram") und gebraucht 1771 erstmals die Bezeichnung „Pel(l)agra", was so viel wie „rauhe Haut" bedeutet. Erst 1937 konnte Conrad Arnold Elvehjem (1901–1962) zeigen, dass Pellagra durch einen Nikotinsäuremangel

---

(Die Rechtschreibung der Erstbeschreibung wurde aus dem Originaltext übernommen).

© Springer-Verlag GmbH Deutschland, ein Teil von Springer Nature 2020
H. Böhles, *Historische Fälle aus der Medizin*,
https://doi.org/10.1007/978-3-662-59833-7_34

entsteht, und 1946 wies W.A. Krehl (1914–1991) die Umwandlung von Tryptophan in Nikotinsäure nach. Tryptophan wird zusammen mit den neutralen Aminosäuren im Darm von einem gemeinsamen Carrier resorbiert. Ein angeborener Defekt dieses Transportproteins führt zu einem Tryptophanmangel und in Folge zu einem Nikotinsäuredefizit. Es ist der Familienname dieses nachfolgend beschriebenen 12-jährigen Jungen, E. Hartnup, der zur Bezeichnung der gesamten Erkrankung herangezogen wurde. Die Mutter des Jungen berichtete, dass ihre älteste Tochter P.H. mit ähnlichen Symptomen als Pellagra behandelt worden war. In der Papierchromatographie des Urins zeigten beide Geschwister ein identisches Aminosäureausscheidungsmuster, das aber keiner bisher bekannten Erkrankung zugeordnet werden konnte.

34.1 Erstbeschreibung durch D.N. Baron und Mitarbeiter 1956 in London [1]

» *„Hereditary pellagra-like skin rash with temporary cerebellar ataxia. Constant renal amino-aciduria and other bizarre biochemical features"*

„Case 1. – In May, 1951, Mrs. H. wrote and requested an outpatient appointment at the Middlesex Hospital for her son E.H., aged 12. She said that his symptoms were those of pellagra, for which disease her eldest daughter (P.H.) had been treated at the hospital in 1937. Mrs. H. was concerned because the boy's symptoms had not responded satisfactorily to treatment with vitamin B. At interview the mother said that the boy had had a rash on the exposed areas of his face, neck, hands, and legs for the past three years. The rash was worst during spring and summer but improved during each winter. It had been especially bad during the past few weeks and the skin was now rough and red and looked dirty despite scrubbing. The rash was irritant on the face and neck but not on the other affected areas. She also said that he had been ‚tottering like an old man' since the beginning of the year, and that his hands were shaky. His gait had been unsteady and he had tended to fall over, especially to the right side. This had recently become worse. He walked on a wide base and could not run so well as other children. The ataxia of his hands was worse with intention, and his handwriting was very bad. He had always been

backward, and his mother compared his development unfavourably with that of his 8-year-old brother (Jh. H.). There was no history of fits, paraesthesiae, or sphincter disturbances. His appetite had always been good, although he had distinct likes and dislikes.

Past History

He had been a full-term baby born by normal delivery and weighing about 8 lb. And had been breast-fed. His only illness had been measles.

First Admission

He was admitted to the Middlesex Hospital for investigation on May 31, 1951, he was only 4 ft. 2 in. tall, weighed 4 st. 7 lb. and was well built and of good muscular development. He was pleasant and cooperative but seemed backward in his response to questioning and in his social behaviour. The most notable feature was the dry scaly red rash on his face, neck, arms, hands, and legs. His legs and hands were rougher and dirtier than his face and neck. Finger-clubbing was absent, but his nails were longitudinally lined. His tongue did not show any special smoothness or soreness and his mucosae were normal. No abnormality was detected in his cardiovascular system, lungs, or abdomen. His blood-pressure was normal. Examination of the nervous system showed abnormal physical signs which varied from one examination to the next but gradually changed over many weeks. During his best periods he was left with mild ataxia of his hands and walked with a high-stepping gait. During his worst periods he had coarse nystagmus (both horizontally and vertically), bilateral ptosis diplopia, and poor convergence. Tone in his limbs was slightly increased, with slightly increased deep reflexes but without demonstrable loss of power. His limbs showed mild ataxia with fine movements poorly performed. He had a tremor of his outstretched hands, and his hands and tongue showed spontaneous involuntary movements. His plantar responses were equivocal. His fundi were always normal and his visual fields full, and no other cranial-nerve abnormalities were seen. Nothing abnormal was found in the sensory system. Dr. D. with evidence of mild bilateral pyramidal involvement.

Progress. – The boy was put in the sun on two successive days with one hand exposed and the other covered. Slight irritation was caused in the exposed hand but no increase in erythema scaling. Three-quarters of the expected erythema dose of ultraviolet light was given without any positive response. During his long inpatient stay the rash steadily diminished and almost disappeared, leaving only a scaly appearance of the skin."

34.2 Der Autor D.N. Baron

Über den Autor D.N. Baron sind keine Angaben verfügbar.

34.3 Das medizinische und kulturelle Umfeld um das Publikationsjahr 1956

1956

- Der Hamburger Internist Arthur Jores (1901–1982) veröffentlicht sein Buch „Der Mensch und seine Krankheit. Grundlagen einer anthropologischen Medizin". Er schreibt darin: *„Eine nicht zu verkennende Schwierigkeit der Medizin liegt darin, daß Krankheit und Gesundheit zweifellos keine scharf umschriebenen Zustände sind, sondern fließend ineinander übergehen, und weiter darin, daß krank und gesund Begriffe sind, die einem gewissen Zeitwandel unterliegen …"*
- Fluothane (mehrfach halogenierter Kohlenwasserstoff) wird als Inhalationsnarkotikum eingeführt.
- Der US-amerikanische Zytogenetiker indonesischer Abstammung Joe Hin Tjio (1919–2001) veröffentlicht auf dem 1. Internationalen Kongreß für Humangenetik in Kopenhagen das Ergebnis seiner Forschungsarbeit, wonach der Mensch 46 Chromosomen hat, und widerlegt die bis dahin gültige Meinung, dass der Mensch 48 Chromosomen habe.
- Thalidomid (Contergan®) wird als Beruhigungs- und Schlafmittel eingeführt. Bei Schwangeren führt die Einnahme des Medikamentes zu massiven Fehlbildungen der Extremitäten (Thalidomid-Embryopathie).
- Der Literatur-Nobelpreis geht an den spanischen Lyriker Juan Ramón Jiménez (1881–1958).
- Der Arzt und Lyriker Gottfried Benn (1886–1956), der einen expressionistischen und monologischen Stil verkörpert, und der Dichter Bertolt Brecht (1898–1956) versterben.
- Friedrich Dürrenmatt (1921–1990) veröffentlicht das Schauspiel „Der Besuch der alten Dame".
- Werner Forßmann (1904–1979) erhält für seinen Selbstversuch der ersten Herzkatheterisierung den Nobelpreis für Medizin.

34.4 Die weitere Entwicklung zum Krankheitsverständnis

1956

Die Erkrankung wird in diesen Jahren an Mitgliedern der Familie Hartnup beschrieben, nach der sie auch benannt wird [1].

Der Name eines Patienten wird zur Krankheitsbezeichnung herangezogen, wird aber, um Ärger mit der Patientenfamilie zu vermeiden, meistens nur mit der Namensinitiale „H" bezeichnet.

1986

Ein Hartnup-Syndrom einer Schwangeren hat keine schädigenden Auswirkungen für den Fötus [2].

1987

Der Transportdefekt neutraler Aminosäuren wird als Krankheitsursache erkannt [3].

34.5 Der moderne Blick auf die Erkrankung [4]

Es besteht ein intestinaler und renal tubulärer Transportdefekt für neutrale Aminosäuren, insbesondere Tryptophan. Aus der mangelnden Tryptophanaufnahme resultiert ein Niacinmangel. Die Klinik des Niacinmangels ist durch die „3Ds" Dermatitis, Diarrhö, Demenz charakterisiert. Die Dermatitis tritt vor allem an Hautstellen mit Sonnenlichtexposition auf. Der alimentäre Niacinmangel ist als „Pellagra" (raue Haut) bekannt.

Ursache sind Mutationen des *SLC6A19*-Gens (Solute Carrier 6 Member 19) [5, 6], welches das Transportprotein neutraler Aminosäuren im oberen Dünndarm sowie den proximalen renalen Tubuluszellen codiert. Der sich daraus ergebende Tryptophanmangel führt zu einer mangelnden Niacineigensynthese des Körpers. Zusätzlich entwickelt sich ein Serotoninmangel. Im Urin imponieren in den meisten Fällen eine Hyperaminoazidurie und eine vermehrte Indikanausscheidung, die aus einem gesteigerten intestinalen Tryptophanabbau stammt.

Literatur

1. Baron DN, Dent CE, Harris H et al (1956) Hereditary pellagra-like skin rash with temporary cerebellar ataxia. Constant renal amino-aciduria, and other bizarre biochemical features. Lancet 2:421–428. https://doi.org/10.1016/s0140-6736(56)91914-6 (Elsevier)
2. Mahon BE, Levy HL (1986) Maternal hartnup disorder. Am J Med Genet 24:513–518
3. Scriver CR, Mahon B, Levy HL et al (1987) The hartnup phenotype: mendelian transport disorder, multifactorial disease. Am J Hum Genet 40:401–412
4. Böhles H (2016) Stoffwechselerkrankungen im Kindes- und Jugendalter. Thieme, Stuttgart, S 410
5. Kleta R, Romeo E, Ristic Z et al (2004) Mutations in SLC6A19, encoding B0AT1, cause hartnup disorder. Nat Genet 36:999–1002
6. Seow HF, Broer S, Broer A et al (2004) Hartnup disorder is caused by mutation in the gene encoding the neutral amino acid transporter SLC6A19. Nat Genet 36:1003–1007

35

Bartter-Syndrom, 1962

Inhaltsverzeichnis

Im renalen Tubulusapparat findet sich eine Anhäufung von Transportproteinen des Elektrolytstoffwechsels und des Säure-Basen-Haushaltes. Zwischenzeitlich können allen Transportfunktionen eigene genetische Störungen und Erkrankungen zugeordnet werden. Diese sind nach den Eigennamen der Erstbeschreiber benannt, wie z. B. das im Anschluss dargestellte Bartter-Syndrom, das Gitelman-, das Liddle- und das Dent-Syndrom. Ihnen allen sind eine Hypokaliämie und eine metabolische Alkalose gemeinsam. Diuretika üben ihre Funktion aus, indem sie Störungsmechanismen imitieren. So führen Furosemid zu Veränderungen wie beim Bartter-Syndrom und Thiazide wie beim Gitelman-Syndrom.

(Die Rechtschreibung der Erstbeschreibung wurde aus dem Originaltext übernommen).

35.1 Erstbeschreibung durch Frederic Crosby Bartter 1962 in Bethesda [1]

» *„Hyperplasia of the juxtaglomerular complex with hyperaldosteronism and hypokalemic alkalosis"*

„Patient C. J. was a five year old Negro boy who had been admitted to Children's Hospital, Washington, D.C., with complaints of tetany and dwarfism, at the age of four years and ten months. He weighed 8 kg. and appeared dehydrated. Carpopedal and quatriceps femoris spasms were present, and Chvostek's sign was positive. The serum calcium was normal, but the tetany would respond temporarily to calcium gluconate therapy. Hypokalemia was found, and he was referred to the National Institutes of Health for further studies.

Full term normal delivery had followed an uneventful pregnancy. His birth weight was 3 kg., his birth length 42 cm.

At the age of four months he was hospitalized because of fever of one week's duration, associated with vomiting, diarrhea, dehydration and generalized convulsions. A lumbar puncture, skull roentgenograms and gastrointestinal series revealed no abnormalities; slight albuminuria was present. A pneumoencephalogram showed slight dilation of the lateral ventricles. Since discharge he had been well except for retardation of growth and polydipsia which required him to drink 10 to 12 glasses of fluid daily. He had chicken pox at the age of five. His family history was non-contributory.

Physical examination revealed a short (36 inches), proportionately dwarfed Negro boy (span 37 inches) who weighed 8 kg. and appeared moderately dehydrated. The blood pressure ranged between 92/52 and 120/80 mm. Hg on numerous determinations with an average of 100/60 mm. Hg. Chvostek's sign was positive and carpopedal spasm readily appeared when he cried. Physical and neurologic examinations were otherwise non-contributory

Numerous urine specimens showed a pH of 7 or above, specific gravity 1.010 or below, occasionally a trace of albumin, and no sugar.

Chemical analysis revealed the following serum values: Potassium 2.2 mEq. per L., carbon dioxide content 34 mEq. per L., chloride 75 mEq. per L., sodium 130 mEq. per L., and blood urea nitrogen 15 mg. per 100 ml. The result of a serologic test for syphilis was negative.

Repeated electroencephalograms all showed ‚diffuse dysrhythmia‘. Several records also showed ‚bilaterally synchronous paroxysmal activity of the atypical centrencephalic type.‘ The electrocardiogram revealed a ‚T-vector of low magnitude, rotated posteriorly (juvenile pattern), S-T segment depression and prominent U waves in leads V2 through V4.‘ Roentgenograms revealed a bone age of three years; and an intravenous pyelogram was normal.

Adrenal cortical function and reserve were normal as regards hydrocortisone and 17-ketosteroid excretion. Aldosterone excretion was elevated, as shown in numerous metabolism studies.

Urinary concentrating ability was somewhat impaired: dehydration for twenty-four hours induced a loss of 2.5 per cent of body weight and a rise of urine osmolality to 717 mOsm per kg., not further increased by the administration of Pitressin R (aqueous Pitressin 10 units intramuscularly). Glomerular filtration rate (inulin) was 30 ml. per minute or 68 ml. per minute per 1.73 M². Twenty-four hour urinary amino acid nitrogen was 1.10 per cent of total nitrogen (normal, 1 to 2 per cent).

The patient had always been a poor eater and craved salt. He was constipated and required an enema every other day. Prior to correction of the hypokalemia he had several convulsive seizures which did not resemble carpopedal spasm; these did not recur while the hypokalemia was being successfully treated. Before operation this was accomplished with potassium chloride supplements (134 mEq. per day), a low sodium diet and human serum albumin given intravenously once a week. Appetite and growth rate increased with treatment, and constipation disappeared. The electrocardiogram reverted to normal.

In view of the persistent aldosteronism, partial adrenalectomy and renal biopsy were performed when the patient was eight years old. The findings will be discussed subsequently. Muscle analysis showed a decrease of intracellular potassium and an increase of intracellular sodium. For the next fifteen months the patient remained symptom-free without sodium restriction or potassium supplements, but serum potassium remained low (2.3 to 2.8 mEq. per L.), and urinary aldosterone high (e.g., 38 µg. per day on a daily sodium intake of 110 mEq.).

Fifteen months after surgery, tetany returned, and the patient was readmitted. Serum potassium was 2.0 mEq. per L., serum carbon dioxide 29 mEq. per L., and serum sodium 139 mEq. per L. Urinary aldosterone secretion 750 μg. a day. An assay of serum angiotensin concentration gave a figure of 240 mμg. per 100 ml., an approximately eightfold increase above the normal.

Patient M.W. was a twenty-five year old Negro man with a history of enuresis, slow growth, weakness and fatigue which had prevented him from entering school until the age of twelve. He had been seen first at twelve years of age in the Pediatric Clinic, Duke University Medical Center in a semicomatose condition with a blood pressure of 104/70 mm Hg. Chemical analysis revealed the following serum values: potassium 1.28 mEq. per L., chloride 41.3 mEq. per L., and carbon dioxide 58.6 mEq. per L. Proteinuria was present. The electro-cardiogram was reported as showing changes of hypokalemia. Pyelography revealed dilation of the middle third of both ureters. The patient was treated with potassium chloride and rapidly recovered.

He returned to the clinic at the age of nineteen. He had not taken potassium chloride consistently, and weakness, polydipsia, polyuria, enuresis and episodic cramps in his hands and legs had persisted. Serum potassium and chloride were 1.8 and 82 mEq. per L., respectively. He was admitted to Duke University Medical Center for study. Chvostek's and Trousseau's signs were elicited. The urine again contained protein (2 plus). He excreted 65 per cent of a dose of phenolsulfonphthalein in two hours. Serum potassium and carbon dioxide were 2.0 and 30 mEq. per L., respectively, non-protein nitrogen was 30 mg. per 100 ml. Serum calcium, phosphorus, total protein and albumin and globulin were normal. Eosinophil count was 55 per cu. mm., with a fall to 5 per cu. mm. after an eight-hour infusion of ACTH. He was then referred to the National Institutes of Health for further studies.

Physical examination revealed a thin Negro boy 65 inches tall who weighed 45.8 kg. Blood pressure ranged between 124/70 and 94/52 mm. Hg on numerous determinations, with an average of 105/75 mm. Hg. Chvostek's sign was positive. Physical and neurologic examinations were otherwise non-contributory.

Numerous urine specimens showed a pH of 7 or above, specific gravity 1.014 or below, trace to 1-plus albumin and no sugar. Chemical analysis revealed the following serum values: potassium 2.0 mEq. per L., carbon dioxide 37 mEq. per L., chloride 77 mEq. per L., sodium 132 mEq. per L., blood urea nitrogen 9 mg. per 100 ml. The result of a serologic test for syphilis was negative.

An electroencephalogram showed ‚diffuse dysrhythmia with no epileptiform discharges or focal abnormalities.‘ Repeated electrocardiograms revealed ‚T-vector of low magnitude, S-T segment depression and prominent U waves in leads V2 through V4.‘ A roentgenogram revealed that the epiphyses of the radius, ulna and iliac crest had not fused, calcific deposits were present in the region of the calyces in both kidneys. Urinary excretion of 17-hydroxycorticoids and 17-ketosteroids was 1.8 and 5.6 mg. per day, respectively. Aldosterone excretion was elevated.

Maximal urinary osmolality after dehydration for four hours and Pitressin (aqueous Pitressin 200 milliunits intravenously and 500 milliunits subcutaneously every thirty minutes) was only 254 mOsm per kg. Glomerular filtration rate (creatinine) was 105 ml. per minute. He has consistently refused adrenal exploration; tissue was obtained from the right kidney by percutaneous punch biopsy. An assay of serum angiotensin concentration gave a figure of about 70 mµg. per 100 ml, a clear increase above the normal figure.“

35.2 Der Autor Frederic Crosby Bartter (1914–1983)

Frederic C. Bartter wurde als Sohn eines englischen Pfarrers der anglikanischen Kirche und einer amerikanischen Mutter in Manila auf den Philippinen geboren. Er verbrachte die ersten 13 Jahre seines Lebens auf den Philippinen. Bereits in diesen frühen Jahren zeigte er eine Vorliebe für Literatur und soll auch noch in fortgeschrittenen Jahren in der Lage gewesen sein, lange Shakespeare-Passagen zu rezitieren. Er liebte Musik und Gesang und war in seinem Leben Mitglied mehrerer Musikvereinigungen.

Im Alter von 13 Jahren wurde er zusammen mit seinem Bruder auf die Lennox School nach Massachusetts geschickt, wo er 1930 graduierte. Für ein Jahr kehrte er danach als Englischlehrer auf die Philippinen zurück, bevor er in das Harvard College aufgenommen wurde, das er 1935 mit dem Bachelor of Arts (BA) abschloss. Danach verbrachte er ein Jahr am Physiologie-Institut der Harvard School of Public Health, bevor er in die Harvard Medical School aufgenommen wurde, wo er auch 1940 seinen Abschluss als Arzt (MD) machte. Sein Jahr als Intern verbrachte er 1941 bis 1942 am Roosevelt Hospital in New York.

Bereits seine ersten Publikationen beschäftigten sich mit dem Flüssigkeitshaushalt und der Kontrolle des Blutvolumens, Themen, die er über die gesamte Zeit seiner wissenschaftlichen Tätigkeit bearbeitete. Er wurde in seiner wissenschaftlichen Laufbahn zutiefst von Fuller Albright am Massachusetts General Hospital beeinflusst, bei dem er von 1946 bis 1950 als Forschungsassistent arbeitete. Danach wurde er als Juniorprofessor in die Fakultät der Harvard Medical School aufgenommen. Aus der Beziehung zu Albright ergaben sich drei herausragende Erkenntnisse:

- Bartter führte alle seine Untersuchungen am Menschen durch. Von insgesamt über 400 Publikationen wurden nur einige wenige an Labortieren oder in vitro durchgeführt. Albright und Bartter leiteten physiologische Prinzipien direkt aus den Krankheitsprozessen ab.
- Bartter studierte pro Untersuchung nur wenige Patienten, diese aber umso intensiver und langdauernder.
- Bartter profitierte von der bemerkenswerten Interessenbreite seines Mentors Albright, die den Intermediärstoffwechsel einschloss.

In den Jahren mit Fuller Albright entwickelte Bartter einige Interessenbereiche, die er über seine gesamte Berufslaufbahn behalten sollte, wozu die metabolischen Wirkungen von ACTH, die Pathophysiologie der Nebenschilddrüse und des Knochenstoffwechsels, die Kontrolle des Blutvolumens im Verlauf der Erkrankungen und die metabolischen Auswirkungen der Steroidhormone gehörten.

Im Jahr 1951 wechselte Bartter von Boston an das National Institute of Health (NIH) in Baltimore und danach in Bethesda. Als 1953 das Hormon „Electrocortin", das wir jetzt als Aldosteron kennen, entdeckt wurde, war Bartter sofort dessen Bedeutung für die Physiologie von Niere und Herz-Kreislauf-System klar. Frederic Bartter zusammen mit Grant Liddle erkannte sofort klar, dass das Flüssigkeitsvolumen die Hauptdeterminante der Aldosteronsekretion darstellt.

Im Jahr 1957 beschrieb Bartter in einem weiteren Höhepunkt seiner wissenschaftlichen Laufbahn zusammen mit William B. Schwartz (1922–2009) von der Tufts Universität das Syndrom der inadäquaten Ausschüttung des antidiuretischen Hormons (ADH, Vasopressin) (Schwartz-Bartter-Syndrom) [2]. Bei zwei Patienten mit einem Bronchialkarzinom beobachteten sie eine Hyponatriämie bei renalem Natriumverlust.

Von 1958 bis 1978 war er Professor für Kinderheilkunde an der „Howard University" und von 1960 bis 1978 „Clinical Professor of Medicine" an der „Georgetown University".

Im Jahr 1962, in der Zeit am NIH in Bethesda, beschrieb Bartter das jetzt nach ihm benannte Syndrom der Hyperplasie des juxtaglomerulären Apparates bei dem ein Hyperaldosteronismus und eine hypokaliämische

Alkalose bei normalem Blutdruck vorliegen [1]. Bartter arbeitete mit seiner Arbeitsgruppe auch sehr intensiv an Fragen des Kalzium- und Phosphorstoffwechsels. Gegen Ende der 1960er-Jahre machten Bartter und Charles Y.C. Pak grundlegende Untersuchungen zur Klassifikation, Pathogenese und Behandlung von Nierensteinen. In diesen Jahren am NIH beschäftigte sich Bartter in seinen Untersuchungen mit einer Vielzahl von Arbeitsgebieten wie dem renalen Konzentrationsmechanismus, der Bindung und dem Transport von Steroidhormonen, den Mechanismen der Harnansäuerung, der Regulation der Aldosteronbiosynthese, dem Vitamin-D-Stoffwechsel und vielen mehr.

In der letzten Dekade seiner wissenschaftlichen Laufbahn konzentrierte er sich auf Fragen der Blutdruckregulation und die pathophysiologischen Grundlagen von mit Bluthochdruck verbundenen Erkrankungen. Diese Arbeiten führte er auch nach seinem Wechsel an die „University of Texas Health Science Center" in San Antonio weiter. Es ist die Ironie der Geschichte, dass er bei diesen Studien seinen eigenen Bluthochdruck entdeckte.

Von 1978 bis 1983 war er „Professor of Medicine" an der „University of Texas Health Science Center, San Antonio".

Im Jahr 1979 wurde er zum Mitglied der National Academy of Sciences (NAS) gewählt; 1983, bei einer Tagung der NAS, kollabierte er plötzlich infolge einer Gehirnblutung, an der er kurze Zeit später, am 5. Mai, im Alter von 68 Jahren verstarb.

Bartter wird als eine humorvolle und warmherzige Persönlichkeit beschrieben. In seiner Arbeitsweise war er bis ins kleinste Detail sehr genau. In seinen Äußerungen achtete er streng auf grammatikalische Korrektheit. Einen hohen Bekanntheitsgrad erwarb er auch als Pilzsammler und Pilzbestimmer. Er führte die Behandlung der Fliegenpilzvergiftung mit Liponsäure ein [3].

Seit 1986 vergibt die „American Society for Bone and Mineral Research" den „Frederic C. Bartter-Preis" für herausragende Forschungsarbeiten.

35.3 Das medizinische und kulturelle Umfeld um das Beschreibungsjahr 1962

1960
- In den USA veröffentlicht die „American Heart Association" einen Bericht über den Zusammenhang von Nikotinmissbrauch und Herzinfarkt.

- Der US-amerikanische Nephrologe Bolding H. Scribner (1921–2003) führt die Langzeithämodialyse ein.

1961

- Der Immunologe Francis A.P. Miller (*1931) publiziert in *Lancet*, dass die Thymusdrüse ein Steuerungselement des Immunsystems darstellt.
- Der Hersteller von „Contergan", die Firma Grünenthal in Stolberg, nimmt dieses Medikament aus dem Handel, als der Verdacht aufkommt, Contergan verursache Missbildungen bei Kindern.

1962

- Der US-amerikanische Virologe Albert Sabin (1906–1993) entwickelt einen oralen Lebendimpfstoff gegen Polio („Schluckimpfung").
- In der Bundesrepublik Deutschland wird die „Antibabypille" eingeführt.

1963

- In Berlin-Charlottenburg führt der Chirurg und Urologe Wilhelm Brosig (1913–2003) die erste Nierentransplantation in Deutschland durch.

1964

- Der US-amerikanische Virologe Baruch Samuel (Barry) Blumberg (1925–2011) entdeckt den Erreger der infektiösen Leberentzündung (Hepatitis B) durch Nachweis des „Australia-Antigens" bei einem australischen Ureinwohner. Blumberg enthält dafür 1976 den Nobelpreis für Medizin.

35.4 Die weitere Entwicklung zum Krankheitsverständnis

1972

- Die Laborwerte bei Erbrechen, Diuretikaabusus und Bartter-Syndrom können identisch sein [4].
- Gardner et al. zeigen, dass beim Bartter-Syndrom ein Natriumresorptionsdefekt im aufsteigenden Teil der Henle-Schleife vorliegt [5].

1976

- Fichman et al. weisen eine vermehrte Prostaglandinexkretion nach [6].

1987

- Im aufsteigenden Teil der Henle-Schleife wird beim Bartter-Syndrom auch ein Chloridreabsorptionsdefekt nachgewiesen [7].

1996

- Die genetische Grundlage des Bartter-Syndroms kann molekular zugeordnet werden [8].

35.5 Der moderne Blick auf die Erkrankung [9]

Das Bartter-Syndrom basiert auf Mutationen, welche die Aktivität des NaK_2Cl-Kotransporters im dicken, aufsteigenden Teil der Henle-Schleife hemmen. Es kommt daher zu exzessiven Verlusten von Natrium, Kalium und Wasser. Die sich ergebende Hypokaliämie fördert die H^+-Sekretion und führt zur metabolischen Alkalose. Furosemid hat einen entsprechenden, an gleicher Stelle lokalisierten Wirkmechanismus.

Je nach mutiertem Transportprotein werden unterschiedliche Erkrankungstypen unterschieden:

- Typ 1 (antenatales Bartter-Syndrom): *SLC12A1*-Gen (Solute Carrier Family 12 Member 1), welches das furosemidsensitive Natrium-Kalium-Chlorid-Transportprotein NKCC2 (Unterform des NaK_2Cl-Kotransporterproteins) codiert.
- Typ 2 (klassisches Bartter-Syndrom): *KCNJ1*-Gen, welches den äußeren medullären Kaliumkanal („renal outer medullary potassium channel") codiert.
- Typ 3: Mutationen des *ClCNKb*-Gens, welches den basalen Chloridkanal ClCN-Kb codiert.
- Typ 4: *BSND*-Gen, welches für Barttin codiert. Barttin entspricht der essenziellen β-Untereinheit des ClC-K-Kanals. Dieser Kanal ist auch in der basolateralen Membran der Stria vascularis im Innenohr exprimiert. Bei diesem Phänotyp besteht daher Taubheit, da die Produktion der K^+-reichen Endolymphe gehemmt ist. Klinisch liegen vor: Polyurie, Polydipsie, Muskelschwäche, Erbrechen, Obstipation, Gedeihstörung, Hyperkaliurie, Hyperkalziurie mit Nephrokalzinose, Hypomagnesiämie und gesteigerte Ausscheidung von Prostaglandin E2. Die Befunde entsprechen einem furosemidartigen Salzverlustsyndrom.

- Typ 5: Das kalziumsensitive Rezeptor-Gen codiert den extrazellulären „Calcium-Ion-sensing-Receptor", der NKCC2, und inhibiert den äußeren medullären Kaliumkanal. Daraus resultiert ein Bartter-Syndrom mit Hypokalzämie.

Die Kombination aus den Typen 1, 2 und 3 führt zu einem Hyperprostaglandin-E-Syndrom.

Literatur

1. Bartter FC, Pronove P, Gill JR et al (1962) Hyperplasia of the juxtaglomerular complex with hyperaldosteronism and hypokalemic alkalosis. Am J Med 33:811–828. https://doi.org/10.7326/0003-4819-58-4-740_1
2. Schwartz WB, Bennett W, Curelop S, Bartter FC (1957) A syndrome of renal sodium loss and hyponatremia probably resulting from inappropriate secretion of antidiuretic hormone. Am J Med 23:529–542
3. Culliton BJ (1974) The destroying angel: a story of a search for an antidote. Science 185:600–601
4. Ben-Ishay D, Levy M, Birnbaum D (1972) Self-induced secondary hyperaldosteronism simulating Bartter's syndrome. Isr J Med 8:1835–1839
5. Gardner JD, Simopoulos AP, Lapey A et al (1972) Altered membrane sodium transport in Bartter's syndrome. J Clin Invest 51:1565
6. Fichman MP, Telfen P, Zia P et al (1976) Role of prostaglandins in the pathogenesis of Bartter's syndrome. Amer J Med 60:785–797
7. Milani L, Persina AC, Macca F et al (1987) Does defective chloride reabsorption at the loop of Henle play a major role in the pathogenesis of Bartters' syndrome? Am J Nephrol 7:65–68
8. Simon DB, Karet FE, Hamdan JM et al (1996) Bartter's syndrome, hypokalaemic alkalosis with hypercalciuria, is caused by mutations in the Na-K-2Cl cotransporter NKCC. Nat Genet 13:183–188
9. Gharavi A, Lifton RP (2001) The inherited basis of blood pressure variation and hypertension. In: Scriver CR, Beaudet AL, Sly WS, Valle (Hrsg) The metabolic and molecular bases of inherited disease, 8. Aufl. McGraw-Hill Medical Publishing Division, New York, S 5399–5417

36

Menkes Kinky Hair Disease, 1962

Inhaltsverzeichnis

Einzelne metabolische Erkrankungen weisen spezifische strukturelle Veränderungen des Haares auf. Es handelt sich beispielsweise dabei um sog. Trichothiodystrophie-Syndrome mit einem Mangel an schwefelhaltigen Aminosäuren, insbesondere von Cystein. Diese „Schwefelmangelhaare" sind oft ein Teilsymptom neuroektodermaler Störungen. Weitere auffällige Haarveränderungen sind die Trichorrhexis nodosa beim Argininosuccinat-Lyase-Mangel (Argininmangel), die Trichorrhexis invaginata („Bambushaare") beim Netherton-Syndrom und „geknickte, drahtartige Haare" („Kinky-Hair") mit Pili torti beim Menkes-Syndrom als Folge eines Kupfermangels. Diese Haare sind abnorm brüchig, struppig und kaum frisierbar.

(Die Rechtschreibung der Erstbeschreibung wurde aus dem Originaltext übernommen).

© Springer-Verlag GmbH Deutschland, ein Teil von Springer Nature 2020
H. Böhles, *Historische Fälle aus der Medizin*,
https://doi.org/10.1007/978-3-662-59833-7_36

36.1 Erstbeschreibung durch John Hans Menkes 1962 in New York [1]

>> *„A sex-linked recessive disorder with retardation of growth, pecular hair and focal cerebral and cerebellar degeneration"*

Der Autor beschreibt 3 Brüder und den Onkel mütterlicherseits mit einander entsprechenden klinischen Auffälligkeiten. Die ersten beiden Brüder (case 1 und case 2) in der Originalarbeit werden dargestellt:

> *„J.G., a white male, was born May 1, 1958. Pregnancy and delivery were normal. The birth weight was 3235 gm, and the neonatal period was uneventful. At 3 weeks of age the infant held up his head, and at 6 weeks he smiled. He weighed 3500 gm at 6 weeks, but only 3500 gm 2 weeks later, although he ate well.*

> *The patient was of English-Irish descent. An elder brother, a maternal uncle, and a male maternal cousin once removed had shown similar courses.*

> *The patient was admitted to Babies' Hospital at age 6 weeks. Examination showed an extremely undernourished child. The head circumference was 37.2 cm. The scalp hair was sparse, coarse, stubby, and devoid of pigment. Moderate micrognathia and a high arched palate were noted. Examination of the fundi, chest, and heart revealed no abnormalities. The liver edge was palpable 2 cm below the right costal margin. Head control was poor, the Moro reflex was weak, and he was unable to follow light.*

> *Blood cell counts and routine determinations of chemical constituents on this and subsequent hospital admissions were normal, as were tuberculin skin tests and stool examinations for starch and fat. Roentgenographic findings oft the skull and long bones were also unremarkable. Normal cerebrospinal fluid was obtained at 2 ½ and 9 months of age. Subdural taps performed at 2 ½ months of age were dry. A pneumoencephalogram at age 4 months showed some enlargement of the right lateral ventricle attributed to atrophy of the right frontal lobe. Urinalyses showed intermittent gross albuminuria. Plasma protein electrophoresis was normal at 4 months of age, but at 8 months the albumin was decreased and the alpha-globulin and beta-globin*

fractions were elevated (albumin, 2.82, alpha1-globulin, 0.48; alpha2-globulin, 0.83; beta-globulins, 0.86; and gamma-globulins, 0.70 mg/100 ml).

At age 9 weeks a seizure characterized by clonic movements of all limbs followed by unresponsiveness occurred. An electroencephalogram performed a week there-after showed slow waves, spikes, and spike and wave complexes limited to the right hemisphere. On subsequent tracings diffusely abnormal electrical findings, most marked on the right, were recorded.

No weight gain occurred after the fourth month, although gavage feedings were used. The maximum weight ever attained was 4700 gm. The boy gradually became increasingly spastic, and frequent seizures consisting of clonic movements of both arms were observed. Terminally the infant assumed an opisthotonic posture, emitting feeble cries when stimulated, but unable to suck. The scalp hair remainded poorly formed, spars, wiry, and unpigmented. Eyebrows and eyelashes were normal. Teeth never erupted, although roentgenograms of the mandible showed them to be present. On one occasion hematemesis was observed, and an upper gastrointestinal series revealed a hiatus hernia. The patient died at 18 months of age."

„C.G. was the older brother of the infant in Case 1. He was born on September 7, 1955, by breech delivery. The birth weight was 2920 gm. The infant ate well and retained his feedings, but weight gain was poor. Recorded weights were 2730 gm at 1 week, 3550 gm at 3 weeks, 2980 gm at 5 weeks, and 3290 gm at 7 weeks. Because of the failure to thrive, he was admitted to Babies' Hospital.

Examination at age 1 months showed an undernourished infant, who sucked, but indicated no awareness of his environment. The head circumference was 36.5 cm, with a marked increase in the anterior–posterior diameter. There was constant horizontal nystagmus. Fundoscopy was within normal limits. Neurologic examination revealed a spastic quatri-paresis.

Laboratory studies included normal blood cell counts, urinalysis, and chemical constituents of serum. Roentgenographic findings of the chest were within normal limits. Roentgenograms of the skull indicated premature closure of the right lambdoidal suture. The cerebrospinal fluid was normal at 2 ½ months of age, as was a pneumoencephalogram performed at the same time.

At age 3 months he suffered a seizure that began in the left arm and became generalized. An electroencephalogram at that time showed atypical spike and wave discharges appearing from multiple and shifting focal areas. The child remained in the hospital until his death at age 7 months. Weight gain was always poor, the maximum attained being 5400 gm. There were no signs of mental maturation. On the day prior to death he developed loose stools and jaundice."

36.2 Das medizinische und kulturelle Umfeld des Publikationsjahres 1962

1962
- Der US-amerikanische Virologe Albert Sabin (1906–1993) entwickelt einen oralen Lebendimpfstoff gegen Polio („Schluckimpfung").
- In der Bundesrepublik Deutschland wird die „Antibabypille" eingeführt.

36.3 Die weitere Entwicklung zum Krankheitsverständnis

1973
David Danks entdeckt bei betroffenen Patienten einen Defekt der Kupferabsorption [2].

1974
Eine gefleckte Mausmutante wird als Tiermodel des Kupfertransportdefektes erkannt [3].

1993
Das „Menkes disease"-Gen wird durch positionelle Klonierung identifiziert [4].

1997
Durch Magnetresonanztomographie (MRT) werden die zerebralen Auffälligkeiten wie eine abnorme Myelinisierung und eine Kleinhirnatrophie dargestellt [5].

36.4 Der moderne Blick auf die Erkrankung [6]

Menkes Kinky Hair Disease ist eine schwere X-chromosomal vererbte intrazelluläre Störung des intestinalen Kupfertransportes. Aus ihr resultiert ein Kupfermangel. Ursache sind Mutationen einer kupfertransportierenden

ATPase auf dem X-Chromosom (Xq12-q13). Der Mangel wirkt sich auf alle kupferabhängigen Enzymsysteme des Körpers aus. Insbesondere sind die Tyrosinase in der Haut, die Lysyloxidase im Bindegewebe und in den Gefäßen, die Dopamin-β-Hydroxylase, die Zytochromoxydase und Superoxyddismutase im Zentralnervensystem betroffen.

Die Erkrankung manifestiert sich in den ersten drei Lebensmonaten mit Krampfanfällen und einer zunehmenden Verschlechterung der neurologischen Funktionen. Die weiteren typischen klinischen Symptome sind abnorme Haare („Stahlhaare"; „kinky hair"), eine Hypopigmentation der Haut sowie eine progressive zerebrale und zerebelläre Degeneration. Die Diagnose kann durch stark erniedrigte Kupfer- und Coeruloplasminspiegel im Serum gestellt werden. Durch die Therapie mit Kupferhistidinat gelingt es zwar, die Serumkupferkonzentrationen anzuheben, wodurch aber die Progression der Erkrankung nicht beeinflusst wird.

Literatur

1. Menkes JH, Alter M, Steigleder GK et al (1962) A sex-linked recessive disorder with retardation of growth, peculiar hair and focal cerebral and cerebellar degeneration. Pediatrics 29:764–779
2. Danks DM, Cartwright E, Stevens BJ et al (1973) RR. Menkes' kinky hair disease: further definition of the defect in copper transport. Science 179:1140–1142
3. Hunt DM (1974) Primary defect in copper transport underlies mottled mutants in the mouse. Nature 249:852–854
4. Vulpe C, Levinson B, Whitney S et al (1993) Isolation of a candidate gene for Menkes disease and evidence that it encodes a copper-transporting ATPase. Nat Genet 3:7–13
5. Leventer RJ, Kornberg AJ, Phelan EM et al (1997) Early magnetic resonance imaging findings in Menkes' disease. J Child Neurol 12:222–224
6. Böhles H (2016) Stoffwechselerkrankungen im Kindes- und Jugendalter. Thieme, Stuttgart, S 285–286